하 버 드 불 면 증 수 업

하버드 불면증 수업

초판 1쇄 인쇄일 2019년 7월 22일 • 초판 1쇄 발행일 2019년 7월 25일

지은이 그렉 제이콥스 • 옮긴이 조윤경

펴낸곳 도서출판 예문 • 펴낸이 이주현

등록번호 제307-2009-48호 • 등록일 1995년 3월 22일 • 전화 02-765-2306

팩스 02-765-9306 • 홈페이지 www.yemun.co.kr

주소 서울시 강북구 솔샘로67길 62(미아동, 코라아나빌딩) 904호

ISBN 978-89-5659-364-7

약 없이 푹 잠드는 하버드 의대 6주 수면 프로그램

하버드
불면증 수업

그렉 제이콥스 지음 | 조윤경 옮김

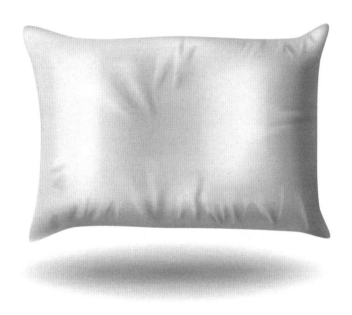

예문
yemun

수많은 불면증 환자들을
약에서 해방시킨
혁신적 프로그램

허버트 벤슨Herbert Benson 의학박사M.D.

나는 아직도 그렉 제이콥스Gregg Jacobs 박사를 처음 만났을 때를 기억한다. 그는 이완 반응이 뇌파에 미치는 영향에 대한 획기적인 연구로 박사 학위를 취득한 직후 내가 소장으로 있던 하버드 의대에 박사후 연구원postdoctoral fellowship으로 지원했다. 나는 그에게 연구원 자리를 제공한 것은 물론 인도와 시킴Sikkim으로 원정을 떠나는 나의 연구팀에 그를 초대했다. 당시 나와 팀원들은 티베트 승려들의 명상 실행에 대한 의학적 연구를 실행할 계획이었다.

그 후 제이콥스 박사는 향후 연구 활동에서 우선적으로 초점을 맞출 주제를 조사하기 시작했다. 이완 반응 및 기타 인지행동 요법을 사용한 비약물적 불면증 치료법이 바로 그것이었다. 그리고 그는 마침내 불면증 환자에게 정상적인 수면을 취하는 법을 가르치는 과학적으로 입증된 유일한 비약물적 치료법을 개발했다. 이 획기적인 치료를 받은 불면증 환자 100퍼센트가 개선되었으며, 그 가운데 75퍼센트는 정상적으로 수면을 취하게 되었고 90퍼센트는 수면제 복용을 줄이거나 완전히 중단했다.

이 치료법을 사용하여 제이콥스 박사는 1991년, 보스턴에 위치한 하버드 의대 부속 디코니스 병원Deaconess Hospital에서 행동의학 불면증 프로그램the Behavioral Medicine Insomnia Program을 개발했다. 이는 미국 최초의 비약물적 불면증 프로그램이었다. 이후 제이콥스 박사는 직접 진료를 받은 환자는 물론 대기업 직원들과 전문 의료인 등 수많은 사람에게 자신의 불면증 프로그램을 가르쳤다. 그의 불면증 치료법은 효과가 너무나도 뛰어나 미국 국립보건원으로부터 수면제와 그의 치료법의 효과를 비교하는 연구에 자그마치 4년간 지원금을 받게 되었다. 제이콥스 박사의 스승으로서 나는 그가 독보적인 과학자이자 임상의가 되어가는 모습을 지켜보는 영광을 누렸다.

이 책의 출간을 통해 불면증으로 고통받아온 전 세계 사람들이 제이콥스 박사가 개발한 프로그램의 혜택을 받을 수 있게 되었다. 이 책에서 제이콥스 박사는 불면증을 정복하려면 무엇을, 어떻게 해야 할지를 명확하고 확실하게 설명하기 위해 다양한 사례를 제시하고 쌍방향interactive 실행법을 알려준다. 또한 사용자 위주의 실용적이고 잘 구성된 방식으로, 하버드 의대에서 개발한 것과 동일한 6주짜리 불면증 극복 프로그램의 모든 과정을 상세하게 안내한다. 독자들은 이 책이 그저 불면증만 다루는 것이 아니라 자신, 그리고 자신의 삶을 향상시킬 수 있는 책이라는 사실을 발견하게 될 것이다. 즉, 심신을 더욱 잘 통제하고 건강 및 안녕을 향상하는 과학적으로 입증된 이완relax 및 스트레스 감소 방법을 배우게 될 것이다.

이 책에는 제이콥스 박사가 지닌 임상의이자 과학자로서의 경험과 열정, 지혜는 물론 환자에 대한 헌신과 노력이 담겨 있다. 그의 프로그램은 모든 의료직 종사자들이 따라야 할 방식이다. 이 책을 통해 전 세계 어느 곳이든, 불면증 환자들은 마침내 수면제를 대신해서 불면증을 치료할 안전하며 효과가 매우 뛰어난 방법을 사용할 수 있게 되었다. 제이콥스 박사의 수많은 환자들이 그러했듯, 이 책의 프로그램이 불면증으로 고통받는 당신의 삶도 바꿔놓으리라 자신한다.

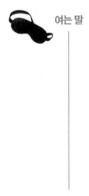

20년의 연구를 통해 찾아낸 하버드 메디컬스쿨 최상의 숙면법

이 책의 목적은 불면증을 정복하는 것이다. 또한 당신 자신과 당신의 삶을 보다 기본적이고 강력한 방식으로 바꾸는 것이다.

빠르게 변화하고 스트레스로 가득 찬 세상에서 불면증은 만연한 질병이 되었다. 몇 년 전만 해도 성인의 3분의 1이 잠을 잘 자지 못한다며 고통을 호소했다. 그러나 이제는 그 수가 전체 성인의 약 절반에 이른다.

이토록 불면증이 만연해 있는데도 의학계는 대부분 외면해왔다. 미국국립보건원은 불면증 연구에 자금을 지원한 적이 거의 없으며 의대에서도 수면이나 불면증에 대해 궁극적으로는 아무것도 가르치지 않는다. 유감스럽게도 그로 말미암아 불면증 환자들은 두 가지 가운데 하나를 선택할 수밖에 없는 처지에 놓인다. 수면제를 복용하거나 그냥 불면증을 감수한 채 사는 것이다.

하지만 습관적으로 사용할 경우 심각한 부작용과 비효율성이 잠재되어 있다는 사실이 드러나며 수면제가 불면증의 해결책이 아니라는 사실이 점점 더 명확해졌다. 솔직히 말해서 평생 수면제를 복용하고 싶은 사람이 어디 있겠는가?

이 책에서 설명할 단계적 비약물적 프로그램을 통해 불면증은 성공적으로 치료될 수 있다. 불면증 환자들은 오랜 세월 당연히 주어졌어야 할 효과적인 치료법을 마침내 손에 넣게 되었다.

불면증과 관련한 기사나 책이 증가하고 있지만 작가가 과학적 연구와 임상 진료를 직접 실행한 다음 이를 기반으로 작성한 것은 드물다. 이 책에서 소개한 비약물적 프로그램은 내가 하버드 의대에서 20여 년 동안 연구하고 임상 진료한 내용을 기반으로 한 것이다. 그리고 불면증 환자가 정상적으로 수면을 취할 수 있게끔 해주는 과학적으로 입증된 유일한 비약물적 프로그램이다. 이 프로그램에 참가한 불면증 환자 100퍼센트가 수면이 개선되었다고 보고한 것은 물론 90퍼센트는 수면제 복용을 감소하거나 완전히 중단했다. 여기에 더해, 참가자 대부분이 수면의 질이 좋아졌을 뿐 아니라 깨어있는 동안의 감정 상태와 에너지 수준 또한 크게 향상되는 효과를 보았다고 말했다.

이 책의 목적은 불면증을 정복하는 것만이 아니다. 잘 자는 법을 학습함으로써 당신은 더 에너지가 넘치고, 즐거워질 것이며, 생산성도 높아질 것이다. 또한 더욱 침착해지고, 낙천적인 성향을 가지게 되며, 대처 능력도 향상될 것이다. 즐거운 마음으로 다른 사람과 어울리게 되므로 다른 사람들도 즐거운 마음으로 당신과 함께할 것이다. 인간관계 역시 좋아질 것이라는 말이다.

이 프로그램을 통해 당신은 임상 및 과학적으로 증명된 이완 및 스트레스 감소 방법도 배울 것이다. 이러한 방법들은 당신의 수면을 개선하는 것은 물론 다음과 같은 도움을 줄 수 있다.

- 부정적인 감정, 그리고 두통, 위장관 질병, 불안증, 분노 등 스트레스 관련 증상을 더욱 효율적으로 다루게 된다.
- 면역계 기능을 강화하고 건강이 증진된다.
- 정신과 몸을 차분하게 만들고 통제하며, 마음이 평화로워진다.
- 더 긍정적이고 낙관적으로 생각하게 된다. 이는 감정 및 신체 건강을 향상시키는 것으로 알려진 특성들이다.
- 정신이 감정과 건강에 미치는 강력한 영향, 그리고 자신의 정신과 몸 안에서 일어나는 일을 바꾸고 통제할 힘이 자신에게 있다는 사실을 깨닫게 된다.

수면, 정신, 신체에 대한 통제력을 갖기 위해 이 프로그램의 방법들을 성공적으로 사용하는 방법을 학습함으로써 당신은 불면증을 정복하는 열쇠가 자기 자신 안에 있다는 사실을 깨달을 것이다. 이를 통해 스스로에 대해 권한을 가지게 되고, 그 결과 내면의 힘에 대해 더욱 큰 자신감이 생기며 자존감이 강화될 것이다. 이는 최고의 건강과 행복을 위한 기초이다.

요약하자면, 이 책은 당신 자신의 삶을 다양한 차원에서 변신시킬 촉매제가 될 수 있다.

임상의이자 과학자로서, 나는 즐겁게 집필에 임했다. 이 책 덕분에 내가 진료한 수많은 불면증 환자의 삶을 바꿔준 프로그램을 세상의 더 많은 불면증 환자와 공유할 수 있었다. 불면증은 마음과 몸, 그리고 건강 사이의 연관성을 이해하는 중요한 연결고리이다. 내가 행동의학, 즉 심신중재법 mind-body interventions으로 치료해온 여러 질병 가운데서 가장 성공적인 결과를 얻은 것이 바로 불면증이란 사실이 그 점을 입증한다.

나는 행동의학적 치료법을 굳게 신뢰한다. 사실 나도 불면증을 경험한 적이 있었고, 불면증 때문에 야기될 수 있는 스트레스를 너무나도 잘 안다. 그리고 이 책의 방법들을 사용하여 나 역시 불면증을 극복했다! 그뿐아니라 특히 긴장 완화와 스트레스 감소, 정신과 몸에 미칠 수 있는 강력한 영향도 경험했다. 나에게 있어서 이 방법들은 건강과 행복을 위한 자기계발 방식의 중요한 요소다.

나는 이 프로그램을 어떻게 개발했는가

심리학을 전공하는 학부생으로서 나는 바이오피드백과 이완법에 대한 몇 가지 강좌를 수강했다. 그중 한 과목에서 허버트 벤슨 박사의 선구적 연구에 대한 내용을 읽게 되었다. 하버드 의대에서 실행한 그의 이완 기법에 대한 연구는 세계적으로 알려졌으며, 그의 베스트셀러 《이완 반응》에서도 소개되었다.

나는 벤슨 박사의 연구에 매료되었다. 정신을 이용하여 신체의 생리를 바꿀 수 있다는 사실을 과학적으로 건실하게 보여준 최초의 연구였기 때문이다. 당시에는 부유 탱크 플로테이션 탱크, 긴장을 풀기 위해 들어가서 떠 있게 만든 소금물 탱크라고도 알려진 감각 고립 탱크sensory isolation tank가 새로운 이완 기구로 판매되고 있었다. 이 탱크의 바탕에는 직설적인 아이디어가 자리하고 있다. 고요하고 어두우며 온도가 조절되는 환경에서 바닷물에 떠있음으로써 긴장이 완화되는 심오한 상태에 도달할 수 있다는 것이었다. 하지만 그 누구도 이러한 탱크가 진정 효과가 있는지 규명하기 위해 통제된 과학 연구를 실행한 적이 없었다. 나는 이완 기법에 대해 나만의 연구를 실행하고 이를 주제로 학부 우등생 졸업 논문undergraduate senior honors thesis을 쓰기로 결심했다. 이를 위해 나는 감각 고립 탱크를 직접 만들고 이 탱크가 심리적으로 미치는 영향에 대한 최초의 과학적 연구를 실행했다.

이 연구의 일환으로, 지역 병원의 스트레스 관리 클리닉 의학 소장인 앨런 벨든 박사는 그의 클리닉에 갖춰진 바이오피드백 장비를 사용하여 탱크의 심리적 영향을 측정하게 해 주었다. 이를 통해 정기적으로 탱크를 사용했을 경우 피실험자들에게서 혈압과 근육 긴장이 신빙성 있는 정도로 감소한다는 사실을 발견했다. 나는 당시 학부생이었음에도 운 좋게 이러한 발견을 과학 학술지인 〈건강 심리학Health Psychology〉에 게재할 수 있었다.

나는 대학 풋볼 팀의 플레이스 키커 럭비 경기에서 공을 지면에 놓고 차는 킥 一역 주었는데, 경기 전날 밤이면 플레이스 킥하는 장면을 이미지 트레이닝하는 데 이 감각 고립 탱크를 사용했다. 팀 동료인 러닝백 두 명 역시 이 탱크를 사용하여 정신적인 예행 연습을 했다. 결과적으로 보아 이 아이디어는 주 효했던 것 같다. 나는 연맹 전체에서 플레이스 키커로 기록을 세웠고 내 동료 두 명은 올아메리칸미국 내에서 스포츠에 특출한 재능을 가진 선수들을 선발해 구성 한 대학 팀이나 그 학교의 선수 一역주으로 선정되어 프로 풋볼팀으로부터 입단 테 스트를 받았다!

내가 학부를 졸업하자 벨든 박사는 나를 자신의 클리닉에 스트레스 관 리 전문가로 고용하고 고립 탱크를 설치할 수 있도록 해 주었다. 그 뒤로 4 년 동안 나는 벨든 박사와 긴밀하게 협업하며 바이오피드백, 이완 기법 그 리고 고립 탱크를 사용하여 두통, 위장질환, 불안 등 스트레스와 관련한 다양한 질병을 지닌 환자를 치료했다.

당시의 연구는 중요한 의미에서 훗날 내가 불면증을 연구하게 되리란 사실을 예견하게 해 주었다. 나는 스트레스 관련 질병을 앓는 환자들이 이 러한 문제를 효과적으로 관리하기 위해 이완 기법을 사용할 수 있다는 믿 을 만한 증거를 확보했다. 다수의 환자가 잠들기 위해 이완 기법을 사용한 후 밤에 잠을 더 잘 잘 수 있었다고 말했던 것이다.

몇 년 뒤 대학원에 진학했을 때 나는 이러한 발견에 굉장한 호기심이 생겼고 결국 박사학위 논문 주제를 이완 기법이 뇌파에 미치는 영향으로 정했다. 그것은 이완 기법과 뇌파에 대한 최초의 연구였으며, 최종적으로 내가 불면증을 연구하게 된 발판을 마련했다. 여기에 더해, 대학생들을 대상으로 한 이 연구에서 나는 수면 시작 단계와 동일한 뇌파 패턴을 자발적으로 만들기 위해 이완 기법을 사용할 수 있다는 사실을 발견했다. 이러한 발견들은 〈행동의학〉 지에 게재되었고 이완 기법을 통해 뇌에 유의미한 영향을 미칠 수 있다는 과학적 증거를 제공했다.

논문을 마무리한 뒤 나는 벤슨 박사에게 편지를 써서 내 연구를 소개하고 박사후 연구원으로 하버드 의대에서 그와 함께 연구하고 싶다고 말했다. 나를 만난 뒤 벤슨 박사는 연구원 자리를 제공한 것은 물론 자신, 그리고 자신의 과학자 팀과 함께 인도와 시킴으로 티베트 승려의 명상 실행을 연구하기 위한 답사를 가자고 제안했다. 티베트 승려들의 비범한 명상 실행 모습이 TV에 방영된 뒤였다. 승려들은 섭씨 4도가 조금 넘는 온도에서 로인클로스한 장의 천을 스커트 모양으로 하거나 또는 허리에 감아 고정시키는 원시적인 옷 –역주 하나만을 걸친 채 얼음물에 적신 천으로 각자의 몸을 감쌌다. 그리고 명상의 힘으로 체온을 올렸고 결국 천이 마르게 만들었다! 이러한 사실은 심신 통제mind-body control를 이해하고 심신 통제를 서양 의학에 응용할 수 있다는 의미일 수 있었기에, 우리는 명상 실행과 관련한 생리적 변화를 기록하고자 했다.

정말 기억에 남을 만한 답사였다. 나는 인도와 히말라야를 방문하는 기회를 얻은 것은 물론 티베트의 정신적 지도자인 달라이 라마를 만나는 영광도 누릴 수 있었다. 달라이 라마는 우리 팀이 히말라야 기슭에 위치한 사원에서 며칠 동안 머물 수 있게 해 주었으며, 답사 활동을 도와주었다.

우리는 명상 실행을 이용하여 생리 활동을 통제하는 승려들의 능력을 측정했다. 이 연구에서 내가 담당한 역할은 승려들의 뇌파 변화를 측정하는 것이었다. 우리는 승려들이 명상을 실행하는 동안 정신력을 사용하여 자발적으로 뇌파 패턴과 산소 소모를 통제할 수 있다는 증거를 발견했다. 이는 몸을 통제하기 위해 정신을 사용할 수 있다는 과학적 증거로도 활용될 것이었다. 우리는 〈행동의학〉지에 당시 발견한 사실을 게재했다.

나는 박사후 연구원으로 벤슨 박사와 함께하는 한편, 하버드 의대 아동병원의 행동의학 클리닉에서 박사후 임상연구원으로 일하게 되었다. 그 덕분에 나는 바이오피드백과 이완 기법을 사용해 아동과 청소년들이 만성통증, 두통, 과민성대장증후군, 대장염, 고혈압 등 다양한 스트레스 관련 질병을 관리하도록 돕는 기회를 가질 수 있었다. 그러면서 임상 분야에서 이완 및 심신중재 기법을 응용하는 데 점점 더 관심을 가지게 되었다.

이와 비슷한 시기, 하버드 의대 내과 의사이자 수면장애 전문가인 폴 로젠버그Paul Rosenberg 박사로부터 연락을 받았다. 그는 이완 기법에 대한 내 연구를 불면증 환자 치료에 응용할 수 있을지 자문을 구한다고 했다. 나는 이것이야말로 만연한 질병불면증을 연구할 절호의 기회라는 생각에 박사후 연구의 한 부분으로 이 길을 걷기로 결심했다.

불면증에 이완 및 비약물적 방법을 사용한 모든 흥미진진한 연구자료들을 검토하자 두 가지 사실이 분명하게 드러났다. 첫째, 이전에도 이완 및 행동요법이 불면증 치료에 사용되어 왔지만 그 누구도 불면증 환자들이 정상적으로 수면을 취할 수 있는 효과적인 비약물적 방법을 개발하지 못했다. 다시 말해, 이러한 연구에서 불면증 환자들은 전보다 잠을 더 잘 자기는 했지만 여전히 불면증에 시달리는 상태였다. 둘째, 불면증은 생각과 행동 때문에 발생하는 학습된 질병이라는 것이었다.

나는 실제로 불면증 환자가 정상적으로 잠을 잘 수 있게 돕는 비약물적 프로그램을 개발할 수 있을 거라는 확신이 들었다. 그리고 나는 긴장 완화와 기타 비약물적 방법을 융합하여 불면증을 야기하는 생각과 행동을 치료하는 방법을 최초로 개발했다.

그다음 나는 로젠버그 박사 및 동료들과 협력한 과학적 연구를 통해 이 치료법의 효과를 테스트했다. 수면 일기를 사용하여 우리는 그 전에는 잠들기까지 평균 80분이 걸리던 불면증 환자들이 이 비약물 치료법을 사용한 결과 20분 이내로 잠들었다는 사실을 발견했다! 〈행동의학〉지에 게재된 이 연구는 최초로 비약물 방법을 사용하여 불면증 환자에게 정상적인 수면법을 가르칠 수 있다는 사실을 증명했다.

이러한 발견에 고무된 나는 기법을 더욱 정제하고 개선한 다음 또 다른 과학적 연구를 실행했다. 이번에는 뇌파 기록을 사용하여 잠을 잘 자는 사람과 이 방법으로 치료받은 만성 불면증 환자의 뇌파를 비교했다. 이 실험에 참가한 불면증 환자들의 경우, 증상을 앓은 기간은 평균 11년, 밤에 잠들기까지의 평균 시간은 75분이었다. 그들은 비약물 치료법을 거친 후 다음과 같은 놀라운 결과를 성취해냈다.

첫째, 잠드는 시간이 기존 75분에서 20분 이내로 단축되었다. 이는 잘 자는 사람들과 큰 차이가 없는 수준이었다.

둘째, 수면의 질, 감정 상태, 깨어있는 동안의 능력 역시 잘 자는 사람들 수준으로 획기적으로 개선되었다.

셋째, 뇌파가 느려진 것으로 보아 침대에서 긴장이 완화되었다.

넷째, 장기 추적 결과, 이들의 수면 질은 개선된 상태로 계속 유지되었다.

〈행동의학〉지에 게재된 이 연구에서 안전하고 비약물적인 방법을 사용함으로써 불면증 환자가 정상적인 수면을 취할 수 있다는 사실이 다시 한 번 드러났다.

1989년 박사후 연구원 과정을 마치자 벤슨 박사는 나를 하버드 의대 전임강사로 임명하고 디코니스 병원의 행동의학부에 자리를 마련해 주었다. 그 후 7년 동안 나는 행동의학 불면증 프로그램Behavioral Medicine Insomnia Program을 개발 및 감독했고, 이를 바탕으로 비약물적 불면증 치료법을 만들어냈다. 이 프로그램을 통해 많은 환자를 성공적으로 치료한 뒤에는 과학적 연구를 통해 그 효과를 입증해냈다. 잘 시간에 잠들지 못하는 사람과 자다가 깨서 다시 잠들지 못하는 불면증 환자 100퍼센트가 개선되었음을 보고한 것이다. 더욱이 장기 추적에서 환자들 대부분은 그 상태가 유지되었다고 보고했다. 〈미국 의학〉지에 게재한 그 같은 결과는 해당 환자들이 평균 10년 동안 불면증에 시달렸으며 대부분 여타 심리요법과 수면제 복용을 시도했음에도 내 프로그램에 참여하기 전까지는 수면이 전혀 개선되지 않았다는 사실을 생각하면 정말 예외적인 것이었다.

하버드 의대에 올 수 없는 모든 불면증 환자들을 위한 책

1989년 초판이 발행된 이래, 이 책은 불면증 치료 부문에서 미국 내 베스트셀러 자리를 줄곧 지켜왔다. 나는 직접 만난 환자들뿐 아니라 이 책을 읽은 독자들의 반응을 통해서도 내가 만든 프로그램의 효과를 실감했다. 실용적이고 독자 친화적으로 만든 덕분에, 이 책의 리뷰는 불면증에서 벗어나는 데 성공했다는 리뷰로 가득하다! 이번 개정판에서는 불필요하고 과도한 정보를 배제한 채 불면증 정복을 위해 알아야 할 것들을 설명한다. 이 책은 모두 3부로 구성된다.

제1부에서는 의학이 불면증 치료에 실패한 원인, 특히 수면제가 불면증의 해결책이 아닌 이유를 알아본다. 또한 이 프로그램에 대한 연구, 불면증 환자에게 어떤 효과를 줄지, 그리고 어째서 획기적인 결과를 도출해내

는지를 살펴볼 것이다. 수면에 관한 기본적인 사실을 학습할 텐데, 내가 개발한 방법들을 이해·이용하고 잠에 대한 통제감을 배양하기 위해서는 이러한 공부가 반드시 필요하다. 또한 자신의 불면증을 직접 평가하는 방법도 배울 것이다. 이는 불면증을 일으키는 특정한 원인을 규명하고 그 원인이 신체적 질병인지 정신적 질병인지 확인하는 데 도움을 준다. 다양한 수면제와 각각의 부작용, 그리고 가장 주목해야 할 것, 즉 어떻게 복용을 중단하는지 또한 검토할 것이다.

제2부에서는 수면을 촉진하는 습관과 건강 실행법을 살펴본다. 인지 재구성을 사용함으로써, 즉 수면에 대해 생각하는 방식을 바꿈으로써 더 잘자는 법과 건강한 수면 습관을 확립하는 법을 배울 수 있을 것이다. 수면을 개선하기 위해 운동·음식·조명을 어떻게 사용할지, 그리고 알코올·카페인·니코틴의 악영향을 최소화할지도 설명할 것이다.

제3부에서는 스트레스 및 스트레스가 수면에 미치는 영향에 대한 최신 과학 연구를 알아본다. 또한 스트레스를 줄이고 심신 통제력을 향상시켜 수면과 건강을 개선하는 세 가지 방법을 설명할 것이다. 이완 반응과 인지 스트레스 관리 방법, 그리고 스트레스 저항성 태도 및 생각 계발하기가 바로 그것이다.

제2부와 제3부는 모두 합해서 6개의 장으로 이루어지며 6주 간의 프로그램으로 설계되었다.

하버드 의대 불면증 치료 6주 프로그램

1주 차 수면에 대한 생각 바꾸기 ➝ 제2부 5장

2주 차 수면을 촉진하는 습관 들이기 ➝ 제2부 6장

3주 차 수면에 영향을 미치는 생활 방식 및 환경 요소 ➝ 제2부 7장

4주 차 이완 반응 ➝ 제3부 8장

5주 차 스트레스에서 벗어나는 생각법 ➝ 제3부 9장

6주 차 스트레스를 줄이고 수면의 질을 향상시키는 태도와 믿음 계발하기 ➝ 제3부 10장

이 책은 잠이 들기 어렵거나 자다가 계속해서 깨는 문제를 지속적으로 경험하는 사람들을 위한 것이다. 하지만 가끔 겪는 불면증이 만성으로 악화되는 것을 방지하고 싶거나 그저 더 푹 잘 자기를 원하는 사람을 위한 책이기도 하다. 제3부는 정신과 몸, 그리고 건강을 더욱 잘 통제하기 위해 스트레스 감소법을 배우려는 사람들도 사용할 수 있다.

이 책에서 소개한 프로그램은 배우기 쉽게 고안되었다. 하지만 이 프로그램을 실행하기 위해서는 당신도 노력해야 한다. 운동, 체중 감량, 기타 생활 방식을 바꾸는 것과 마찬가지로 이 프로그램에는 노력과 실행이 필요하다. 수면제를 복용하는 것처럼 간단하지는 않을 것이다. 그러나 푹 잘 수 있게 되고, 심신에 대한 통제력이 높아지며, 건강과 행복이 증진되는 결과를 생각한다면 당신 인생에 있어서 최고의 투자가 될 것이다.

이 책에는 당신의 길잡이가 될 만한 다양한 사례들, 즉 실제로 이 프로그램을 사용하여 불면증을 정복한 환자들의 다양한 이야기가 실려 있다. 또한 매일 작성하는 〈60초 수면 일기〉, 〈주간 발전 노트〉 같이 프로그램의 이해와 활용을 돕는 자기대화식 학습도 제공한다.

부록에는 비행 시차와 교대 근무로 인한 수면 문제를 관리하고, 유아 및 어린아이의 수면을 개선하기 위한 이완 시나리오와 유용한 방법들을 담았다.

머지않아 당신은 다시금 푹 자는 즐거움을 느끼게 될 것이다. 장담컨대 몇 주 안에 감정 상태가 개선되고, 에너지 또한 증가할 것이다. 그리고 마침내 프로그램을 마치고 나면 새롭고 건강한 관점에서 자신을 바라보고, 자신의 감정과 건강, 삶에 대해 훨씬 큰 통제력을 갖게 될 것이다.

제1부 하룻밤이라도 푹 자봤으면 좋겠다는 당신에게

제2부

당신의 수면 시스템을 리셋하라

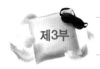

제3부　　　잠과 삶을 바꾸는 숙면의 기술

제1부

하룻밤이라도
푹 자봤으면 좋겠다는
당신에게

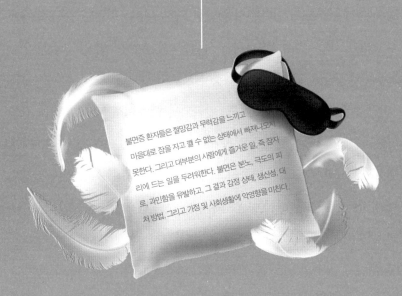

불면증 환자들은 절망감과 무력감을 느끼고 마음대로 잠을 자고 깰 수 없는 상태에서 빠져나오지 못한다. 그리고 대부분의 사람에게 즐거운 일, 즉 잠자리에 드는 일을 두려워한다. 불면은 분노, 극도의 피로, 과민함을 유발하고, 그 결과 감정 상태, 생산성, 대처 방법, 그리고 가정 및 사회생활에 악영향을 미친다.

1장

굿나잇,
불면증

수면제로는 결코 불면증을
고칠 수 없다

잘 시간이 다가온다. 앨런은 마음에 한 가지 소망을 품는다. 숙면. 하지만
그 소망은 이루어지지 않으리라는 사실을 그는 너무도 잘 안다. 밤은 오늘
도 그에게 불면의 고통을 선사할 것이다.

　너무나도 고통스러운 밤이 매일 반복되어 왔고 이제 그마저도 익숙해져
버렸다. 지칠 대로 지친 앨런은 침대로 들어가 조명을 끄고 잠을 청하지만
정신은 명료하기만 하다. 잠들려고 애쓸수록 몸을 뒤척이며 결국 긴장감
과 좌절감만 커진다. 잠들 수 없음을 깨닫는 순간, "잠을 좀 자야 해. 아니
면 내일 아무것도 제대로 하지 못할 거야!" 같은 잡생각과 불안이 피어난
다. 곧이어 다음 날 있을 회의, 금요일의 마감, 인력 감축, 어머니의 병환 같

은 인생의 문제에 대한 걱정이 파도처럼 밀려든다. 그 모든 것을 악화시키는 것은 바로 고독과 밤의 적막이다.

마침내 잠들어도 앨런은 불면증의 마수에서 벗어나지 못한다. 고작 몇 시간이 지났을 뿐인데 잠에서 깨서 이리저리 뒤척이다가 결국 동틀 때쯤에야 겨우 다시 잠이 든다.

자명종이 울려 잠에서 깼지만 잠을 잔 것 같지 않다. 몸을 겨우 일으켜 침대에서 빠져나오면 몸은 천근만근이다. 오늘 하루도 무력감과 절박함 속에 보낼 것을 생각하면 화가 치밀다가 결국 우울해진다.

불면증은 이제 앨런에게 잠에서 깨도 깨어날 수 없는 악몽이 되었다.

앨런의 시련이 어디서 많이 들어본 이야기 같지 않은가? 불면증, 그리고 그것이 생활에 미치는 영향으로 인해 끝없는 불안 속에 사는 불면증 환자 대부분이 그러할 것이다. 앨런처럼 불면증 환자들은 절망감과 무력감을 느끼며, 마음대로 자고 깰 수 없는 상태에 빠져 허우적거린다. 그리고 대부분의 사람에게 즐거운 일, 즉 잠자리에 드는 일을 두려워한다.

이상할 것이 전혀 없다. 불면은 분노·극도의 피로·과민함을 유발하고, 그 결과 감정 상태·생산성·대처 방법·가정 및 사회생활에 악영향을 미친다. 또한 즐거움과 안녕을 느끼는 감각을 저해한다. 가족이나 친구가 "마음먹기에 달렸어", "마음을 좀 편안하게 가져봐" 같은 말을 하면 불면증 환자들은 더욱 좌절하거나 우울해진다. 그리고 자신이 '정신적인' 문제가 있는 것은 아닌지 의구심을 갖기 시작하기도 한다. 그 결과 잠을 못 자는 상태에 대해 부끄러워하고 심지어 수치심을 느끼며 자존감마저 떨어진다.

의사들은 왜 약부터 처방해주는 걸까

• • •

불면증을 견뎌내는 것만으로도 충분히 스트레스를 받는데 의사들이 불면증에 대처하는 방식이 상황을 더욱 악화시킨다. 의사들은 불면증에 대해 자세하게 알려고 하지 않는다. 별것 아닌 일로 여기거나 무시하기 일쑤다. 왜냐고? 불면증이 너무 흔해져서 의사들은 종종 이를 삶의 정상적인 한 부분, 즉 피할 수 없는 현상이라고 생각하기 때문이다!

대부분의 의사는 불면증을 진단하거나 치료하는 훈련을 받지 않았다. 불면은 오늘날 가장 빈번하게 발생하는 건강상의 문제이지만 미국의 경우 의사들이 수료하는 모든 교육 과정에서 수면장애에 대한 교육은 매우 짧다. 이러니 의사들이 불면증 치료를 껄끄러워하는 것이 당연하다. 게다가 뭔가 불편한 일을 마주했을 때 회피하려는 것은 본래 인간의 심리가 아닌가. 세계적인 수면장애 전문가이자 스탠퍼드 의대 수면 클리닉 소장인 윌리엄 디멘트William Dement 박사가 말했듯이 말이다. "의사들 대부분은 만성 불면증 환자가 오는 것을 두려워한다. 의사들을 잔뜩 모아 놓고 만성 불면증 치료를 좋아하는 사람이 있는지 묻는다면 단 한 명도 손을 들지 않을 것이다." 불면증 원인 중 절대다수가 진단되지 않고 치료되지 않는 것은 당연한 일이다!

불면증 환자들이 의사를 찾아 도움을 청할 수 없는 이유가 한 가지 더 있다. 현대 의학은 아직 불면증에 대한 효과적인 치료법을 개발하지 못했다는 것이다. 최근까지 의학적으로 사용할 수 있는 치료법이란 고작 할시온Halcion, 레스토릴Restoril, 달메인Dalmane, 자낙스Xanax, 아티반Ativan, 클로노핀Klonopin 등의 수면제를 사용하는 것이었다. 하지만 이제 수면제는 만성 불면증 치료에 안전하거나 적합한 방법으로 간주되지 않는다. 잠을 잘 수 있다는 장점보다 훨씬 심각한 부작용이 발생하기 때문이다. 또한 불면증에 그다지 뛰어난 효과를 보이지 않는 데다 시간이 지나면 약효마저 사라진다. 게다가 외부적인 요소를 통해 불면증을 치료한다는 생각을 강화해서 신체 및 심리적 의존성이 발생하게 만든다. 그 결과 불면증 환자들은 무력감을 느끼고 통제감과 자존감이 낮아진다.

무엇보다 수면제는 불면이라는 증상만 다룰 뿐 그 원인을 치료하지 않으므로 불면증을 치료할 수 없다. 그 결과 수면제에 의존하면 약을 복용하는 동안에는 잠을 잘 수 있을지 몰라도 투약을 중단하자마자 불면증이 다시 찾아와 불면과 수면제 복용이라는 악순환에서 벗어날 수 없게 된다.

이미 밝혀진 모든 단점에도 불구하고, 어째서 그토록 많은 의사가 여전히 수면제를 처방할까? 일단 바쁜 데다가 불면증 치료법을 모른다. 그러니 의사들에게 수면제는 빠르고 편리한 해결책일 수밖에 없다. 현대 의학에서 질병을 치료하는 최고의 방법이 약물이라는 태도가 지배적인 것 또한 이유이다.

정신과도 다니고 약도 먹는데 불면증이 낫지 않는 이유

• • •

그러니 불면증 환자의 85퍼센트가 결코 의학의 도움을 구하지 않는다 해도 놀랍지 않다. 불면증은 이제 도처에 만연하며, 의사조차 자신을 도울수 없고 기껏해야 습관성이 있는 수면제만 처방할 것이라는 생각에 절박 감을 느낀 불면증 환자들은 결국 자가 치료를 할 수밖에 없다. 이들은 이미 수년간 불면증이라는 문제와 싸워왔지만 아무 소득 없이 끝없는 고통에 시달려온 상태다.

불면증이 '정신적 문제' 때문에 일어난다고 생각하는 사람들이 있다. 많은 불면증 환자가 스스로 그렇게 생각하든 의사의 권유 때문이든 값비싸고 시간만 낭비하는 정신과 치료에 의존한다. 당신 역시 그중 한 명일지도 모른다. 하지만 이러한 견해는 무력감을 만들어내고 자존감을 깎아내리기만 한다. 게다가 정신과 치료가 불면증에 효과적이라는 과학적 증거도 전혀 없다. 불면증 환자 절대다수는 불안증이나 우울증 같은 정신과적 문제를 가지고 있지 않기 때문이다. 그런 이유로 불면증을 정신과적으로 치료하려는 노력은 성공하기는커녕 불면증 환자에게 '정신질환' 문제를 지닌 사람이라는 낙인만 찍는다.

다른 수많은 불면증 환자는 야간 수면 보조제타이레놀피엠, 엑세드린피엠, 아나신피엠 등으로 시선을 돌렸다. 처방전 없이 구입할 수 있는 이러한 일반의약품은 신뢰받는 약품의 상표명 뒤에 진짜 모습을 감춘 채 '수면제' 하면 흔히 떠올리는 부정적인 이미지를 피한다. 그 덕에 오늘날 수면장애 관련 건강 제품은 헬스케어 분야에서 가장 빠르게 성장하는 것 가운데 하나가 되었다. 하지만 실제로 이러한 의약품들이 설탕으로 만든 가짜약보다 조금이라도 낫다는 과학적 증거는 없다!

처방 수면제와 마찬가지로 일반의약품 수면 보조제는 바람직하지 않은 부작용이 발생하고 시간이 지남에 따라 효과가 사라질 수 있다. 또한 스스로는 불면증을 치료할 수 없고 외부의 도움을 받아야 한다는 생각을 더욱 강하게 만들기도 한다. 이러한 생각은 정신적 의존도를 높이고 무력감을 강하게 만들 수도 있다. 가장 중요한 사실은 이러한 일반의약품 수면 보조제는 불면증의 원인을 해결하지 못하므로 실질적인 치료 효과가 없다는 것이다. 그러므로 일반의약품인 수면 보조제의 복용을 중단하면 다시 불면의 밤이 찾아올 것이다.

한동안 불면증을 직접 해결하려는 사람들 사이에서 엄청나게 유행한 것이 있다. 바로 멜라토닌melatonin이다. 미국에서는 '멜라토닌 광풍'이라 불릴 정도로 시장을 휩쓸었으며 미디어들은 멜라토닌을 불면증에 관한 한 만병통치약이라고 홍보해 주었다. 게다가 심장질환·당뇨·우울증·노화 치료제로도 찬양받았다. 하지만 불면증에 대한 멜라토닌의 효능은 과장되었을 뿐 아니라 확실한 과학적 증거를 훨씬 넘어선 것이다. 이러한 주장들은 그저 구미에 맞게 선택된 몇 가지 연구를 근거로 하며, 대중에게는 오로지 멜라토닌의 잠재적 장점만을 강조한 지식이 주어진다. 이러한 지식은 끔찍할 정도로 불완전한 것이므로 멜라토닌을 사용한다면 아직 드러나지 않은 위험을 떠안는 것이다.

그렇다면 어째서 불면증 환자들은 이러한 증명되지 않은 주장에 기꺼이 비용을 지불하면서 자신의 건강을 걸고 도박까지 하는 것일까? 아마도 멜라토닌이 처방전 없이 구할 수 있고 비용이 저렴하며 '천연 성분'이라고 홍보되기 때문일 것이다. 납도 천연성분이지만 인체에 해롭다는 점을 떠올려보라. 그리고 빠르고 쉽게 모든 불면증을 치료할 수 있다는 유혹에 저항하기란 불가능하기 때문일 것이다.

물론 최종적으로는 일부 불면증 환자에게서 효능이 입증될 수도 있다. 하지만 멜라토닌을 사용하는 것은 자신의 건강을 위험 가능성으로 빠뜨리는 행위다. 또한 문제를 해결하기 위해 이렇게 외부적인 무언가에 의존하다 보면 결국 멜라토닌 없이는 잠들 수 없게 된다. 모든 약이 그러하듯 멜라토닌은 불면증의 원인을 치료할 수 없으므로 복용을 중단하면 고통은 다시 찾아올 것이다.

약 없이 불면증을 극복할 수 있다

* * *

불면증 환사에게 단 하나의 진정한 희망은 안전하고 효과적이며 약물을 사용하지 않는, 그리고 불면증의 원인을 해결하는 치료법이 개발되는 것이다. 이러한 프로그램은 존재하지 않았다. 이 책의 초판이 발표되기 전까지는 말이다.

나는 하버드 의대Harvard Medical School에서 10년 간 실행한 연구 및 임상 진료를 바탕으로 유일하게 약물을 사용하지 않으면서도 과학적으로 입증된 획기적인 불면증 치료 프로그램을 개발했다. 이 책에서 소개할 프로그램의 결과는 놀랍기만 하다. 이 프로그램을 실행한 불면증 환자 전원이 호전되었으며, 그 가운데 75퍼센트는 정상적인 수면을 취하게 되었고 수면이 개선된 상태가 유지되는 것으로 관찰되었다. 심지어 장기 추적 결과 그렇게 개선된 상태에서 수면의 질이 더 향상되기까지 했다. 또한 수면제를 먹었을 때보다 이 프로그램을 사용했을 때 불면증 환자들은 더 빨리 잠에 들었다.

이 프로그램은 배우기 쉬우며 실행하기도 쉽다. 부작용도 없고 지속적인 결과를 일구며, 불면증의 치료법이 내면에 존재한다는 사실을 보여줌으로써 자기 통제력을 극대화한다. 그리고 심신을 더욱 잘 조절하며, 건강이 좋아지고, 행복해진다.

내가 개발한 불면증 프로그램이 그토록 놀라운 결과를 달성할 수 있었던 것은 단순하지만 강력한 개념을 바탕으로 했기 때문이다. 바로 불면증은 기반이 되는 모든 원인을 해결함으로써 치료될 수 있다는 것이다. 대부분의 경우 생각과 행동이 불면증의 원인이며, 이러한 생각과 행동은 학습된 것이지만 동시에 버릴 수도 있다. 다음은 그 몇 가지 예다.

불면을 조장하는 생각과 행동들

- 잠에 대한 마음가짐과 믿음

- 불면증에 대한 부정적이고 긴장을 일으키는 생각

- 잠을 조절할 수 없다는 기분

- 부적절한 운동, 또는 햇빛에의 노출

- 너무 이르거나 늦은 취침 시각

- 자연스럽게 잠들게 내버려두는 것이 아니라 자기 위해서 노력함

- 스트레스에 대한 부정적인 반응

- 잠들지 않은 상태에서 침대에 누운 채 좌절하고 긴장함

이제 내가 담당한 한 환자의 이야기를 소개할 것이다. 이를 통해 독자들은 불면증이 생각과 행동에 의해 야기된다는 사실을 알 수 있을 것이다.

47세의 캐롤은 간호사다. 그녀의 불면증은 친한 친구의 죽음 이후 시작되었다. 몇 주 동안 잠을 이루지 못한 뒤 그녀는 잠자는 일을 걱정하게 되었다. 캐롤은 잠들려고 '노력'하기 시작했으나 역효과가 일어나서 정신은

더 명료해졌고 긴장감과 절망감만 높아졌다.

한 달 동안 잠 못 이루는 밤을 보내자 오늘도 잠을 이룰 수 없을 것이라는 생각이 머릿속을 엄습했고, 그 결과 잠자리에 드는 일이 두려워졌다. 캐롤은 오랫동안 운동을 해왔지만 불면증 때문에 너무 피곤한 나머지 운동을 그만두었다. 또한 침대에 더 오래 누워 있고 주말에는 늦잠을 자면서 잠을 보충하려 애쓰기 시작했다. 하지만 모두 불면증을 악화시키는 것만 같았다.

결국 캐롤은 너무도 절박한 나머지 잠들기 위해 와인을 한 잔 마시거나 수면제를 복용하기 시작했다. 그러나 두 가지 모두 수면의 질을 떨어뜨리는 것은 물론 죄책감을 느끼고 통제력을 상실했다고 생각하게 만들었다. 업무 능력 저하에 따른 스트레스와 더불어 잠에 대한 생각 때문에 불면증인 점점 더 심해졌다. 머지않아 캐롤은 자신의 정신에 뭔가 문제가 있는 것인지, 정신과 의사를 만나봐야 할지 걱정하기 시작했다.

나를 찾아왔을 때 캐롤은 하루에 채 5시간도 자지 못하고 이미 몇 년이나 불면증을 경험해온 상태였다. 그 결과 그녀는 언제나 기진맥진하고 과민했으며 점점 우울감이 심해지고 있었다. 그녀는 침대를 '적'으로 인식했고 제대로 잠을 잘 수 있는 날이 다시 올지 의구심이 들었다.

내 권고로 캐롤은 디코니스 병원의 불면증 치료 프로그램에 참가했는데, 불과 며칠 만에 수면이 개선되기 시작했다. 그리고 6주 뒤, 그녀는 수면제를 끊고 쉽게 잠에 들었으며 중간에 깨는 일도 없어졌다. 마침내 캐롤은 하루에 8시간 이상 수면을 취할 수 있게 되었다. 또한 상쾌한 상태로 잠에서 깼고 '침대를 다시 사랑하게' 되었다. 또한 자신감이 높아지고, 자신의 마음과 몸을 잘 조절할 수 있게 되었다. 변화가 얼마나 컸던지, 캐롤의 남편은 그녀가 전혀 다른 사람 같다고 말할 정도였다!

래리 역시 내 프로그램에 참가한 불면증 환자였다. 50세의 변호사인 그는 로스쿨에 다닐 때부터 불면증을 앓았다. 잠드는 것은 쉬웠지만 밤중에 자주 잠에서 깼고 이렇게 깨면 몇 시간이고 다시 잠들지 못했다. 나를 찾았을 때 래리는 수면 시간이 하루 4시간에 지나지 않았고, 그로 말미암아 완전히 녹초가 된 상태에서 좌절감과 절박함을 느끼고 있었다.

내 프로그램에 참가한 지 2주 뒤, 래리는 정말 오랜만에 한 번도 깨지 않고 잠을 잤다. 프로그램을 수료할 때쯤, 그는 하룻밤에 7시간 가까이 수면을 취했고 중간에 깨더라도 금세 다시 잠들 수 있었다. 래리는 낮 시간 동안 더욱 침착하고 에너지가 넘치며 생산성이 높아졌다. 그리고 자신의 감정과 건강에 대한 통제력이 강해졌다고 느꼈다.

캐롤과 래리는 다양한 비약물적 방법을 학습하여 이렇듯 놀라운 성공을 거두었다.

캐롤과 래리의 사례는 불면증을 정복하기 위해서는 바탕이 되는 모든 원인을 해결해야만 한다는 사실을 보여준다. 그리고 대부분의 경우 그 원

약 없이 이뤄낸 놀라운 변화

- 불면증을 버릴 수 있는 문제로 보게 되었다.

- 잠에 대한 부정적이고 부담스러운 생각이 바뀌었다.

- 더욱 효과적으로 스트레스를 관리할 수 있게 되었다.

- 이완 반응을 유도할 수 있게 되었다. 이완 반응은 인간의 타고난 생물학적 반응으로 수면을 유도하는 뇌파가 자발적으로 생성되게 만든다.

- 수면에 대한 긍정적인 생각이 지닌 힘을 이용하게 되었다.

- 침대에서 과도한 시간을 보내지 않고 매일 같은 시각에 잠자리에서 일어나게 되었다. 이로써 뇌의 수면 리듬을 견고하게 만들 수 있다.

- 햇볕을 쬐고 매일 같은 시각에 운동하게 되었다.

- 잠을 자려고 노력하는 습관을 버렸다.

- 감정 상태와 수행력을 향상시키기 위해 낮잠을 활용한다.

- 잠에 대한 통제력이 생겼다.

인은 생각과 행동이다. 수면제와 정신과 치료는 불면증을 야기하는 생각과 행동을 치유하지 않으므로 효과적으로 불면증을 치료할 수 없다. 오히려 외부의 해결책에 더욱 의존하게 만들고, 결국 자기 통제와 자율성을 최소화시킨다.

당신도 캐롤과 래리처럼 수면과 삶의 질을 향상시킬 수 있다. 이제부터 그 방법을 알아보자.

2장 불면 정복 1단계, 수면과 불면의 메커니즘 이해하기

잠과 화해하기 위하여
우리가 알아야 할 것들

인간은 생의 적지 않은 부분을 잠에 할애하지만 대부분 수면과 불면에 대해 거의 알지 못한다. 잠을 자는 동안 어떤 일이 일어나는 것일까? 잠을 자는 목적은 무엇일까? 나이가 들면 수면도 변화할까? 불면증에도 종류가 있을까? 그리고 불면증은 왜 생기는 것일까?

이러한 질문에 해답을 제시하는 사람들이 있지만 안타깝게도 이는 종종 잘못된 정보를 바탕으로 한다. 이번 장에서는 수면과 불면에 대한 필수적인 진실을 학습하여 사실과 허구를 구분할 것이다. 흔히 사람들은 잠을 인간이 밝혀낼 수 없는 불가사의한 것이고 불면증은 관리할 수 없는 문제라고 여긴다. 하지만 수면에 대한 지식을 갖춘다면 이러한 문제들을 해결할 수 있다. 또한 이러한 지식을 바탕으로 앞으로 설명할 비약물 방법을 이해하고 활용할 수 있을 것이다.

하루 6번 이상 자다 깨도 정상이라고?!

● ● ●

예전에는 잠이란 몸과 마음의 전원이 꺼져 외부의 세상을 잘 감지하지 못하는 비활성화 상태라고 생각했다. 하지만 지난 몇십 년 동안 뇌의 전기 활동뇌파, 또는 EEG 기록이라고 부른다을 측정할 수 있는 새로운 방법이 개발됨으로써 과학자들은 잠이 역동적인 상태이며 그 자체로 흥미진진한 생명 활동이라는 사실을 밝혀냈다.

밤에 제대로 잠을 자는 경우, 눈을 감은 뒤 처음 몇 분 동안은 긴장이 느슨해진 채로 깨어 있는 상태가 된다. 이런저런 생각이 떠오르며, 뇌파 패턴은 알파파가 된다. 생각은 점점 더 이리저리 떠돌고 몸은 더욱 이완되기 시작한다. 그런 다음 수면 제1단계로 흘러간다. 제1단계는 졸음이 몰려오고 긴장이 풀리는 상태로서 깨어 있는 것과 잠든 것의 중간에 해당한다. 이때 인체의 긴장은 더욱 완화된다. 근육의 긴장이 느슨해지고, 호흡과 심장박동이 느려지며, 체온이 내려가고, 느린 안구 운동이 일어난다. 또한 알파파보다 느린 세타파라는 뇌파 패턴이 만들어진다. 단편적인 사고나 백일몽을 꾸는 듯한 기분을 경험할 수도 있다.

지루한 강의 도중 누군가 '꾸벅꾸벅 졸고' 있다면 이는 그 사람이 제1단계 수면에 있다는 의미일 것이다. 제1단계 수면에 깨더라도 대부분의 사람들은 '막 잠들기 시작한' 단계를 유지한다. 그러나 이것은 실제로 잠이 든 상태가 아니다. 이 단계에서는 쉽게 잠이 깨므로 진정한 의미의 수면으로 간주하지 않는다.

제1단계 수면 상태에서 몇 분 정도 시간이 지나면 첫 번째 진정한 수면, 즉 제2단계 수면에 접어든다. 이는 제1단계보다 깊은 수면으로서 인체가 더 평온해지고 바깥세상으로부터 더욱 분리된다. 이 단계에서 인간은 수면방추sleep spindle, K복합파K-complex라고 불리는 뇌파 패턴들을 보인다. 이 뇌파들을 보면 주변 환경에 대해 완전히 '전원을 끄기' 전에 뇌가 간헐적으로 인지력을 보존하려 한다는 사실을 알 수 있다. 여전히 쉽게 잠에서 깨어나므로 제2단계 수면은 가장 얕은 수면 단계로 여겨진다.

제2단계에서 약 30~40분 정도 머문 뒤에는 가장 중요한 제3단계 및 4단계 수면에 접어든다. 이 단계들은 델타파delta wave라는 매우 느린 뇌파 패턴으로 판별되며 한 데 묶어 서파수면slow-wave sleep 또는 깊은 수면deep sleep으로 불린다. 이 단계에서 호흡·산소 소모·심장박동·혈압 등 인체의 생리학적 활동은 하루 중에 가장 낮은 수치를 보인다. 외부 세계에 대한 인지가 거의 완전히 차단되므로 깊은 수면 상태에서 깨어나기란 매우 어렵다. 특히 어린아이들은 더욱 그렇다. 또한 깨어난다 해도 몸에 힘이 들어가지 않고 어리둥절하거나 혼란스러워하고 나중에 잠에서 깼었다는 사실을 기억하지 못하기도 한다.

깊은 수면 상태에서 45분가량 지나면 제2단계로 돌아가 몇 분 동안 머무른다. 그런 다음에는 꿈 수면dream sleep이라는 시각적·감정적 세계로 들어선다. 이때 꾸는 꿈은 종종 상세하고 일정한 특성을 보이며, 생생하고 괴기스러우며 때로 공포스럽기까지 하다. 또한 꿈을 꾸는 동안 안구가 빠르게 회전하므로 꿈 수면을 급속안구운동Rapid Eye Movement, REM 수면, 즉 렘수면이라고도 부른다. 우리가 정말 자신의 꿈을 '보는' 것인지는 그 누구도 모르지만 꿈에서 취하는 행동에 따라 안구가 움직이는 것으로 여겨진다. 가끔 자신은 꿈을 꾸지 않는다고 생각하는 사람도 있지만 그렇지 않다. 모든 사람이 꿈을 꾸지만 그저 그 대부분을 잊는 것이다.

꿈을 꾸는 동안 인간의 뇌와 신체는 꽤 활발하게 활동한다. 예를 들어 꿈을 꾸는 동안 심장박동·혈압·호흡이 증가하고 매우 불안정해진다. 뇌파 역시 빨라지고 뇌로 향하는 혈류도 급격하게 늘어난다. 실제로 꿈 수면 상태에서 인간의 뇌파 패턴은 깨어 있을 때와 유사하다. 이러한 까닭에 렘수면은 역설수면paradoxical sleep이라고도 불린다.

또 다른 흥미로운 사실은 렘수면 동안 남성의 경우 발기가, 여성의 경우 음핵 충혈이 일어난다는 것이다. 이러한 변화는 성과 관련한 꿈을 꿔서라기보다는, 아마도 렘수면 동안 인체의 전반적인 신체적 흥분을 반영한 것으로 보인다. 렘수면 시 발기는 종종 남성의 발기부전이 심리적인 것인지 신체적인 것인지를 시험하는 데 사용된다. 렘수면 동안 발기부전이 일어나지 않으면 이는 신체적인 문제고 일어나면 심리적인 요소가 문제일 가능성이 높다.

정신적·신체적 활동이 매우 활발한 까닭에 렘수면 상태에서는 더 쉽게 깨고 깼을 때 정신도 명료하다. 꿈을 꾸는 동안은 신체의 큰 근육들이 마비된 상태이므로 안면과 손가락의 미세한 근육의 뒤틀림을 제외하고는 움직이지 못하고, 그 결과 꿈에서 취하는 행동을 실제로 취하지는 못하는 것으로 추측된다. 그러므로 렘수면은 신체는 마비되고 뇌는 활발하게 활동하는 상태라고 여길 수 있다.

중간에 깨지 않고 잠든 상태를 유지한다고 가정했을 때 인간은 제1단계에서 제4단계까지 이동한 뒤 렘수면에 도달하고, 이 모든 과정에 걸리는 시간은 약 90분이다. 잠을 잘 자는 사람은 하룻밤에 4~6회에 걸쳐 이러한 90분짜리 순환을 경험하며, 제1단계에서는 약 5퍼센트, 제2단계에서 50퍼센트, 제3·4단계인 깊은 수면 단계에서 20퍼센트, 그리고 렘수면에서 25퍼센트를 보낸다. 잠자리에 드는 시각이 밤 9시든, 11시나 새벽 1시든, 인간은 지속적으로 이러한 순환 패턴에 따라 잠을 잔다.

잠이 든 상태의 초반에는 깊은 수면 기간이 더 길어져 때로 1시간까지 지속되는 반면 렘수면은 고작 몇 분 동안 지속된다. 하지만 수면 상태가 이어짐에 따라 깊은 수면 지속 시간은 점점 짧아지고 렘수면 지속 시간이 길어져 마지막 수면 사이클에서는 렘수면이 1시간 동안 지속되기도 한다. 그러므로 수면 시간을 반으로 나누었을 때 깊은 수면의 대부분은 전반부에서 이루어지고, 꿈의 대부분과 가벼운 수면은 후반부에서 이루어진다.

밤이 깊을수록 수면이 얕아지므로 잠에서 깨는 일은 후반부에서 더 자주 발생한다. 또한 특히 한 가지 수면 단계에서 다른 단계로 전환될 때 특히 잠에서 잘 깨는데, 이는 지극히 정상적인 현상으로 하룻밤에 6회 이상 잠에서 깰 수도 있다는 의미다. 정상적인 경우 이렇게 잠에서 깨더라도 몇 초 안에 다시 잠이 들고 다음 날 아침 그 사실을 기억하지 못한다.

이제 생리학의 또 다른 단계로 화제를 바꿔보자. 이는 이 책에서 다룰 수많은 방법을 이해하고 활용하는 데 도움이 될 것이다. 바로 수면과 체온의 관계다.

체온에 따라 졸음의 강도가 달라진다

• • •

흔히 체온이 약 37℃로 일정하게 유지된다고 생각한다. 그러나 사실 체온은 약 하루 단위의 '24시간 주기'를 따르며 시간대별로 달라진다.

체온은 이른 오전 시간에 가장 낮고 해가 뜨기 직전에 오르기 시작하여 오후 중간까지 계속 올라간다. 그리고 어느 정도 떨어졌다가 다시 오르기 시작하여 오후 6시쯤 최고에 도달한다. 이 상태를 몇 시간 유지하다가 내려가기 시작, 잠이 들면 급격하게 떨어져서 오전 4시경 하루 중 가장 낮은 온도까지 다다른다. 건강한 젊은 성인의 경우 1일 최저 온도와 최고 온도의 차이는 약 0.83℃에 이른다.

같은 날이라도 이렇듯 체온이 변하면 활동성, 기민성, 졸음의 강도가 달라진다. 인간은 체온이 가장 높을 때 가장 기민하고 활동적이며, 이는 주로 늦은 오전과 이른 저녁 시간대에 해당한다. 밤에 체온이 내려감에 따라 점점 졸리고 활동성도 떨어져서 오전 3시 30분경이 되면 하루 중 수면에 대한 욕구가 가장 강해진다. 하지만 잠을 잘 자든 못 자든 24시간을 주기로 체온과 기민성의 수준이 변하므로, 수면이 부족한 상태라 해도 체온이 오르면 기민성이 높아질 것이다.

종달새와 올빼미는 하루 중 기민성과 수행력이 최고에 달하는 시간대가 다른 사람들에 대한 비유로, 체온과 기민성 사이의 연관성을 보여주는 좋은 사례다. 올빼미형, 즉 야행성인 사람은 하루 중 후반부에 체온이 가장 높으므로 저녁에 기능이 최고에 달한다. 반면 종달새형, 즉 아침형인 사람은 체온이 일찍 높아지므로 하루 중 전반부에 기능이 최고에 달한다.

연구 결과들을 보면 수면과 체온은 낮밤의 주기, 그리고 이러한 주기가 뇌 호르몬인 멜라토닌에 미치는 영향에 직접적으로 영향을 받는다는 사실을 알 수 있다. 안구를 통해 햇빛이 유입되면 멜라토닌 수치가 감소하고, 이를 신호로 체온이 상승한다. 반대로 해가 지면 멜라토닌 수치가 높아져 체온이 떨어진다. 멜라토닌은 어둠에 의해 생성이 자극되므로 뱀파이어 호르몬이라고 불러 왔다. 수면제로서 합성 멜라토닌에 관한 내용은 부록 4를 참고하라.

왜 어떤 사람들은 유달리 푹 잠들까 : 몸속 시스템의 비밀

• • •

수면과 각성 역시 뇌의 각성 시스템과 수면 시스템, 두 개의 시스템에 의해 조절된다. 이 가운데 각성 시스템이 수면 시스템보다 강하다. 잠을 잘 자는 사람들의 경우, 낮 동안 각성 시스템이 지배적으로 작용하여 약 16시간 동안 깨어 있는 상태를 유지한다. 그다음 각성 시스템이 힘을 잃고 상대적으로 약한 수면 시스템이 지배적으로 작용하면 약 8시간 동안 잠이 든 상태를 유지하게 된다.

그렇다고 잠든 사이 각성 시스템이 작동을 멈추는 것은 아니다. 여전히 가동하며 시계 소리, 방 온도, 이불이 떨어지는 것 등 우리의 주변에서 일어나고 있는 일들을 평가하므로 우리는 이러한 상황에 대해 대응할 수 있다. 게다가 각성 시스템이 유난히 강하게 반응하는 대상도 있으며, 반응의 강도는 인접한 환경에서 얼마나 중요한 일이 일어나는지에 따라 달라진다. 예를 들어 천둥번개가 쳐도 꿈쩍 않고 자지만 갓 태어난 아기가 우는 소리에는 눈이 번쩍 뜨이는 부모들, 알람시계 없이도 특정한 시각이 되면 몇 분의 오차 안에서 깨는 사람들처럼 말이다. 그러므로 숙면을 취한다고 해서 외부 세계를 전혀 감지하지 못하는 상태가 되는 것은 아니다.

가끔 정말 견고하기 짝이 없는 수면 시스템을 갖추기라도 한 것처럼 무슨 일이 벌어지든 상관없이 기절한 듯 자는 사람들이 있다. 불면증을 겪는 처지에서 보면 그야말로 좌절감을 안겨주는 사람들이다. 반대로 수면 시스템이 너무 약하거나 각성 시스템이 너무 강해 수면장애에 취약할 가능성이 높은 사람도 있다. 자녀를 두 명 이상 키우는 부모들은 아이들이 각각 필요한 수면 시간, 잠들 때까지 걸리는 시간, 밤에 숙면을 취하는 정도 등의 수면 패턴이 확연히 다르다는 사실을 알 것이다.

평생 잠을 제대로 자지 못한 불면증 환자들의 경우 유전적 경향 자체가 더 까다로운 수면 시스템을 지니도록 설계된 것일 수 있다. 하지만 학습된 수면 습관과 행동이 불면증을 지속시키는 데 주요한 역할을 하므로 이런 사람들도 이 책에서 소개할 방법을 사용하여 불면증을 정복할 수 있다.

나이가 들면 잠도 변한다 : 노화와 잠

• • •

나이가 들면서 인간의 몸은 다양한 면에서 변화를 겪으며, 잠도 예외는 아니다. 수면의 변화가 노화의 정상적인 한 부분이라는 사실을 안다면 이러한 변화를 불면증이라고 잘못 해석하는 일은 줄어들 것이다.

나이가 듦에 따라 인간의 수면 시간은 변한다. 신생아 시기에는 하루 16~18시간에 이르던 수면 시간은 만 10세가 되면 10시간이 약간 못 미치는 수준으로 줄고, 10대가 되면 다시 약 8시간으로 줄어든다. 그리고 중년이 되면 야간에 약 7시간의 수면을 취하고, 70대가 되면 대략 6시간 반으로 줄어든다. 그리고 낮잠을 통해 약 1시간 정도 잠을 보충한다.

나이와 관련한 수면의 변화에서 가장 주목해야 할 것은 수면의 질이다. 중년이 되면 수면의 질이 떨어진다. 구체적으로 말하자면 숙면을 취하는 시간이 줄고 잠을 얕게 잔다특히 남성이 그러하다. 실제로 70대가 되면 숙면이 사라지다시피 한다. 그로 말미암아 더 얕게 자고, 신체 내부 및 외부 방해 요인에 의해 더 쉽게 잠에서 깬다.

연령에 따른 신체적·정신적 변화에 비춰보았을 때 아마도 뇌의 수면 시스템이 노화함에 따라 자연스럽게 수면 패턴 또한 변화하는 것으로 여겨진다. 이러한 변화는 노화 외에도 외로움·사별·재정 문제·건강·죽음 등 노년층에서 흔히 발생하는 스트레스 요인, 그리고 수면을 방해할 가능성이 있는 질병과 약물에 의해 더욱 가중된다.

체온의 리듬 역시 나이가 들면서 변한다. 예를 들어 노년이 되면 하루 체온 변화의 폭이 줄어들어 수면장애가 악화된다. 신체 활동과 햇빛에의 노출이 줄어드는 것도 체온 변화의 폭이 줄어드는 원인이다. 아직 모든 원인이 밝혀지지는 않았지만 노년층의 경우 체온이 올랐다가 떨어지는 현상이 하루 중 더 이른 시간에 일어나므로 일찍 자고 일찍 일어나는 경향이 발생한다.

이렇듯 나이가 들면서 수면이 변화하여 불면증이 생기는 경우가 많으나, 그렇다고 해서 어쩔 수 없는 현상이 아니라는 사실을 알아야 한다. 수면의 변화를 정상적인 것이라 여기는 노인들은 이러한 변화에 자의적으로 순응하고 불만을 가지지 않을 수도 있다. 그러나 불면증을 앓고 있다면,

노화로 인한 불면이라 해도 이 책에서 소개하는 행동 방법을 이용해 해결할 수 있다.

나의 불면증 유형은?

• • •

정상적인 수면에 대한 기본적인 지식을 갖추었으니 이제 불면증에 대한 기본적인 사실을 알고 비교해보자. 이 역시 불면증을 극복하는 방법을 이해하고 적용하는 데 도움이 될 것이다.

다양한 유형의 불면증

사례 1 수제트는 밤 11시면 잠자리에 들어 불을 끄지만 잠들지 못하고 몇 시간 동안 몸을 뒤척인다. 그러다가 새벽 3시 반쯤 되면 마침내 졸음이 몰려오기 시작한다. 다행히 한 번 잠들면 오전 7시 반에 자명종이 울릴 때까지 잠든 상태를 유지한다.

사례 2 토비는 자정 무렵에 불을 끈다. 수제트와 달리 그녀는 불을 끄자마자 잠이 들지만 몇 시간 뒤가 되면 잠에서 깨서 다시 잠들지 못하고 뒤척인다. 몇 시간 같은 시간 동안 몸을 뒤척이다가 마침내 잠이 들어 몇 시간 잠을 더 잔다. 그러다 오전 4시 반 경에 잠에서 깨면 다시 잠들지 못한다.

사례 3 댄은 전혀 어려움 없이 잠이 들고 밤중에 잠에서 깬 상태로 누워 있는 일도 없다. 하지만 깊은 수면을 단 한 순간도 취하지 못한 듯, 잠을 자고 일어나도 몸이 개운하지 않고 무거우며 무력감을 느낀다. 아침마다 댄은 아예 잠을 못 잔 것 같은 느낌을 받곤 한다.

수제트, 토비, 댄은 각각 세 가지 유형의 불면증을 대변한다. 잠드는 일 자체가 어려운 유형, 밤중이나 이른 새벽에 자다가 깨서 다시 잠들지 못하는 유형, 수면의 질이 떨어지는 유형이다. 평균 30분 이상 깨어 있는 상태를 유지하다가 잠이 들면 **입면장애형 불면증**sleep-onset insomnia, 자다가 밤 중에 깨서 30분 이상 다시 잠들지 못하면 **수면 유지장애형 불면증**sleep-maintenance insomnia으로 분류한다.

여러 연구를 통해 수천 명의 불면증 환자들을 조사한 결과 입면장애형 불면증의 경우 잠이 들기까지 약 1시간 15분이 소요되는 반면 수면 유지 장애형 불면증의 경우 자다가 깨서 그와 비슷한 시간 동안 다시 잠들지 못한다는 사실이 드러났다.

위의 두 가지 중 한 가지 불면증에만 해당되는 사람도, 두 가지 모두에 해당되는 사람도 있다. 혹은 어떤 때는 이런 유형이었다가 또 어떤 때는 저런 유형의 불면증을 앓는 사람도 있다.

임상적으로 불면증이라는 진단이 내려지기 위해서는 얼마나 오래 깨어 있는 상태를 유지하는지, 또는 얼마나 많은 시간을 자는지는 중요하지 않다. 초조함, 피로감, 졸림, 업무 능력이나 생산성 저하 등 수면장애가 일상생활에까지 부정적인 영향을 미친다는 사실을 스스로 인지할 수 있을 정도가 되어야 한다. 즉, 잠들기 어렵거나 자다가 깨서 다시 잠들기까지 시간이 걸린다 해도 일어났을 때 피로가 회복되고 낮 동안 정신이 명료하다면 불면증 환자가 아니라 그저 필요한 수면 시간이 짧은 사람인 것이다.

그렇다면 불면증은 얼마나 흔한 질병일까? 아마도 두통 등의 통증 다음으로 많은 사람이 호소하는 증상일 것이다. 다수의 연구 결과 성인의 약 3분의 1이 불면증을 경험한다는 사실이 입증되었으며, 일부 조사에서는 수면장애를 호소하는 성인의 비율이 50퍼센트로 증가했다는 사실이 드러나기도 했다. 또한 불면증을 호소한 성인 중 약 절반이 이러한 증상을 정기적·만성적으로 겪는다고 볼 수 있는 연구 결과들도 있다. 그러니 한밤중에 잠들지 못한 채 뒤척인다 해도 너무 상심하지 말라. 수많은 사람이 당신처럼 잠을 이루지 못하고 있으니.

불면증은 남녀노소를 가리지 않고 발생하지만 여성과 노년층에서 가장 빈번하게 발생한다. 앞서 노년층이 불면증에 취약한 원인을 몇 가지 살펴보았다. 그런데 여성은 왜 불면증을 많이 앓을까? 정확하지는 않으나, 여성의 경우 불면증을 인지하는 능력, 혹은 그럴 의지가 남성보다 강하기 때문에 이러한 증상을 많이 겪는 듯 보이는 것일 수 있다. 또한 중년 여성들이 폐경으로 겪는 신체 및 호르몬의 변화가 불면증을 촉진할 가능성도 있다.

머리가 복잡해서 잠들지 못하는 게 아니다

• • •

뇌파 기록을 응용한 수많은 연구를 통해 불면증 환자의 수면은 정상적인 수면과 다양한 면에서 다르다는 사실이 확연히 드러났다. 불면증 환자들은 잠들 때까지 더 오랜 시간이 걸리고, 더 얕은 잠을 자며, 밤에 잠에서 깨는 빈도가 잦고, 다시 잠들 때까지 걸리는 시간이 길다. 그리고 수면 시간 자체도 짧다. 뇌파 연구는 불면증 환자의 수면 질이 떨어지는 원인일 가능성이 있는 불면증의 생리와 관련, 의미 있는 정보도 발견해냈다. 예를 들어 불면증 환자는 야간에도 심장박동이 빠르고 근육의 긴장도가 높은데, 이는 잠을 잘 자는 사람에 비해 야간에 신체 긴장도가 높다는 의미다.

나는 연구를 통해 침대에 누웠을 때 잠을 잘 자는 사람의 것에 비해 불면증 환자의 뇌파 패턴이 빠르다는 사실을 입증했다. 뇌파 패턴이 빠르다는 것은 정신 활동이 활발하다는 사실을 반영한 것이다. 3장부터는 뇌파의 속도를 늦추고 정신 활동을 둔하게 만들어 수면의 질을 개선하는 방법을 살펴볼 것이다.

체온의 24시간 주기에 대한 간섭과 불면증의 생리를 연관한 연구 결과, 잠을 잘 자는 사람에 비해 불면증 환자의 경우 24시간 주기에 따른 체온의 변화 폭이 작다는 사실이 드러났다. 체온 리듬에서 이렇듯 '균일화flattening'가 발생하는 것은 왜일까? 우선 많은 불면증 환자가 피로감 때문에 신체 활동을 덜 하기 때문일 수 있다. 그리고 신체 활동을 덜 하다 보니 잠이 오지 않고, 다시 수면 부족 때문에 피곤해서 신체 활동을 줄이는 악순환이 자리를 잡는다.

또 다른 연구를 통해서는 입면장애형 환자의 경우, 정상적으로 수면을 취하는 사람들에 비해 야간에 약 3시간 늦게 체온이 떨어지기 시작하며, 이 때문에 잠들기 더 어려워한다는 사실이 밝혀졌다. 수면 유지장애형 환자의 경우 정상적으로 수면을 취하는 사람들만큼 야간에 체온이 떨어지지 않아 깊게 잠을 자기가 어렵다는 것도 드러났다. 3장부터는 흐트러진 체온 리듬을 정상으로 되돌림으로써 수면을 향상시키는 방법을 다양하게 학습할 것이다.

수면의 생리에 대한 연구를 종합해서 보면 불면증은 수면 및 각성 시스템의 균형이 깨져서 발생한다고 추측할 수 있다. 수면 시스템은 너무 약하고 각성 시스템은 너무 강해서 쉽게 수면이 방해를 받는 것이다. 이는 어떤 날은 단지 수면 시스템이 잠을 잘 준비가 되어 있지 않다는 의미로도 생각할 수 있다. 이 경우 깨어 있는 상태를 유지할 가능성이 높아지는 것이다. 깨어 있는 상태를 유지하면 어떤 일이 일어나는지 아는가? 예상했겠지만 각성 시스템이 더욱 자극을 받는다. 그러므로 때로 당신은 '머리가 복잡해서' 잠들지 못하는 것이 아니라 잠들지 못한 상태에 있기 때문에 머리가 복잡한 것일 수 있다. 불면증 환자들은 '정신의 전원을 끄지' 못하는 자신을 탓하며 통제력을 상실했다는 기분에 빠지곤 하지만, 어쩌면 그것은 사실이 아닐지도 모른다.

앞으로 반복해서 다룰 한 가지 중요한 개념이 있다. 수면 시스템을 활성화하고 수면 단계를 설정하는 방법을 배움으로써 이 프로그램의 효과를 볼 수 있으리란 것이다. 그 결과 당신의 수면 시스템은 유순해지고, 힘을 덜 들이고도 잠을 잘 수 있게 될 것이다. 또한 상상 이상으로 자신의 신체와 잠을 자유자재로 통제할 수 있게 될 것이다.

불면은 어떻게 만성화되는가

• • •

죽음이나 이혼 등의 상실, 가정이나 업무와 관련한 스트레스 요인, 건강상의 문제나 입원 혹은 수술 뒤 회복, 그리고 대인관계의 변화 같이 삶에서 중요한 사건에 대한 정상적인 반응으로 불면증이 생길 수도 있다. 이 경우 불면증은 스트레스를 야기하는 삶의 사건들에 대한 일반적인 반응이며, 이 같은 불면증조차 단 한 번도 경험한 적이 없다고 대답한 성인은 고작 5퍼센트에 불과하다. 그러한 까닭에 수면 전문가 가운데는 불면증이 스트레스 요인에 대해 생각하고 대처하는 데 더 많은 시간을 쓰도록 만드는, 일종의 적응 목적 역할을 한다고 정의 내리는 사람도 있다.

다행스러운 일은 이러한 '단기 불면증'은 대체로 며칠, 또는 몇 주 정도에 그친다는 것이다. 불면증을 촉발한 스트레스 요인이 사라지거나 그러한 요인에 적응을 마치면 정상적인 생활과 수면을 되찾을 수 있다.

하지만 불면증이 저절로 사라지지 않고 처음 불면증을 유발한 사건이

해결된 지 오래된 뒤에도 이어지는 경우가 있다. 한 달 이상 지속되는 이러한 유형의 불면증을 **만성 불면증**이라고 부른다. 만성 불면증은 일주일에 며칠만 밤에 잠을 못 자는 것일 수도, 혹은 거의 매일 밤 잠을 제대로 자지 못하는 것일 수도 있다. 또 매주 발생할 수도, 일정한 주기로 반복되는 가운데 어떤 주는 조금 낫고 또 어떤 주는 더 심할 수도 있다. 만성 불면증은 흔히 몇 년 동안 지속되는데, 실제로 환자들이 나를 찾기까지 불면증에 시달린 기간은 평균 10년이었다.

어떤 사람은 단기 불면증으로 끝나는 반면, 어떤 사람은 여기에서 만성 불면증으로 악화되기도 한다. 이런 차이는 왜 생기는 것일까? 단기 불면증 증상을 겪을 때 수면 부족을 염려하는 사람들이 있다. 이런 사람들은 불면증 때문에 좌절하고 불안해하며 잠들지 못하는 밤을 몇 주 간 보낸다. 그 후엔 오늘도 잠을 자지 못하리라 예상하여 잠자리에 드는 일을 걱정하기 시작한다. 곧이어 침대를 불면·좌절과 연관시키는 '학습'이 이뤄지고, 결국 머지않아 침대는 각성과 불면을 의미하는 '학습된' 신호가 된다.

불면증에 대처하기 위해 환자 대부분은 어떤 행동을 취하거나 습관을 만든다. 이는 단기적으로 불면증에 도움이 되는 것처럼 보일지 몰라도 실제로는 지속되게끔 한다. 그 예로는 다음과 같은 것이 있다.

불면증을 지속적으로 악화시키는 흔한 습관들

- 특히 주말에 잠자리에 일찍 들고 늦잠을 잔다. 잠을 '보충'하기 위해 침대에 더 오래 머문다.
- "조금만 더 노력하면 꼭 잠이 올 거야"라며 '억지로' 자려고 노력한다.
- 침대에서 책을 읽거나 TV를 보며 긴장을 풀려고 한다.
- 낮잠을 오래 잔다.
- 잠이 오게 하기 위해 술을 마시거나 낮 동안 불면증 때문에 생긴 피로를 이겨내기 위해 카페인을 섭취한다.
- 불면증으로 인한 피로감 때문에 신체 활동과 운동을 덜 한다.

여기에 더해 매일 받는 스트레스 역시 수면의 질을 더욱 악화시키며특히 유난히 스트레스를 많이 받은 날이나 기간에 그러하다, 불면증에 대처하는 능력을 손상시킨다.

이제 단기 불면증이 왜 저절로 사라지지 않고 악화되었는지 이해했을 것이다. 즉, 잠에 대한 걱정, 잘못 적용된 수면 습관, 낮 동안의 스트레스가 합쳐진 결과 단기 불면증은 학습된 만성 불면증으로 탈바꿈한다. 나는 환자들을 만나면 이러한 만성 불면증 모델에 대해 설명하는데, 이때 반응은 대체로 이러하다. "딱 제 얘기예요!"

이 모델은 한 가지 중요한 관점을 취하고 있다. 처음 불면증을 유발한 요인은 다양할 수 있지만 치료는 기존의 유발 요인이 아니라 불면증을 지속

시키는 데 중심적인 역할을 하는 생각과 행동을 바꾸는 데 초점을 맞춰야 한다는 것이다. 이러한 생각과 행동은 학습으로 **얻어진** 것이므로, 앞으로 설명할 방법들을 사용하여 **버릴** 수도 있다.

3장부터 당신은 자신의 수면을 방해하는 생각과 행동을 직접 평가하고 이러한 생각과 행동이 어떻게 만성 불면증을 만들어내는지에 대해 더 자세히 알게 될 것이다. 가장 중요한 것은 수면을 방해하는 생각과 행동을 효과적으로 바꾸기 위해 만들어진 다양한 비약물적 방법들을 배우리란 점이다.

다른 질병 때문에 만성 불면증이 생기기도 할까? 그렇다. 질병은 단기 불면증의 원인이 될 수도 있고 만성 불면증 환자의 수면을 방해할 수도 있다. 하지만 만성 불면증의 경우 대부분 질병이 아니라 생각과 행동이 가장 중요한 영향을 미친다는 사실은 변하지 않는다.

우울증, 불안증 등의 정신질환은 만성 불면증에 어떤 영향을 미칠까? 우울증과 불안증 같은 다양한 정신과적 장애의 증상으로 불면증이 자주 나타나는 것은 사실이다. 또한 불면증 환자는 정상적인 수면을 취하는 사람에 비해 우울증과 불안증의 수준이 높은 경향이 있다. 하지만 내가 실시한 연구에 따르면 두통, 통증, 위장병, 불임, 고혈압이나 심장질환 같은 다른 만성질환 환자에 비해 불면증 환자의 불안감이나 우울감이 크게 높지는 않은 것으로 추측된다. 또한 여러 연구 결과를 보면 주요 증상으로 만성 불면증 때문에 의사를 찾은 환자 절대다수가 우울증이나 불안증 등 진단을 내릴 수 있는 정신과적 질병을 보유하지 않는다고 판단할 수 있다. 게다가 정신질환을 보유한 불면증 환자 중에는 우울증 때문에 불면증이 생긴 것이 아니라 불면증 때문에 우울증이 발생한 경우도 있다. 덧붙이자면, 만성 불면증을 야기하는 것은 언제나 생각과 행동이므로 내가 제공하는 방법들은 우울증이나 불안증을 앓는 불면증 환자의 약물치료나 심리요법의 보조치료법으로도 적합하다.

내가 불면증에 대해 가장 크게 걱정하는 것이 있다. 불면증 환자와 의료 전문가 모두 불면증을 정신과적 문제라고 개념 내리는 경향이다. 하지만 만성 불면증 치료에 정신과 치료가 효과적인 방법이라고 증명하는 과학적 연구는 단 한 건도 없다. 불면증을 정신질환이라고 간주하면 불면증과 연관된 낙인을 더욱 명확하게 만들고 환자의 자존감과 자신감을 저해할 뿐이다.

내가 주장하는 핵심 주제를 다시 한번 상기해보자. 불면증은 그 기반이 되는 원인을 해결해야만 극복할 수 있으며, 그 원인은 대부분의 경우 생각과 행동이다. 이 프로그램이 놀라운 결과를 달성해온 것은 이러한 습관을 효과적으로 바꿨기 때문이다. 그와 동시에 불면증 정복의 열쇠는 바로 자신 안에 있다는 사실을 보여줌으로써 권한과 자기 통제를 극대화한다.

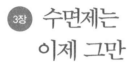

3장 수면제는 이제 그만

당신의 불면 증상이
악순환을 거듭해온 진짜 원인

몇 년 전만 해도 의사들은 수면제를 사탕처럼 남발했다. 하지만 이제는 수면제가 단기적인 해결책에 불과하며 장기적인 문제로 악화될 수 있다는 인식이 확산되고 있다. 그 이유는 무엇일까? 이번 장에서 살펴보겠지만, 수면제가 바람직하지 않고 잠재적으로 위험한 부작용을 지니고 있어 이를 정기적으로 복용하는 일이 더 이상 안전하지도, 적절하지도 않기 때문이다. 더욱이 수면제는 불면증에 뛰어난 효과를 보이지 않고 불면증 환자가 정상적으로 수면을 취하게 만들어주지 못한다.

또한 수면제는 불면증의 증상만을 다룰 뿐 원인을 치료하지 못하므로 그저 일시적으로 수면을 개선하는 데 그친다. 그러므로 잠이 안 와서 수면제를 복용하고 수면제 없이는 잠을 잘 수 없는 악순환이 계속된다. 많은 사람이 불면증 때문에 무력감을 느끼고 통제력을 상실했다고 느껴 수면제를 복용하기 시작하지만 결국 수면제 때문에 의존성과 자존감이 하락하고 죄책감이 강해지는 덫에 걸린다는 사실은 모순이 아닐 수 없다. 이렇게 되면 사람들은 두 가지 난제를 해결해야 하는 지경에 이른다. 불면증과 수면제 의존증이다.

우리의 프로그램에서 설명하는 비약물적 방법이 불면증 치료에 효과적이라는 사실은 과학적으로 증명되었다. 하지만 의사들은 수면제를 가장 효과적인 불면증 치료법이라고 생각하여 처방을 남발하는 경향이 여전하다. 또한 수면제 처방 건수는 줄었지만 일반의약품으로 분류되는 수면 보조제의 사용은 급격하게 증가했다.

그 결과 많은 불면증 환자가 불면증과 수면제 의존증이라는 악순환에 갇혀버렸다. 실제로 나를 찾은 불면증 환자 3분의 2 이상이 일주일에 3, 4일 이상 수면제를 복용하고 있다. 그들 대부분은 수면제의 결함을 인지하고 있어 비약물적인 방법으로 불면증을 치료하길 원하나, 수면제라는 덫에서 빠져나갈 방법을 알지 못한다.

사라가 바로 수면제의 덫에 걸려든 불면증 환자였다.

사라는 유방암 수술을 받기 전까지 잠을 자는 데 전혀 문제가 없었다. 하지만 수술 자체에 대한 스트레스에 수술 후 통증까지 겹쳐 입원 기간 동안 심각한 수면장애가 발생했다. 결국 사라의 주치의는 매일 밤 자낙스 Xanax를 복용하도록 처방했고, 덕분에 사라는 잠도 잘 자고 낮 동안에도 불안함을 덜 느꼈다.

퇴원한 뒤 통증은 잦아들었지만 수술로 인한 스트레스는 여전히 사라의 잠을 방해했다. 주치의가 '안전한' 약이라고 말하며 자낙스를 계속 처방했으므로 사라는 매일 밤 복용했다. 그리고 약 한 달 뒤, 사라는 자낙스가 전처럼 듣지 않는다는 사실을 알아차렸다. 전보다 잠들기 어렵고 밤에도 계속 깼다. 이 같은 사실을 말하자 주치의는 하룻밤에 자낙스 2정을 복용하도록 권했다. 그리고 머지않아 2알도 듣지 않았고 사라는 3알로 복용량을 늘려야 했다.

이쯤 되자 사라는 자신이 자낙스에 중독되어간다는 사실을 깨달았고, 며칠 동안 약을 먹지 않고 자려고 시도해 보았다. 하지만 안타깝게도 불면증만 더 악화되어 자낙스를 다시 복용할 수밖에 없다고 생각했다. 결국 잠자리에 들기 전에 자낙스를 복용하지 않으면 아예 잠을 자지 못하는 상황까지 이르렀다. 또한 오전에 사고능력과 신체 협응성여러 근육이 힘을 합쳐서 어떤 동작을 효과적으로 실행하는 능력이 떨어지는 부작용약물 후유증도 인지했다.

나를 찾았을 때 사라는 자그마치 4년 동안 매일 밤 자낙스를 4알씩 복용해온 상황이었다. 그로 말미암아 기억력이 떨어지고 스스로 자낙스 중독자라고 여겼다. 또한 수면제 의존증에 대해 너무나도 큰 죄책감을 느낀 나머지 자존감도 낮아져 있었다. 애초에 자낙스를 처방한 주치의도 간절한 마음으로 도우려 했지만 사라를 위해 무엇을 해야 할지 알지 못했다.

 사라의 이야기가 보여주듯 당신은 돈을 주고 잠을 살 수도, 수면제로 만성 불면증을 해결할 수도 없다. 수면제가 단기 불면증을 해결하는 데 효과를 보일지 몰라도 불면증 환자를 잠들게 만드는 효과는 그다지 뛰어나지 않다. 또한 수면제는 반복해서 사용하면 효능이 점점 약해져 의존증 등 다양한 부작용을 야기하기도 한다.

 아무런 부작용도 없고 자연적인 수면을 만들어내는 '꿈의 수면제'가 개발된다 해도 불면증을 외부적인 도움으로 치료해야 한다는 생각 자체는 사라지기는커녕 더욱 강해질 것이다. 이렇게 해서는 생각과 행동이라는 불면증의 원인을 해결하지는 못한다. 수면제에 의존한다면 복용하는 동안은 수면이 향상될지 몰라도 중단하자마자 '치료 방법이 사라졌으므로' 다시 잠을 이루지 못할 것이다. 벤조디아제핀, 항우울제, 일반의약품 수면제 등의 효능, 부작용, 차이점, 기타 사용과 관련한 문제가 궁금하다면 부록 4를 참고하라.

수면제를 먹을 수밖에 없다면 : 안전한 사용법

● ● ●

약물 대부분이 그러하듯 수면제도 현명하게 사용하면 가치를 발휘할 수 있다. 며칠, 또는 심지어 몇 주 동안, 가끔 수면제를 사용하면 시차, 또는 사랑하는 사람의 죽음이나 별거·이혼, 질병과 외상 등의 스트레스 요인으로 인해 일시적으로 수면이 방해받았을 때 적절한 방법이 될 수 있다. 이러한 상황에서 수면제는 단기 불면증이 만성 불면증으로 악화되는 것을 방지하는 데 도움이 되기도 한다.

불면증 환자의 경우 약장에 '소량'의 수면제를 보관하는 것이 도움이 될 수 있다고 말하는 수면 전문가도 있다. 언제든 수면제를 복용할 수 있다고 생각하면 마음이 안정되고 불면증에 대한 두려움을 최소화할 수 있기 때문이다. 또 다른 전문가들은 만성의 중증 불면증 환자의 경우 단기적으로 수면제를 사용하는 것이 불안과 수면 방해라는 순환을 깨뜨리는 데 적절할 수 있다고 주장한다.

하지만 어떠한 상황에서든, 수면제에 의존하기 전에 불면증을 유발하는 생각과 행동을 바꾸도록 노력해야 한다. 수면제를 복용하다 보면 약의 사용과 관련해 통제력을 잃으며, 그 결과 수면제에 의존하게 될 위험도 있다. 많은 수면 전문가가 수면제를 아예 사용하지 말 것을 권고하고, 미국국립보건원이 불면증 치료는 반드시 행동 방법을 사용하는 데서부터 시작해야 한다고 공표한 것은 바로 이러한 이유에서다.

잠을 자지 못해 수면제를 복용하기로 결심했다면 다음 지침을 지켜 부작용과 의존증이 발생할 위험을 최소화하라.

수면제의 위험성을 줄이기 위한 지침

- 수면제와 더불어 이 책에서 설명하는 비약물적 방법을 사용하여 더 빠른 시일 내에 수면제를 줄일 수 있도록 하라.

- 약효가 있는 범위 안에서 최소량의 수면제를 복용하고 2주 또는 3주를 넘겨서 연속으로 사용하지 말라.

- 이틀 연속으로 잠을 못 잤을 때만 간헐적으로 사용하고, 연속해서 수면제를 복용하지 말라. 이렇게 하면 3일 간격이 형성되므로 일주일에 두 번 이상 수면제를 사용하지 않을 수 있다.

- 의사가 처방한 것보다 복용 횟수나 양을 늘리지 말라. 그리고 언제나 반감기가 짧은 수면제를 선택하도록 하라.

수면제, 영원히 끊을 수 있다

● ● ●

이제 수면제가 야기하는 중요한 문제가 무엇인지 이해했을 것이다. 처음 사람들은 일주일에 며칠 밤만 수면제를 복용한다. 그러나 결국에는 복용 빈도가 높아진다. 또한 수면제의 약효에 종종 내성이 발생하고, 끊으려 하면 불안이 증가하고 리바운드 불면증이 생겨 다시 복용하게 된다. 이러한 덫에 걸리면 오랜 세월 지속되는 만성 수면제 사용에 이르고, 심리적 의존성이 생기며 통제감을 상실하고 만다.

다행한 점은, 수면제를 복용 중이라도 수면제의 덫에서 빠져나올 방법을 배울 수 있다는 사실이다. 나는 수면제 복용을 줄이고 나아가 중단하기 위해 특별히 고안된 방법들을 개발하여 테스트를 거친 다음 불면증 치료 프로그램에 포함시켰다. 실제로 수면제를 복용하는 상태에서 이 프로그램을 시작한 내 환자의 90퍼센트가 프로그램이 끝날 무렵 수면제 사용을 줄이거나 완전히 중단했다. 더욱이 그들 다수는 이러한 방법을 사용하여 고작 몇 주 만에 수면제를 정복했다!

이러한 약물 사용 감소 방법이 성공하려면 두 가지 중요한 기본 요소가 지켜져야 한다. 첫 번째, 자기 페이스를 유지하는 것이다. 그래야 각자 자신이 편안한 속도로 수면제 복용을 줄여나갈 수 있다. 두 번째, 이러한 방법들을 사용하여 갑작스럽지 않게, 서서히 수면제를 줄여야 한다. 갑자기 수면제 복용을 줄이면 역효과가 나서 더욱 불안해지고 불면증이 악화될 수 있다. 정기적으로 수면제를 복용하는 사람은 갑자기 사용을 중지할 경우 금단 증상이나 리바운드 불면증을 경험할 수 있으므로 점차 복용을 줄이는 것이 이러한 위험을 최소화하는 길이다. 또한 주치의와 이 책의 복용 감소 지침에 대해 의논하는 것도 좋은 방법이다.

수면제의 덫에서 빠져나올 수 있는 방안들을 소개한다.

❶ 5~10장에 걸쳐 설명할 6주 과정 프로그램을 시작할 때, 지금부터 설명할 복용 감소법을 사용하기 시작하라. 이 프로그램을 성공적으로 완

수하고 나면 전처럼 자주 수면제가 필요하지 않게 될 것이다. (그러나 유달리 바쁘거나 스트레스가 많을 때 수면제 복용을 줄이는 일을 시작해서는 안 된다.) 친한 사람에게 이러한 방법들을 실행 중이라는 사실을 알려라. 주변 사람들이 지지해주면 프로그램을 수행하기가 쉬워질 것이다.

❷ 초기에는 수면제를 복용하는 밤들 가운데 하루를 택해서 복용량을 절반으로 줄여라. 주말 중의 하루처럼 부담이 적고 다음 날 업무로 인한 구속이 적어 낮 시간대에 대해 덜 걱정해도 되는 '쉬운 밤'을 선택하라.

❸ 금세 될 수도, 몇 주가 걸릴 수도 있지만 수면제 복용량을 줄여도 어느 정도 잠을 잘 잘 수 있는 날이 올 것이다. 이렇게 수면제 복용량을 줄이는 데 자신감이 붙으면 수면제를 복용하는 날들 가운데 이틀 밤의 수면제 양을 절반으로 줄여라. 이번에도 '쉬운' 밤을 선택하고 복용량을 줄이는 밤들 사이에 간격을 두어라. 이렇게 하면 복용량을 줄인 날 잠을 잘 자지 못한다 해도 이틀 밤 연속으로 수면을 방해받지는 않을 것이다.

❹ 수면제를 복용하는 모든 밤에 복용량을 절반으로 줄일 때까지 이러한 방식을 유지하라. 분명 언젠가는 이틀 이상 연속한 밤에 복용량을 절반으로 줄여야 할 때가 올 테지만, 그때쯤이면 약을 줄일 수 있다는 자신감이 엄청나게 높아져 있을 것이다. 무슨 수를 써서라도 원래 복용량으로 돌아가지 말라.

❺ 수면제를 복용하는 모든 밤에 복용량을 절반으로 줄이고 나면, 줄일 때와 같이 점진적인 방식으로 나머지 절반의 양을 복용 중단하는 과

정을 시작하라. 수면제를 완전히 끊을 때까지 일주일에 하룻밤, 다음엔 일주일에 이틀 밤을 수면제 없이 자는 것이다. 여러 가지 약을 복용하고 있다면 이 방법을 사용하여 먼저 한 가지 약의 복용을 중단한 다음 두 번째 약의 복용량을 줄이기 시작하라.

❻ 수면제를 다량, 또는 장기간 복용한 사람, 아니면 두 가지 이상의 수면제를 복용하고 있는 사람은 이러한 약물 감소 방법을 성공적으로 실행해 내기까지 더 많은 시간이 걸리는 것이 당연하다. 혼자 힘으로 해낼 수 없다면 행동 심리학자나 수면장애 센터의 도움을 받아야 할 수도 있다.

❼ 이러한 발전을 더욱 확실하게 하고 싶다면 그 과정을 4장의 〈60초 수면 일기〉와 5장의 〈주간 발전 노트〉에 기록하라.

❽ 마지막으로 공포증 및 공황장애에 대한 연구를 보면 불안을 야기하는 상황을 극복하는 유일한 방법은 이러한 상황을 피하지 말고 정면으로 마주하는 것이라는 사실을 알 수 있다. 즉, 수면제 복용량을 줄이는 일을 미룰수록 당신은 이 일에 대해 더 큰 불안감을 느낄 것이다.

이러한 수면제 감소 지침을 따른다면 내가 진료한 수많은 환자가 그러했듯 당신도 수면제에 대한 의존성을 극복할 수 있다. 산드라도 그러했다.

산드라는 평생 잠을 푹 자본 적이 없었다. 그녀의 어머니는 아기일 때도 산드라는 혼자서 잠드는 법이 없었다고 회상했다. 성인이 되었을 무렵 산드라는 정기적·만성적인 불면증에 시달렸으며 밤마다 몇 시간이고 잠들지 못하고 누워서 시간을 보냈다.

산드라는 첫 번째 출산으로 아들을 낳았는데, 아기가 밤에 자주 깼다. 그에 따라 불면증은 더욱 악화되었다. 몇 달 뒤, 아들이 드디어 밤에 잠을 자기 시작했지만 산드라는 여전히 반복해서 잠에서 깨서 몇 시간이고 다시 잠들지 못했다.

산드라와 남편은 함께 사업을 시작했고 산드라는 잠을 제대로 자지 못해서 업무 수행이 심각하게 지장을 받는다고 생각했다. 결국 그녀는 주치의에게 수면제를 처방해달라고 했다. 가끔 한 번씩, 정말 필요할 때만 복용할 거라는 산드라의 약속을 믿고 의사는 아티반을 처방해 주었다.

처음에 그녀는 아티반을 일주일에 1번만 복용했다. 하지만 약을 먹은 밤에 7시간 정도 잘 수 있게 되자 빈도수가 늘었다. 6개월도 채 되지 않아 그녀는 일주일에 5일 밤, 아티반을 복용했다. 산드라는 오전 시간대에 정신이 멍하고 우울하며 두통에 시달리는 등 부작용에 시달렸지만 밤에 잠을 잘 수 있는 유일한 방법은 수면제뿐이라고 생각하게 되었다.

불행히도, 흔히 그러하듯 산드라는 아티반에 내성이 생기고야 말았다. 어떤 날은 6시간을 잘 수 있었지만 어떤 날은 3시간밖에 자지 못했다. 산드라는 아티반 복용을 중단하면 불면증이 심해질 것이 두려워 약을 끊을 수 없었다.

일주일에 5일 밤 아티반을 복용한 지 5년이 지난 뒤, 산드라는 수면제 복용을 중단해야 한다는 사실을 절실하게 깨닫고 나를 찾기로 마음을 먹었다. 왜 그제야 그런 결심을 한 것일까? 산드라와 남편은 둘째를 원했는데, 임신 기간 중 수면제를 복용하면 태아에게 위험하다는 사실을 알았기 때문이다.

필자의 불면증 프로그램을 시작하며 산드라는 수면제 복용량을 줄이는 지침을 실행했다. 첫 주 동안 그녀는 아티반 복용량을 절반으로 줄였다. 그리고 두 번째 주에는 아티반을 3일만 복용했다. 4주 차가 되었을 때는 일주일에 2회 복용했고, 5주 차에는 수면제를 복용하지 않고 일주일을 버텼다. 5년여 만에 처음 있는 일이었다!

일주일 뒤, 산드라는 수면제 사용을 완전히 중단했고 정말 오랜만에 최고의 수면을 취하고 있다는 사실에 스스로 놀랐다. 한 달도 되지 않아 그녀는 하룻밤에 8시간 수면을 취했고 잠을 잘 잘 수 있다는 자신감도 생기고 긴장감도 줄었다. 그녀는 자신이 그렇게 쉽게 수면제를 끊을 수 있었다는 데 놀라워했고, 일터에서 더욱 에너지 넘치고 생산성이 높아진 느낌을 받았으며, 자존감도 고양되었다. 무엇보다 가장 큰 성과는 산드라 부부가 성공적으로 둘째 아이를 임신했다는 것이다. 아이가 태어난 것은 산드라가 프로그램을 끝마치고 1년이 지난 뒤였다.

당신도 이러한 방법을 이용하여 수면제를 정복하고 수면제의 덫에서 빠져나올 수 있다. 또한 보다 기초적이고 강력한 무언가를 성취할 텐데, 바로 스스로 생각과 행동을 바꿀 힘이 자신에게 있다는 사실을 증명하는 일이다. 이 힘은 당신의 자존감을 높여줄 것이다. 그리고 당신은 새로운 시각에서 자신을 바라볼 수 있을 것이다. 당신은 자신의 몸과 건강에 대해 훨씬 강력한 통제력을 가질 수 있다는 사실을 알게 됨으로써 스스로의 삶에 대해 더 많은 권한을 부여하게 될 것이다. 즉, 수면제를 물리치는 일은 내 삶의 지휘권을 찾는 데 촉매제 역할을 할 수 있다.

4장 불면 정복 2단계, 자가 진단하기

60초 수면 일기로
나의 수면패턴 파악하기

이번 장에서는 자신의 불면증을 직접 평가하여 잠에 대한 통제감을 배양할 것이다. 이 평가는 내가 환자들이 실행하는 것과 똑같은 것이며 불면증 퇴치법을 배우는 데 매우 중요한 역할을 한다. 자신의 현재 수면 패턴을 평가하고, 불면증을 유발하는 특정한 생각과 행동을 규명하며, 불면증의 원인이 어디에 있는지를 판단하는 데 도움을 줄 것이기 때문이다.

불면증 자가진단을 실행함으로써 당신은 불면증을 유발하는 생각과 행동을 더욱 잘 인지하고 이해하게 될 것이다. 이는 자신의 잠에 대한 통제감을 키우는 데 큰 도움을 줄 것이고, 그 결과 수면이 향상될 것이다.

하루에 60초, 수면 일기를 써라

● ● ●

불면증 자가진단을 실행하는 첫 단계는 자신의 현재 수면 패턴, 즉 기초 수면 패턴baseline sleep pattern을 정확하게 확립하는 것이다.

먼저 다음 페이지에 있는 수면 일기를 7일 연속으로 오전마다 모두 기입한다. 나는 이를 〈60초 수면 일기〉라고 부르는데, 매일 아침 잠자리에서 일어나자마자 모든 항목을 표시하는 데 1분, 즉 60초면 충분하기 때문이다. 이 책에 실린 〈60초 수면 일기〉74페이지를 잠시 훑어보라. 내 환자들이 사용하는 것과 같은 것이다.

〈60초 수면 일기〉는 매 순간 시간을 확인하라고 만든 것이 아니라는 사실을 명심하라. 잠이 들기까지 얼마나 오래 걸리는지, 또는 밤중에 얼마나 오래 깨어 있는지를 지나치게 신경 쓰다 보면 잠에 대해 더 큰 불안을 느낄 수 있다. 바로 이 때문에 잠이 들기 전 30분 이내, 또는 밤중에 깨어 있는 시간의 길이만을 측정해야 한다.

7일 연속으로 오전에 〈60초 수면 일기〉를 완성하고 나면 자신의 기초 수면 패턴을 규정할 준비를 마치게 된다. 일곱 개의 수면 일기를 사용하여 〈나의 수면 패턴 파악하기〉76페이지에 답하라.

이 질문에 대한 답들은 당신의 기초 수면 패턴을 보여준다. 그리고 기초 수면 패턴은 이 프로그램을 실행하는 동안 당신의 수면이 향상되는지를 모니터할 수 있는 객관적 기준점이 될 것이다. 그러므로 향후 기준으로 삼

60초 수면 일기

밤 _____   날짜 _____

1 지난밤, 당신은 몇 시에 잠자리에 들었는가? (　　　　　)

     불을 끈 것은 몇 시였는가? (　　　　　)

2 잠이 들 때까지 걸린 시간은 대략 얼마나 되는가? (　　　　　)

3 밤중에 대략 몇 번이나 잠에서 깼는가? (　　　　　)

4 한 번 깰 때마다 얼마나 오래 깨어 있었는가?

     첫 번째 깼을 때 (　　　　　)　　 두 번째 깼을 때 (　　　　　)

     세 번째 깼을 때 (　　　　　)　　 네 번째 깼을 때 (　　　　　)

5 오늘 아침, 최종적으로 깬 시각은 몇 시인가? (　　　　　)

     잠자리에서 나온 것은 몇 시인가? (　　　　　)

6 간밤에 대략 몇 시간을 잤는가? (　　　　　)

7 지난밤에 잠에 할당한 시간불을 끈 시각부터 잠자리에서 나온 시각 사이의 시간

     은 몇 시간인가? (　　　　　)

8 지난밤 수면의 질을 평가하라. (　　　)

     1　　　　　2　　　　　3　　　　　4　　　　　5

     매우 높음　　　　　　　　　　　　　　　　　매우 낮음

9 복용한 수면제는 무엇인가? (　　　　　)

60초 수면 일기 쓰는 법

- 아침에 일어나자마자 작성하므로 '밤'은 전날 밤을 의미한다. 즉, 월요일 오전에는 '일요일', 금요일 오전에 작성할 때는 '목요일'이라고 적는 식이다.

- 7번 질문에는 이렇게 답하라 : 잠을 자기 위해 불을 끈 시각(1번 질문)과 잠자리에서 빠져나온 시각(5번 질문) 사이에 경과한 시간을 측정하여 잠에 할당한 시간을 기록한다. 예를 들어 밤 11시에 불을 끄고 다음 날 오전 7시에 잠자리에서 일어났다면 수면에 8시간을 할당한 것이다.

- 9번 질문에는 이렇게 답하라 : 잠자리에 들기 전, 또는 밤중에 복용한 처방 수면제나 일반의약품 수면제의 양과 횟수를 기록하라.

기 위해 자신의 기초 수면 패턴 기록을 보관해야 한다.

자신의 기초 수면 패턴을 객관적으로 평가해야 하는 이유가 한 가지 더 있다. 실제로 자신이 생각하는 것보다 더 나은 수면을 취하고 있다는 사실을 깨달을지 모른다!

기초 수면 패턴을 확실히 하고 나면 5장부터 설명할 6주짜리 프로그램이 끝날 때까지 매일 아침 〈60초 수면 일기〉를 작성해야 한다. 프로그램을 마칠 때까지 일기의 모든 항목을 기입해야 자신의 수면이 향상되는 것을 추적하고 앞으로 설명할 다양한 방법을 사용하는 데 도움을 받을 수 있다.

- 밤에 잠을 이루기 어려운 날이 일주일에 며칠인가? (   )
  이런 밤, 잠들 때까지 평균적으로 얼마나 시간이 걸리는가? (   )

- 자다가 깨서 다시 잠들기 어려운 날이 일주일에 며칠인가? (   )
  이런 밤에는 대체로 몇 번이나 깨는가? (   )
  이렇게 깨서 다시 잠들지 못하고 누워 있는 시간을 모두 합하면 평균
  얼마인가? (   )

- 잠에서 깨서 일어나야 할 시각까지 다시 잠들지 못하는 날이 일주일에
  며칠이나 되는가? (   )

- 불면증이 있는 날, 밤에 평균 몇 시간 수면을 취하는가? (   )

- 불면증이 없는 날, 밤에 평균 몇 시간 수면을 취하는가? (   )

- 밤에 잠을 잘 자는 날이 일주일에 며칠인가? (   )

- 수면제를 복용하는 날이 일주일에 며칠인가? (   )
  이런 날 평균 몇 알의 수면제를 복용하는가? (   )
  전형적인 복용량은 얼마인가? (   )

- 자신의 수면의 질을 평균적으로 평가한다면 얼마인가?

1	2	3	4	5
매우 높음				매우 낮음

잠들기 전 습관적인 행동들에 숨어 있는 비밀을 찾아라

• • •

기초 수면 패턴이 확실하게 결정되면 수면을 방해하고 있는 요소들을 파악할 준비가 된 것이다. 먼저 **수면 스케줄 행동**sleep-scheduling behavior을 알아보자.

언제 침대로 가는지, 침대에서 얼마나 많은 시간을 보내는지, 언제 침대에서 나오는지, 그리고 낮잠을 자는지의 여부 등이 수면 스케줄 행동에 포함된다. 불면증을 해결하려 애쓰다 보면 다양한 수면 스케줄 행동을 취하게 되지만 이는 오히려 수면을 방해한다.

조너선이 바로 그런 불면증 환자였다.

그는 주말이면 일찍 잠자리에 들어서 늦잠을 자는 것이 주중에 부족했던 잠을 보충하고 불면증에 대처하는 최고의 방법이라고 생각했다. 또한 하루 평균 5시간밖에 수면을 취하지 못했지만 8시간을 침대에 누워 있는 것이 일상이었다. 조너선은 일주일에 이틀 재택근무를 했으므로 부족한 잠을 메우기 위해 이런 날이면 길게 낮잠을 잤다.

이런 전략을 사용하면 단기적으로는 불면증을 해결하는 데 도움이 될지 모른다. 그러나 장기적인 관점에서 이러한 수면 스케줄 행동들은 불면증을 악화시킨다. 체온 리듬을 변화시키고 뇌의 수면 시스템을 약하게 만드는 결과를 낳기 때문이다. 불행히도 조너선은 그 사실을 깨닫지 못했다.

자신의 수면 스케줄 행동을 평가하기 위해 수면 일기를 참고 삼아 아래의 〈나의 수면 스케줄 행동 파악하기〉에 답하라.

이렇듯 잘못 적응된 수면 스케줄 행동이 어떻게 불면증을 유발하는지, 이러한 행동을 바꿈으로써 어떻게 수면을 향상시킬지는 나중에 상세하게 다룰 것이다.

침실이 당신에게는 각성 장소일지 모른다　메리는 침실에서 TV 시청을 모두

나의 수면 스케줄 행동 파악하기

- 대체로 몇 시에 잠자리에 드는가? (　　　　　)

- 몇 시에 잠자리를 빠져나오는가? (　　　　)

- 실제로 잠을 자는 시간보다 침대에서 보내는 시간이 더 많은가?
  예　　　　아니오
  '예'라고 대답했다면, 그 시간은 얼마나 많은가? (　　　　)

- 일어나는 시간이 불규칙하거나 주중에 비해 주말에 늦게 일어나는가?
  예　　　　아니오

- 낮잠을 자는가?　　예　　　　아니오
  '예'라고 대답했다면, 일주일에 몇 번, 얼마나 오래 자는가? (　　　　)

마쳤다. 또한 학생들의 답안지 채점도 마쳤고 침대에 누운 채 오랜 시간 전화통화를 했다. 잠자리에 들기 전, 메리와 남편은 종종 감정 소모가 많은 주제를 논의했다. 잠을 잘 수 없을 때면 메리는 더 노력하면 언젠간 잘 수 있을 거라고 생각하며 침대에 마냥 누워 있었다.

많은 불면증 환자가 생각하는 것과 반대로 이러한 행동은 잠을 자는 데 도움이 되지 않는다. 오히려 수면을 방해하고 불면증을 악화시킨다. 취침 시각, 침실, 그리고 침대가 느긋함이나 졸음, 잠이 아니라 각성을 알리는 신호로 학습되기 때문이다. 만약 아래 사항에 해당한다면, 당신에게 침실은 은연중 이미 각성의 장소가 되어 있는 것이다. 만약 당신과 비슷한 부분이 있다면 네모 칸에 체크해보자!

☐ 침실을 업무, TV 시청, 또는 전화통화용으로 사용한다.

☐ (졸려서 침대에 눕는 것이 아니라) 배우자나 동거인이 잠자리에 들기 때문에 혹은 10~11시 뉴스가 끝났기 때문에 잠자리에 든다.

☐ 잠이 오지 않을 때면 몸을 뒤척이며 억지로 잠을 청한다.

☐ 침대가 아닌 다른 장소(이를테면 거실 소파 같은 곳)에서는 쉽게 잠든다.

☐ 잠자리에 들기 전에 컴퓨터나 스마트폰을 하거나, 가계부를 쓰거나, 배우자나 동거인과 집안일이나 감정적 문제에 관해 이야기를 나누곤 한다.

당신 또한 불면증에 일조하는, 위와 유사한 행동들을 하고 있지는 않은가? 이렇듯 수면과 상반되는 행동들을 바꿈으로써 수면을 향상시키는 입증된 방법에 대해서는 나중에 살펴볼 것이다.

자신의 잠에 대해 어떻게 생각하는가?　이제 자신이 잠에 대해 생각하는 방식이 불면증을 악화시키고 있지는 않은지 평가해볼 차례. 해당되는 것에 체크해보자!

☐ 불면증에 대해 불안한 마음을 갖고 있으며, 때론 두려움까지 든다.

☐ 잠을 잘 자지 못하면 다음 날 낮에 제대로 생활할 수 없을 것 같다.

☐ 일상생활을 효율적으로 잘 해내기 위해서는 반드시 8시간을 자야 한다고 생각한다.

☐ 내가 낮 시간 동안 생활을 제대로 하지 못하는 것은 불면증 탓이 크다.

잠에 대해 스트레스를 주는 부정적인 생각을 하면 불면증이 악화될 뿐이다. 앞으로 당신은 이렇듯 왜곡되고 부정적인 생각을 인지·해결하고 수면에 대해 더욱 긍정적이고 정확한 생각으로 대체하는 법을 배울 것이다. 이렇듯 긍정적인 생각을 하면 잠에 대해 느긋한 마음을 갖고 수면을 개선할 수 있다.

잘 잠들기 위한 조건을 갖추고 있는가

• • •

이번 섹션에서는 수면에 영향을 미치는 생활 방식 행동을 파악하고 수면 환경이 수면을 유도하는지 아니면 방해하는지 판가름할 것이다.

먼저, 당신은 걷거나 달리기 등 유산소운동을 정기적으로 하는가? 아니면 정적인 생활 방식을 지니고 있는가? 정기적인 운동과 신체 활동은 체온이 하루 동안 오르내리는 리듬을 만들어내 수면을 향상시키는 반면 신체 활동이 부족하면 체온 리듬의 변화 폭이 줄어들어 불면증이 발생할 수 있다. 운동은 기분을 좋게 하므로 더욱 건강한 수면을 취하는 데 도움이 될 수 있다.

데이비드는 밤 중에 일상적으로 2~3번 잠에서 깨는 문제 때문에 내 프로그램에 참여했다. 운동을 시작하려고 생각은 계속 해왔지만 막상 실행은 하지 않고 있다가, 운동이 수면에 이로운 영향을 미친다는 사실을 알고 나서야 조깅을 시작했다. 일주일도 지나지 않아 데이비드는 자신이 더 깊이 잠을 자고 중간에 깼을 때도 금세 다시 잠이 든다는 사실을 알아차렸다. 그리고 채 한 달이 되지 않아 데이비드의 수면 질은 놀라울 정도로 향상되었다.

우리는 앞으로 운동이 수면에 미치는 긍정적인 영향에 대해 살펴볼 것이다. 또 다양한 종류의 운동과 어떻게 운동 프로그램을 시작하는지, 정서와 건강에 운동이 미치는 이로운 영향은 무엇인지 대해서도 알아볼 것이다.

또 다른 요소도 고려해보자. 당신은 햇빛에 주기적으로 노출되는가? 햇빛이 수면과 관련해서 중요한 타이밍 메커니즘이라는 사실을 생각해보라. 또한 빛은 기분을 개선하고 에너지를 북돋우는 데 중요한 역할을 한다. 실내에서 근무하는 경우, 햇빛에 대한 노출이 적은 이유로 불면증이 악화되고 있을 수도 있다. 이제 우리는 빛이 수면과 감정, 그리고 건강에 미치는 이로운 영향을 살펴볼 것이다. 또한 햇빛이나 브라이트라이트, 즉 인공조사장치에 노출되는 양을 늘려 수면 리듬을 건강하게 만드는 방법들도 검토할 것이다.

당신은 늦은 오후나 이른 저녁 카페인이 함유된 음료를 마시는가? 하루에 2잔 이상 카페인이 함유된 음료를 마시는가? 카페인은 각성제이며 금단증상이 있고, 이 때문에 수면을 방해하기도 한다.

리는 잘 시간에 정신이 또렷할 때가 많고, 잠이 들기까지 대체로 한 시간 이상이 걸린다. 내가 카페인 음료 섭취에 대해 묻자 리는 오후에 일상적으로 커피나 콜라를 마시고 잠자리에 들기 전에 초콜릿을 먹는다고 답했다. 그는 커피, 콜라, 초콜릿에 함유된 카페인이 어쩌면 잠이 들기 더 어렵게 만들고 있을지 모른다는 사실을 알지 못했다.

앞으로 우리는 카페인을 함유한 음료·식품·약물이 수면에 미치는 영향과 이러한 영향을 최소화하는 방법을 배울 것이다. 그에 앞서 당신의 상태를 점검해보자. 저녁에 알코올이 함유된 음료는 어떠한가? 얼마나 많이, 자주 마시는가? 알코올을 섭취하면 더 쉽게 잠들 수 있을지 몰라도 깊은 수면을 줄여 밤 중에 깨게 만들 수도 있다. 또한 알코올을 남용하고 있다면 수면에 장기적인 장애를 일으키고 있을 수 있다.

알코올을 남용하고 있는지는 다음 항목에 체크해보면 알 수 있다.

☐ 술을 줄여야겠다는 생각이 든 적이 있다.

☐ 다른 사람이 나의 음주를 비판해서 화가 난 적이 있다.

☐ 술을 마시는 것에 대해 언짢거나 죄책감을 느낀 적이 있다.

☐ 마음을 진정시키거나 숙취를 없애기 위해 아침에 일어나자마자 술을 마신 적이 있다.

위의 항목 가운데 하나라도 체크했다면 당신은 알코올을 남용하고 있을 가능성이 있으므로 전문가로부터 평가와 치료받는 일을 고려해보라.

수면을 방해하는 또 다른 생활 방식 행동으로는 흡연이 있다. 잘 시간이 거의 다 되어서, 또는 밤에 자다가 깼을 때 담배를 피우면 니코틴이 지닌 각성제 역할과 금단현상 때문에 깨어 있는 상태를 유지할 수 있다. 비흡연자에 비해 흡연자에게서 수면장애가 더 자주 발생하고, 흡연자가 담배를 끊으면 주로 수면이 향상된다.

마지막으로 잠을 자는 주변 환경, 즉 수면 환경을 평가할 차례다.

□ 가족이나 이웃, 교통 등으로 인한 소음으로 자주 수면에 방해를 받는다.
□ 밤이면 침실의 온도가 춥게 / 덥게 느껴진다.
□ 침실에 빛이 많이 새어 들어온다.
□ 침대가 편안하게 느껴지지 않거나, (배우자나 동거인이 있는 경우) 두 사람이 함께 잘 만큼 크지 않다.

과도한 소음과 빛은 수면을 방해할 수 있다. 또한 너무 덥거나 추운 침실, 불편한 침대는 물론 너무 작은 침대에서 다른 누군가와 함께 자는 일도 수면을 방해한다. 7장에서는 이상적인 수면 환경을 만드는 방법을 살펴볼 것이다.

스트레스가 밤 잠을 망친다

• • •

앤드류는 오늘도 스트레스로 가득한 하루를 보냈다. 그 시작은 셔츠 칼라의 단추가 떨어진 것이었다. 그리고 출근길에는 도로 지하에 묻힌 상수도관이 파열되어 교통이 마비되다시피 했고 결국 지각을 했다. 직장에 도착한 그는 이번 연도에는 생계비 인상액을 받지 못할 것임을 알리는 이메일을 받았다. 점심시간에는 소비자신용조합을 방문했는데 컴퓨터가 고장 나서 사람들이 문 밖까지 줄을 선 상태였다.

퇴근해서 집으로 돌아온 앤드류가 마주한 것은 투덕거리며 싸우는 아이들이었다. 그리고 아내는 세탁물을 찾아오는 것을 깜빡했다며 앤드류에게 화가 나 있었다. 정원의 잔디도 깎아야 하고 변기는 막혀 있었다.

잠자리에 들 때가 되자 앤드류의 머릿속은 온갖 생각으로 가득 찼고 두통이 찾아왔다. 그가 잠들기까지 몇 시간이나 걸린 것은 너무나 당연한 일이었다.

앤드류의 이야기에서 볼 수 있듯이 우리는 직장, 가정, 사생활에서 다양한 스트레스 요인과 마주친다. 매일의 스트레스에 잘 대처하는 사람도 있지만 부정적인 감정과 신체적 반응으로 인해 수면, 건강, 안녕을 방해받는 사람도 있다.

스트레스와 불면증은 떼려야 뗄 수 없는 관계에 있다. 불면증은 종종 상실이나 이혼 등 스트레스를 받는 사건에 대한 반응으로 시작된다. 불면증은 일상의 스트레스가 과도하다는 사실을 가장 처음 알려주는 경고 신호 가운데 하나다. 또한 만성 불면증 환자 다수는 스트레스를 많이 받은 날 잠자기 더 힘들어한다.

다음 두 가지 〈스트레스 목록〉을 기입하여 현재 자신의 스트레스 수치를 평가하라. 내 환자들이 사용하는 것과 같은 목록들이다.

일상적 스트레스의 각 항목에 대해 자신이 인지하는 스트레스에 해당하는 숫자에 동그라미를 쳐라. 스트레스가 없는 경우가 1, 스트레스 수치가 최고인 경우가 10이다.

직장	1	2	3	4	5	6	7	8	9	10
가족	1	2	3	4	5	6	7	8	9	10
인간관계 / 사교	1	2	3	4	5	6	7	8	9	10
재정 상황	1	2	3	4	5	6	7	8	9	10
건강 상태	1	2	3	4	5	6	7	8	9	10
주거 환경	1	2	3	4	5	6	7	8	9	10
이웃	1	2	3	4	5	6	7	8	9	10

〈스트레스 목록 1〉에서 2개 이상의 항목의 점수가 8 이상이고, 〈스트레스 목록 2〉에서 2개 이상의 위험신호에 체크했다면 당신은 일상에서 높은 수준의 스트레스를 경험하고 있을 것이다.

이 책에서 다룰 스트레스 관리 방법들은 당신에게 매일 몸과 마음의 긴장을 완화하여 과도한 스트레스를 관리하는 법을 가르쳐줄 것이다. 또한 당신은 스트레스를 가하는 부정적인 생각을 인지하고 바꿈으로써, 그리고

스트레스 목록 2

다음은 일반적인 스트레스 위험신호를 알아보는 체크리스트다. 일주일 단위로 자신이 경험하는 항목을 체크하라.

☐ 좌절감이나 분노를 느낀다.

☐ 심장이 빠르게 뛰거나 두근거린다.

☐ 안절부절못한다.

☐ 호흡이 얕거나 불규칙해진다.

☐ 궁지에 몰린 느낌을 받는다.

☐ 초조함을 느낀다.

☐ 두통이 있다.

☐ 목이나 어깨가 뻣뻣하다.

☐ 위가 아프거나 속이 더부룩하거나 소화불량, 설사 혹은 변비에 걸린다.

☐ 손이 차거나 손바닥에 땀이 많이 난다.

☐ 소변을 자주 본다.

스트레스를 감소시키는 태도와 생각을 계발함으로써 스트레스를 관리하는 법을 배울 것이다. 스트레스에 대해 더 확실한 통제력을 얻으면 더 잘 잘 수 있게 되며, 마음 상태와 건강 역시 개선될 것이다.

정확한 진단을 위한 마지막 점검 사항

• • •

만성 불면증은 대부분 생각과 행동이 가장 중요한 역할을 한다. 그런 만큼 이 책의 중점적인 주제 가운데 하나도 바로 생각과 행동이다. 하지만 신체 및 정신 건강상의 문제, 특정한 기저 수면장애, 그리고 다양한 약물 역시 수면 방해를 야기하고 심지어 일부 만성 불면증에서 일차적인 역할을 하기도 한다. 그러므로 이러한 요소들이 자신의 수면에 영향을 미치고 있는지를 판단해야 불면증을 자가 평가할 수 있다.

명심할 것은 지금부터 소개할 요인들이 당신의 불면증에 영향을 미친다 해도 가장 중대한 요인은 여전히 생각과 행동이라는 사실이다. 만약 질병이나 약물 등의 문제로 수면을 방해하고 있다면 치료와 병행하여 이 책의 방법을 사용해야 한다.

수면에 영향을 줄 수 있는 의학적 문제 수면을 방해할 수 있는 의학적 문제는 매우 다양하다. 관절염으로 인한 통증처럼 나쁜 수면을 만드는 의학적 원인이 명확할 때도 있다. 하지만 갑상선 기능 항진증처럼 의학적 문제가 수면에 미치는 악영향이 분명하지 않을 때도 있다.

다음 페이지의 목록은 수면을 저해할 수 있는 일반적인 의학적 문제 가운데 일부이다. 이 가운데 한 가지라도 해당 사항이 있다고 의심되거나 의사의 진료를 받은 지 오래되었다면 건강검진을 통해 그 어떤 것이라도 수

수면에 영향을 미칠 수 있는 의학적 문제들

- 협심증 : 심장에 산소 공급이 충분하지 않아 통증을 유발하고, 그 결과 수면을 저해하는 질병
- 천식, 기관지염, 폐기종 : 호흡을 방해하여 수면을 저해하는 질병
- 알레르기, 울혈, 기침
- 소화불량, 역류, 궤양 : 속 쓰림이나 역류를 유발하여 수면을 방해하는 소화계 질병. 이러한 질병들은 식습관을 바꾸고 약물을 복용하여 치료할 수 있다.
- 잦은 배뇨 같은 방광 질환
- 관절염 및 만성 통증 증후군
- 두통
- 뇌전증 : 뇌에서 비정상적인 전기 활동을 일으키는 질병으로 수면을 저해할 수 있다.
- 갑상선 기능 항진증 : 갑상선의 과도한 활동 때문에 발생하는 질병
- 신장 질환
- 당뇨 및 저혈당증
- 치매, 또는 알츠하이머병 : 두 가지 모두 야간의 초조함, 정신착란, 불면증을 유발할 수 있다.

면에 영향을 미치고 있는 것은 아닌지 철저하게 평가하라.

여성에 한정되는 의학적 상태 임신 8개월인 패티는 잠자리에 드는 것이 달 갑지 않았다. 잠들기 어려웠기 때문이다. 몸이 불편한 데다 종종 출산에 대해 스트레스를 느끼는 것도 원인이 되었다. 어렵게 잠이 든 뒤에도 패티 는 밤에 계속해서 잠에서 깼다. 열감을 느끼거나 태아 때문에 방광에 압 박이 가해져서였다. 아침에 기상한 뒤에도 패티는 피로감을 느꼈다. 카페 인이 태아에게 좋지 않다고 생각했지만 그녀는 오전에 정신을 차리려고 커 피를 한 잔 마셨다.

임신 중에는 불면증이 흔하며, 패티처럼 임신 말기에 반복해서 불면증이 나타날 수도 있다. 하지만 이러한 불면증도 앞으로 소개할 방법들을 사용 하면 대처할 수 있다. 이러한 방법들은 임신기의 단기 불면증이 만성 불면 증으로 악화되는 것을 막아줄 것이다.

여성의 수면을 저해하는 의학적 상태 가운데는 폐경도 있다. 폐경기가 되면 호르몬에 변화가 생기는데, 이것이 수면장애의 한 가지 원인일 수 있 다. 그밖에도 폐경기에는 열감을 느끼며, 이로 말미암아 체온이 오르는 느 낌을 받고 야간에 땀을 흘려 수면에 방해를 받는다. 많은 여성이 폐경기에 감정적 변화와 우울감을 경험하며, 이는 불면증을 야기하기도 한다.

월경전 증후군은 수면을 저해할 수 있는 또 다른 질병이다. 어떤 경우 월 경이 시작되는 것과 동시에, 이 시기 발생하는 부정적인 감정과 함께 수면 장애가 일어난다. 많은 여성 환자가 이 프로그램의 방법들이 월경전 증후 군과 관련한 수면장애를 최소화하는 데 효과적이라는 사실을 발견했다.

처방약과 일반의약품 너무나도 많은 종류의 처방약과 일반의약품이 자극이나 금단증상을 유발하여 수면을 저해할 수 있다. 또한 약물은 깊은 수면과 꿈 수면을 억제하여 수면의 질을 떨어뜨릴 수도 있다.

처방 약물을 복용하는 사람은 그 약이 수면을 교란하고 있지는 않은지 상의하고 만일 그렇다면 복용량을 조절하거나 수면에 악영향을 미치지 않을 유사한 약물로 대체하는 것이 가능한지 상의하라. 어떤 경우 단순히 일찍 약을 복용하는 것만으로도 수면장애를 제거할 수 있다. 일반의약품을 복용하는 사람은 라벨을 꼼꼼히 읽어보고, 확신이 서지 않는다면 약사에게 해당 약에 수면을 방해하는 원료가 함유되었는지 물어보라.

아래는 수면을 저해할 수 있는 일반적인 처방약과 일반의약품 유형의 목록이다.

아나신, 엑세드린 같이 카페인을 함유한 진통제 / 처방 다이어트 약 / 스테로이드 / 베타차단제(교감신경의 베타수용체를 차단해 심근 수축력과 심장 박동수를 감소시키는 약물 –역주) / 그밖에 고혈압 치료에 사용되는 일부 약물 / 각성제를 함유한 코막힘 완화제 / 각성효과를 지닌 천식약 / 갑상선 호르몬제 / 일부 항우울제 / 파킨슨병 약

우울증 주우울증major depression이라 불리는 심각한 우울증은 유전적 요인, 외로움, 사회적 지지의 부족, 알코올이나 약물 사용, 부정적인 삶의 사건, 부정적인 생각 등 다양한 요소에 의해 유발된다.

불면증, 특히 수면 유지장애형 불면증과 새벽에 깨는 유형의 불면증은 주우울증의 대표적인 증상이다. 반면 과면증hypersomnias, 즉 과도한 수면 증세를 보이는 우울증 환자도 있다. 그밖에도 우울증 환자들은 다양한 수면 장애를 보이며, 여기에는 깊은 수면의 감소, 얕은 잠의 증가, 과도한 렘수면 등이 포함된다.

우울증과 관련한 또 다른 의학적 이상은 체온 리듬의 변화가 줄어든다는 것이다. 즉, 우울증 환자의 경우 우울증을 앓지 않는 사람과 달리 하루 동안 체온이 많이 올라가고 내려가지 않는다. 불면증 환자도 이와 같은 체온 리듬 문제를 보인다. 우울증 환자에게서 나타나는 이러한 불규칙한 체온 리듬은 피로감이 증가하고 우울증에 수반되는 신체 활동의 감소의 결과일 수 있다. 또한 궁극적으로 불면증과 우울감을 악화시킬 수 있다.

자신이 주우울증을 앓고 있는지를 판단하는 방법이 있다. 최근 다음 증상 가운데 2주 이상 거의 경험한 것이 매일 있는지 생각해보라.

❶ 슬픔, 우울함, 절망, 초조함, 그리고 기분이 가라앉고 의기소침한 상태 등 상당히 두드러지는 우울한 감정이 지속되었다.

❷ 평소 활동과 오락거리에 흥미나 기쁨을 완전히, 또는 거의 잃었다.

❸ 식욕이 없거나 다이어트 중이 아닌데도 체중이 많이 줄었다. 반대로 식욕이 더욱 왕성해지고 체중이 확연히 늘었다.

❹ 불면증을 앓았다.

❺ 다른 사람이 알아차릴 정도로 안절부절못하거나 무기력했다.

❻ 성생활에 관심이 없다.

❼ 피곤하거나 에너지가 없다.

❽ 모든 것이 의미 없는 것 같은 허무한 감정이나 죄책감을 느꼈다.

❾ 생각하는 능력이나 집중력이 떨어졌다.

❿ 죽음이나 자살에 대해 생각한 적이 있다.

❶과 ❷번 증상 가운데 1가지, 그리고 ❸~❿번 증상 가운데 4가지 이상 해당되는 사람은 주우울증일 가능성이 있으므로 전문가의 도움을 구해야 한다.

한편, 주우울증의 증상 전부가 아니라 일부만 겪고 있다면 경증 우울증을 앓고 있는 것이다. 때로는 만성 불면증이 경증 우울증의 원인이 되기도 하므로, 이 책의 숙면법을 사용하면 경증 우울증 치료에도 도움이 된다.

불안증　불안증은 수면을 저해하는 또 하나의 만연한 정신질환으로, 스트레스와는 근본적으로 다르다. 스트레스가 식별 가능한 외부적 요인이나 사건에 대한 반응인 반면 불안증은 식별할 수 있는 사건이나 촉진제가 존재하지 않는 상태에서 발생한다.

불안함이 너무 커지고 필요하지 않은 상황에 작용하여 일상까지 간섭을 받기도 하는데, 이를 범불안장애generalized anxiety disorder, GAD라고 부른다. 범

불안장애의 특징은 지속적이고 과도하며 비현실적이고 통제할 수 없는 걱정을 하는 것으로 이 때문에 환자는 끊임없이 초조함을 느낀다. 범불안장애 환자는 언제나 초조함에 시달리고 무언가에 집중하기 어려우며 수면장애를 겪을 가능성이 높다. 범불안장애의 전형적인 증상은 다음과 같다.

> 떨림, 안절부절못함, 미세한 떨림, 잘 놀람 / 눈꺼풀 움찔 수축, 찡그린 눈썹, 굳은 얼굴 / 심장이 두근거리거나 빠르게 뜀, 땀 흘림, 손이 차거나 습함, 또는 입이 마름 / 배가 뭉친 느낌, 목에 뭔가 걸린 느낌, 호흡이 빨라짐

범불안장애 치료에 일반적으로 사용되는 항불안제는 문제를 통제하는 데 도움이 되지만 수면제와 마찬가지로 의존증과 내성 같은 부작용을 일으킬 수 있다. 어떤 사람들은 술을 마심으로써 극복하려 하지만 이는 정반대로 불안증을 더욱 악화시키는 결과를 불러온다.

많은 사람에게 인지 행동 요법이 효과가 매우 뛰어난 비약물적 치료가 될 수 있다. 이는 생각과 행동, 범불안장애와 관련한 신체 반응을 바꾸는 법을 배우는 것이다. 이 책에서 다룰 자가치료 방법은 불안증을 통제하는 데도 매우 효과적이다.

외상 후 스트레스 장애　우울증이나 불안증처럼 흔하지는 않지만 불안증을 유발할 수 있는 정신질환으로는 외상 후 스트레스 장애 Post-Traumatic Stress Disorder, PTSD가 있다. PTSD 환자는 신체 및 성적 학대, 전쟁, 자연재해 등 매

우 충격적인 사건을 겪은 뒤에도 감정적으로 계속해서 이를 다시 경험한다. 이렇게 충격적인 사건을 계속해서 '반복경험'하면 환자는 두려움, 불안함, 신체적 스트레스 반응, 불면증, 악몽 등을 겪는다. 충격적인 사건을 겪었고 PTSD를 앓고 있을지 모른다는 생각이 든다면 이를 전문으로 하는 정신과 의사의 도움을 구해야 한다.

수면 무호흡증　수면장애의 일종인 수면 무호흡증은 자는 동안 짧게는 10초에서 길게는 몇 분까지 호흡이 멈추는 병으로, 나이가 많은 과체중 남성에게서 많이 발생한다. 호흡이 중지되는 현상을 무호흡이라고 부르는데, 하룻밤에도 몇백 번이나 발생할 수 있고 특정한 자세로 잘 때, 특히 등을 바닥에 대고 바로 누워 잘 때 일어날 가능성이 높다. 무호흡증이 심해지면 잠자는 사람은 호흡을 위해 숨을 크게 들이마시며 깨고 밤새 아무런 방해도 없이 제대로 자는 시간이 5분을 넘지 못할 수도 있다.

조용하게 자다가 10초 이상 큰 소리로 코를 골거나 숨을 쉴 수 없는 것 같거나 '컥'하며 숨을 들이마시는 소리를 내는 등의 증상을 경험한다면 수면 무호흡증일 가능성이 있으므로 수면장애 센터에서 진단을 받는 것이 바람직하다.

수면 무호흡증의 원인은 다양하다. 뇌의 호흡중추에 이상이 있을 수도, 혀, 편도선, 임파선, 지방 축적물, 또는 목구멍의 조직이 과도하게 발달하여 기도가 제대로 확보되지 않아서 생길 수 있다. 또한 목구멍이나 턱의 구조적 이상 때문에 발생하기도 한다. 수면 무호흡증의 자가치료법으로는 잘 때 바로 눕는 자세를 피하는 것이 있다. 등 쪽에 테니스공을 고정한 티셔츠를 입고 자면 바로 누워 잘 확률이 줄어든다. 또한 머리를 높인 상태를 유지하기 위해 높은 베개를 사용하거나 체중을 감량하는 방법도 있다. 알코올과 수면제는 수면 무호흡증을 악화시키므로 사용을 하지 않는다.

수면 무호흡증을 위한 가장 효과적인 의학적 치료법은 지속기도양압 Continuous Positive Airway Pressure, CPAP이다. 이는 환자가 잘 때 코 마스크를 착용하는 방법이며, 이 마스크는 기도를 개방된 상태로 유지시키기 위해 코로 공기를 주입하는 기계와 연결된다. 심각한 무호흡증의 경우 기도의 크기를 늘리거나 상부 기도의 비정상적인 구조를 교정하기 위해 외과적 수술이 필요할 수도 있다.

주기성 사지운동장애　수면을 저해할 수 있는 장애로는 주기성 사지운동 Periodic Limb Movement, PLM도 있다. 잠이 든 직후 어떤 사람들은 가끔 몸이 움찔거리는 증상을 경험하는데, 이를 근육간대경련hypnic jerk / myoclonus이라고 부른다. 하지만 주기성 사지운동장애는 이와 다른 질병이다. 자는 동안 다리나 팔이 갑자기 움직이고 경련을 일으키거나 심지어 반복해서 차는 증상이 몇 분에서 몇 시간 동안 지속된다. 수면 무호흡증처럼 주기성 사지운동에 의해 수면에 방해를 받은 사람은 낮 시간 동안 기진맥진하고 졸린 상태가 된다. 자고 일어났는데 침대 시트가 엉망이 되어 있거나 침대를 같이 쓰는 사람에게서 자신이 자는 동안 움찔대거나 발길질을 한다는 말을 듣는다면 이것을 앓고 있을 가능성이 있으므로 수면장애 센터에서 진단을 받아야 한다.

수면 연구가들은 아직까지 주기성 사지운동의 정확한 원인을 밝혀내지 못했다. 잠자리에 들기 전에 따뜻한 물로 목욕을 하는 것도 증상을 완화하는 데 도움이 되지만 가장 효과적인 치료법은 근육이완제를 복용하는 것이다. 근육이완제는 주기성 사지운동을 억제하거나 증상이 발생해도 깨지 않고 잘 수 있게 해 준다. 하지만 그 자체를 치료하지는 못할뿐더러 중독될 가능성도 있다. 안타깝게도 현재는 이를 위한 만족스러운 비약물적 치료법은 존재하지 않는다.

참고로, 수면 무호흡증과 주기성 사지운동을 확실하게 진단할 수 있는 방법은 철야 수면 연구all-night sleep study가 유일하다. 수면장애 클리닉에서 받을 수 있는 철야 수면 연구는 침대를 갖춘 개인 침실, 또는 욕실과 TV, 라디오 등을 갖춘 제대로 된 방에서 이루어진다. 사람이 잠든 동안 다양한 의학적 측정이 기록되므로 철야 수면 연구는 수면다원검사polysomnogram 라고도 불린다.

하지 무기력증　누워 있을 때 다리에 불쾌한 느낌을 유발하는 장애를 하지 무기력증restless legs이라고 부른다. 종종 종아리에 뭔가 기어 다니는 듯하다고 표현되는 이러한 느낌은 주로 잠자리에 누워 아직 잠이 들지 않았을 때 발생하여 잠들기 어렵게 만든다. 하지 무력증과 주기성 사지운동 사이에는 밀접한 관련이 있다. 주기성 사지운동 환자 다수는 하지 무기력증까지 앓고, 하지 무기력증을 앓는 사람은 거의 모두 주기성 사지운동도 앓는다.

다리의 무기력한 감각 때문에 다리를 움직이고 마사지를 하거나 걸어 다니고 싶은 강렬한 충동이 들며, 이는 모두 불편함을 줄이는 행동이다. 이 장애를 위한 자가치료 방법에는 운동, 카페인 끊기, 그리고 철분, 칼슘, 엽산 등의 식이 영양제 복용 등이 포함된다. 의학적으로는 주로 다양한 진정제가 치료에 사용된다. 하지만 이러한 약물로는 장애의 정도를 경감시킬 뿐 진정한 치료는 하지 못한다.

수면위상지연 증후군　수면위상지연 증후군delayed phase disorder 환자는 늦은 밤, 종종 새벽 3시나 4시까지 잠이 들지 못한다. 하지만 대체로 한 번 잠들면 7~8시간 수면을 취하며 피로가 풀린 상태로 잠에서 깬다. 이와 반대 증상으로는 전진수면위상 증후군advanced phase disorder이 있다. 전진수면위상 증후군은 노년층에서 가장 빈번하게 발생하며 오후 8시 등 이른 저녁에 잠이 들어 동이 트기 전에 깨서 다시 잠들지 못하는 특징을 지닌다.

수면위상지연 증후군은 너무 늦은 시각에, 전진수면위상 증후군은 너무 이른 시각에 체온 리듬이 떨어져서 발생한다. 수면 클리닉에서 브라이트 라이트 박스를 사용하여 체온 리듬을 정상으로 만들면 치료될 수 있다.

악몽 꿈을 꿀 때는 근육이 마비된 상태이므로 우리는 악몽을 꾸는 동안 빠져나갈 수 없는 기분에 빠지고, 그 결과 두렵고 불안한 상태에서 잠에서 깬다. 악몽은 주로 수면 중간 지점 이후, 꿈 수면이 두드러질 때 발생한다.

가끔 악몽을 꾸는 것은 정상이지만 자주 꾼다면 문제가 있다. 빈번한 악몽은 다양한 요인에 의해 유발되며, 학대나 자연재해 같은 충격적인 사건을 겪었을 때, 또는 적절하게 해결되지 않은 심리적 갈등이 기저에 있을 때도 이러한 현상이 발생한다.

악몽을 치료하는 한 가지 방법은 악몽을 유발하는 근원적인 갈등을 경감시키기 위해 심리요법을 사용하는 것이다. 다른 한 가지 방법은 행동요법이다. 악몽으로 고통받을 때면 꿈의 내용을 적은 다음 결말을 바꿔서 다시 적는다. 그리고 이렇게 기술한 새로운 결과를 매일 머릿속으로 되뇌는 것이다.

이갈이 이갈이는 수면장애뿐 아니라 차아 손상과 오전 중의 턱 통증이나 두통을 유발할 수 있다. 가장 일반적인 치료법은 잘 때 고무 마우스가드를 착용하는 것이다. 한편, 이갈이는 스트레스에 의해 악화되기도 하는 것으로 보인다. 앞으로 소개할 스트레스 감소 방법을 실행한 많은 환자가 이갈이 증상이 확연히 개선되었다고 보고했다는 점을 참고하라.

제2부

당신의
수면 시스템을
리셋하라

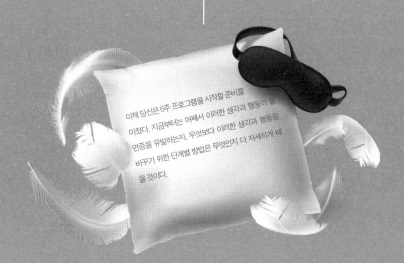

이제 당신은 6주 프로그램을 시작할 준비를 마쳤다. 지금부터는 어째서 이러한 생각과 행동이 불면증을 유발하는지, 무엇보다 이러한 생각과 행동을 바꾸기 위한 단계별 방법은 무엇인지 더 자세하게 배울 것이다.

5장 리셋 1 : 잠에 대한 생각을 바꿔라

잠에 대한 부정적인 생각에서
긍정적인 생각으로

로렌은 35세의 프리랜서 작가다. 대학을 졸업할 무렵부터 로렌의 삶은 늘 불면증에 대한 생각으로 가득 차 있었다. 잠자리에 들 때나 자다 깰 때면 언제 다시 잘 수 있을지 불안에 시달렸고 끊임없이 다음 날 어떻게 제대로 생활할지, 불면증 때문에 심각한 병에 걸리지는 않을지 걱정했다. 저녁 시간이 다가오면 로렌은 또 다시 불면의 밤을 보내야 하지 않을까 점점 더 불안해졌고, 잠자리에 들기 위해 끄기조차 두려워졌다. 그녀는 잠에 대해 걱정하지 않는 것이 뭔지 상상할 수 없는 상태로, 그저 하룻밤에 5시간 이상 잠을 잘 수 있을지만 염려할 따름이다.

아마도 로렌의 이야기가 매우 익숙하게 들릴 것이다. 로렌은 잠이 곧 스트레스라는 선입견에 사로잡혀 있는데, 불면증 환자 대부분이 로렌과 비슷한 생각을 가지기 때문이다. 잠에 대한 이 같은 소모적이고 부정적인 생각은 불면증을 야기하는 모든 요소 가운데서도 가장 두드러진 역할을 한다. 게다가 부정적인 생각이 불면증을 악화시킨다는 사실을 깨닫는다 해도 그래 봤자 아무것도 할 수 없다는 무력감을 느낄 것이고, 그로 인해 불면증이라는 문제는 더욱 절망적으로 변하며 악화될 것이다.

이 사실이 무엇을 의미하는지 생각해보라. 생각이 불면증을 유발한다면 생각을 바꿔서 불면증을 극복할 수도 있지 않겠는가? 이번 장에서 배우겠지만, 정말로 가능한 일이다! 수면에 대한 부정적인 생각을 바꾸는 것은 사실 이 책에서 배울 가장 강력한 방법 가운데 하나다. 이것이 바로 **인지 재구성**으로, 이 방법을 사용하면 수면에 엄청나게 도움이 되는 효과를 볼 것이다. 또한 다음과 같은 중요한 효과도 얻을 수 있다.

❶ 생각이 감정과 신체에 미치는 강력한 영향을 이해하게 된다. 또한 부정적인 생각과 감정을 통제하고 보다 긍정적으로 생각하는 방법을 배울 것이다.

❷ 잠에 대한 자신감과 통제력이 키워진다. 불면증을 정복하는 힘은 자신의 내면, 그리고 자신의 생각 안에 존재한다는 사실을 알게 될 것이기 때문이다.

❸ 인지적 스트레스 관리법을 위한 기반을 닦는다.

요약하자면, 인지 재구성은 여러 가지 중요한 면에서 당신의 수면과 자신을 향상시키는 과정을 시작하는 촉매제가 될 것이다.

먼저 플라세보 효과, 그리고 심리신경면역학이라는 분야와 관련한 과학적 사실을 조금 살펴보자. 마음과 몸에 대한 과학적 시각의 변화를 촉진한 이 흥미로운 발견들은 잠에 대한 자신의 생각이 불면증에 미치는 강력한 영향을 이해하는 데 도움이 될 것이다. 또한 자신의 생각이 지금까지 생각했던 것보다 감정과 신체에 훨씬 큰 영향을 미친다는 사실을 깨닫는 데도 도움을 줄 것이다.

수면제 덕분에 잠들 수 있었던 것이 아니다 : 약효의 진실

• • •

놀랄지 모르지만 1900년대 이전에는 의사가 처방하는 약 대부분이 실제로는 아무런 약효가 없었다. 하지만 신기하게도 환자들은 병이 나았다. 어떻게 이런 일이 가능했을까? 환자가 의사와 약을 전적으로 믿었고, 그 덕분에 강력한 자기치료 메커니즘이 작동한 것이다. 이것이 바로 플라세보 효과이며, 모든 의학적 치료에서 강력한 요소로 인식되고 있다.

1950년대, 플라세보 효과와 관련하여 인상적인 연구 한 건이 있었다. 메스꺼움과 구토로 힘들어하던 어떤 임신부에게 의사가 약을 주며 그 약이 '새로운' 것이고 '효과적'이라고 말했다. 그러자 그녀의 증상은 순식간에 개선되었다. 실제로 구토를 유발하는 약물인 토근을 복용했는데도 20분도 되지 않아 그 임신부의 메스꺼움과 구토가 중단되었다! 이 연구는 약에 대한 신뢰가 너무도 강한 나머지, 약물의 의학적 작용과 반대로 반응했다는 사실을 보여준다.

오늘날 신약이 개발되면 약효가 없는 플라세보 약과 비교해서 과학적 평가가 이루어진다. 수많은 연구를 통해 불안, 우울증, 통증, 열, 두통, 배멀미, 고혈압, 협심증, 여드름, 천식, 불면증, 궤양, 관절염 등 궁극적으로 모든 질병에서 플라세보 약을 투여받은 환자의 약 3분의 1이 병세가 호전된다는 사실이 계속해서 드러났다. 실제로 통증 환자의 3분의 1이 모르핀과 맞먹을 정도로 플라세보 약에 민감하게 반응한다. 모르핀은 인간이 만들어낸 가장 강력한 마약이다! 플라세보 효과만큼 강력한 치료 효과를 지닌 약이 새로 발견된다면 이는 의심할 여지없이 기적의 신약으로 찬사를 받을 것이다.

당신은 깨닫지 못했겠지만, 수면제를 복용한다는 것은 이미 플라세보 효과를 경험했다는 의미다. 매일 복용할 경우 수면제는 6주 뒤 약효를 잃는다. 그러므로 몇 달 이상 수면제를 복용해왔고, 아직까지 잠을 자는 데 도움이 된다면 약효가 아니라 플라세보 효과가 작용하는 것이다. 마찬가지로 일반의약품 수면 보조제도 설탕이 들어 있는 약보다 약효가 높지 않다면 어째서 수많은 불면증 환자에게 이런 약이 듣는 것일까? 바로 플라세보 효과가 작동하는 것이다! 또한 수면제를 복용하고 20분 내에 잠이 든다면 이 역시 플라세보 효과다. 그 어떤 수면제도 그렇게 빨리 작용하지 않는다!

플라세보 효과의 바탕에 정확히 어떤 메커니즘이 있는지는 모르지만 아마도 생각이 뇌와 신체에서 일어나는 화학적 작용에 영향을 미치기 때문일 것이다. 어떤 근거로 작용하는지는 모르지만 플라세보 효과는 생각이 인간의 감정 상태와 신체에 지대한 영향을 미칠 수 있다는 사실을 보여주는 최고의 과학적 증거 가운데 하나다. 플라세보 효과가 이렇게까지 강력하다는 것은, 이 프로그램의 방법에 대한 신뢰를 최대한으로 높이면 당신도 잠을 잘 잘 수 있을 것이라는 의미다.

로빈이 전화로 연락해서 내 프로그램에 대해 문의했을 때, 나는 프로그램에 대해 설명하고 이를 이용해서 환자들이 불면증을 정복해낸 이야기를 들려주었다. 나와 처음 예약된 시간에 만났을 때 로빈의 수면은 이미 크게 향상된 상태였다. 왜냐고? 내 프로그램이 자신에게 효과가 있을 것이라는 로빈의 믿음이 플라세보 효과를 만들어내서 그녀의 감정과 신체, 그리고 수면에 긍정적인 영향을 미쳤기 때문이다.

마음과 면역계 사이의 관계에 대한 과학 연구의 결과로 심리신경면역학

psychoneuroimmunology, PNI이라는 분야가 탄생했다. 심신의학에서 가장 정밀한 연구 가운데 하나인 심리신경면역학 연구는 외로움, 사별, 별거, 이혼 등 다양한 정신적 스트레스가 면역기능을 떨어뜨린다는 사실을 보여줌으로써 정신과 면역계가 별개의 것이라는 기존의 개념에 의문을 제기했다. 그 한 예로, 〈뉴잉글랜드 의학 저널the New England Journal of Medicine〉에 게재된 한 심리신경면역학 연구에서 심리적 스트레스가 높은 사람들이 일반 감기에 걸릴 확률이 훨씬 높다는 사실이 드러났다. 또한 심리신경면역학 연구는 이완 기법이 면역계 기능을 강화할 수 있다는 사실도 보여주었다.

당신을 잠 못 들게 하는 생각들

• • •

플라세보 효과와 심리신경면역학이 우리의 생각이 감정과 신체에 영향을 미친다는 사실을 보여주듯 **수면에 대한 부정적인 생각**negative sleep thoughts, NSTs은 수면에 심각한 부작용을 일으킬 수 있다. 다음은 수면에 대한 부정적인 생각의 대표적인 사례 몇 가지다. 아마도 매우 익숙할 것이다.

"지난밤에 한 숨도 못 잤어."
"하루에 8시간은 자야 되는데."
"불면증 때문에 병이 생길 거야."

"잠잘 시간이 오는 게 두려워."

"왜 나만 이렇게 잠드는 게 어려운 거지?"

"잠을 잘 못 잤더니 죽을 것 같아."

"간밤에 잠을 그렇게 못 잤는데 오늘 하루를 어떻게 제대로 보내겠어?"

"수면제를 먹지 않으면 잠을 잘 수 없어."

수면에 대한 부정적인 생각이 잠에 어떤 영향을 미친다고 생각하는가? 대답은 간단하다. 잠잘 시각이나 밤중에 깨어 있을 때 이렇듯 수면에 대한 부정적인 생각이 든다면 당신은 여기에 강한 영향을 받아 불안하고 절망 감을 느낀다. 그 결과 이러한 부정적인 감정이 스트레스 반응을 작동시켜 심장박동·혈압·근육 긴장·호흡수를 높이고 뇌파를 빠르게 만든다. 이렇게 되면 스트레스 반응은 뇌의 각성 시스템을 활성화하고 수면 시스템을 약하게 만든다. 그 결과는 당신도 알 것이다. 또 다른 불면의 밤이다.

수면에 대한 부정적인 생각은 여러 가지 중요한 특징을 공유한다. 그 가운데 하나는 부정적인 생각이 무릎반사처럼 거의 자동적으로 일어나 당사자가 부정적인 생각 자체, 그리고 부정적인 생각이 수면에 미치는 악영향을 인지하지 못할 때가 있다는 것이다. 또 하나의 공통적인 특징은 수면에 대한 부정적인 생각이 종종 부정확하고 왜곡되며, 이러한 현상은 밤의 고요함과 어둠 속에서 특히 심해진다는 것이다. 수면에 대한 부정적인 생각은 종종 불면증에 대한 정상적이고 적절한 반응처럼 보인다. 하지만 이런 생각은 오로지 잠들기 더 어렵게 만드는 역할만 한다.

이제 수면에 대한 부정적인 생각과 그러한 생각이 수면에 미치는 해로운 영향에 대해 이해할 것이다. 다음 단계는 **인지 재구성**을 사용하여 수면에 대한 부정적인 생각을 바꾸는 방법을 배울 차례다. 인지 재구성이란 생각을 바꾼다는 의미다.

인지 재구성의 목적은 단순하지만 매우 설득력이 있다. 수면에 대한 부정적인 생각을 인지한 뒤 이를 더 정확하고 긍정적인 생각으로 대체하여 불면증과 관련한 불안과 좌절을 줄이는 것이다. 그 결과 당신은 이완되고 편안하게 잠들 수 있을 것이다. 하지만 한 가지 명심해야 할 것이 있다. 인지 재구성은 불면증을 부정하는 것이 아니며, 다만 덜 부정적이고 왜곡된 방식으로 불면증을 인식하는 과정이란 것이다.

인지 재구성을 이용하여 수면을 개선하기 전에 먼저 수면 및 불면증과 관련해서 학습해야 할 과학적 사실이 몇 가지 있다. 차근차근 살펴보자.

8시간 수면의 환상

• • •

하루에 8시간을 자지 않으면 다음 날 제대로 생활할 수 없을 거라고 생각하는가? 수많은 불면증 환자가 그렇게 생각한다. 조디도 예외가 아니었다. 처음 내 프로그램에 참가하러 왔을 때 그녀는 낮 동안 효율적으로 생활하기 위해서는 밤에 8시간 이상 잠을 자야 하며, 잠은 많이 잘수록 좋다고 말했다. 자주 출장을 다니는 또 다른 내 환자는 종종 남편에게 이렇게 말했다고 한다. "내일 너무 일찍 비행기를 타야 해서 오늘 밤 7시간밖에 자지 못해. 내일 컨디션이 끔찍할 거라는 얘기지."

하지만 모든 사람이 8시간 수면을 취해야 한다는 생각은 환상이다. 저마다 신장과 체중이 다르듯, 필요한 수면 시간 역시 다르다. 성인의 경우 야간에 평균 7시간 반 잠을 자지만 많은 사람이 그보다 적은 시간을 자고도 효율적으로 일한다. 실제로 전체 인구의 약 20퍼센트는 하루에 6시간 이하의 수면을 취하며, 연구 결과 하룻밤에 3시간만 자고도 아무 문제없이 생활하는 사람 또한 있다는 사실이 드러났다. 게다가 과도한 수면이 오히려 피로감을 유발한다고 추측할 수 있는 연구들도 있다.

자신이 충분한 수면을 취하고 있는지 판단할 수 있는 세 가지 질문은 다음과 같다.

❶ 잠에서 깨기 위해 자명종이 필요한가?

❷ 주말에 습관적으로 늦잠을 자는가?

❸ 회의, 강의, 지루하고 정적인 활동, 또는 TV를 시청하는 동안 자주 잠이 드는가?

위의 질문들에 대한 대답이 '노'라면 당신은 충분한 수면을 취하고 있고,

실제로 필요한 것보다 많이 자려고 애쓰는 중일 수 있다.

지금까지의 내용은 우리에게 기본적인 메시지를 전달한다. 바로 당신이 필요한 수면 시간에 대해 지니고 있을 비현실적인 믿음을 바꾸라는 것이다. '8시간을 자지 못하면 제대로 생활할 수 없다' 같이 수면에 대한 부정적인 생각 가운데는 정확하지 않은 것도 많다. 또한 이런 생각 때문에 불안감을 느끼며 불면증을 경험할 가능성이 높아진다. 8시간을 자지 않아도 주간의 생활에 아무 문제가 없다고 믿는다면 당신은 수면에 대한 부정적인 생각을 통제하고 더 쉽게 잠들 수 있을 것이다.

우리는 생각보다 많이 자고 있다

• • •

지난밤 몇 시간 잤느냐는 질문을 받으면 얼마나 정확하게 대답할 수 있는가? '간밤에 한 숨도 못 잤어', 또는 '며칠 동안 잠을 못 잤어' 같은 생각이 현실성이 있다고 생각하는가?

여러 연구 결과에서 불면증 환자들이 수면 시간을 정확하게 측정하지 않는다는 사실이 드러나고 있다. 잠들 때까지 걸리는 시간과 밤에 깬 상태로 있는 시간을 과도하게 추정하기 때문이다. 또한 불면증 환자들은 객관적인 뇌파 수면 기록을 보았을 때 자신이 취하는 수면 시간의 총량을 낮게 추정한다.

믿기 어려운가? 스탠퍼드 대학 수면 클리닉에서 진행한 연구를 보자. 122명의 불면증 환자는 뇌파 측정을 위해 수면 연구소에서 하룻밤을 보냈다. 실험 참가자들은 잠들 때까지 걸리는 시간을 실제보다 평균 30분 길게 잡았고 전체 수면 시간을 1시간 적게 추정했다.

불면증 환자가 이렇듯 '오해'한 까닭은 무엇일까? 한 가지 원인은 이들이 수면 제2단계처럼 가벼운 수면 단계를 깨어 있는 상태로 잘못 인지한다는 데 있다. 하지만 성인의 경우 야간 수면의 절반, 노년층의 경우 대부분이 단계에서 수면을 취한다는 사실에서 알 수 있듯이 수면 제2단계는 진짜 잠을 자는 과정 가운데 한 단계다. 깊이 자지 못하고 깨어 있는지 잠을 자고 있는지 확신이 서지 않는 밤에는 이 사실을 기억해내라. 당신은 수면 제2단계에 있을 가능성이 매우 높다!

또 한 가지 '오해'의 원인은 침대에 누워서도 잠들지 못하고 깨어 있는 불

수면의 5단계 *자세한 내용은 41~45페이지를 다시 살펴보라.

구분	상태	뇌파 패턴	시간
제1단계	막 잠들기 시작한 단계, 쉽게 깬다	세타파	
제2단계	진정한 수면에 들어가는 단계, 바깥세상으로부터 분리됨	수면방추, K복합파	약 90분
제3단계 / 제4단계	깊은 수면 단계, 쉽게 깨울 수 없다	델타파	
제5단계(렘수면)	뇌와 신체의 활동이 활발하며 꿈을 꾼다		

쾌한 상태이다 보니 시간 감각이 느려진다는 데 있다. 반대로, 편안하고 유쾌한 상황에서는 시간을 실제보다 짧게 느끼곤 한다. 잠시 생각해 보라. 즐거운 일을 경험하는 시간은 순식간에 지나가지만, 불쾌한 경험을 할 때는 그 시간이 '영원히 지속되는' 것처럼 느껴진다. 아인슈타인이 "뜨거운 난로 위에 앉아 있을 때는 1분이 한 시간 같지만 즐거운 일을 할 때는 한 시간이 1분 같다"라고 한 말이 이런 의미일 것이다. 그러므로 자신이 잠을 자고 있는지 확실하지 않지만 시간이 빠르게 흘러가는 것 같다면, 당신은 아마도 잠이 든 상태일 가능성이 높다.

스스로에게 자신이 생각하는 것보다 많은 시간을 자고 있을지 모른다고 말하는 것도 수면에 대한 부정적인 생각을 극복하고 수면을 개선하는 효과적인 전략이다.

수면 부채란 없다

• • •

불면증과 관련해서 가장 걱정되는 것이 무엇인가? 수면장애를 가진 사람 대부분이 그러하듯 당신도 불면증 때문에 낮에 제대로 생활하지 못할까 봐 걱정할 것이다. 사람들이 이런 걱정을 하는 것은 수면 부족의 영향이 잘못 알려졌기 때문이다. 그리고 편파적이고 부정확한 언론 보도도 여기에 한몫했다. 수면 부족의 악영향만을 강조하는 이러한 보도의 근거는 미국인 대부분이 수면 부족에 시달리고 있으며, 이러한 '수면 부채sleep debt'의 축적을 막으려면 하룻밤에 8시간 이상 수면을 취해야 한다고 믿는 일부 수면 연구가들의 주장에 불과하다.

하지만 생각해보면, 불면증이 심각한 질병을 유발한다는 일관된 과학적 증거는 없으며 불면증으로 사망한 사람은 단 한 명도 없다. 또한 인간의 주간 기능은 스트레스, 영양, 운동, 알코올, 약물, 햇빛, 계절, 유전 등 다양한 요인에 의해 영향을 받는다. 하지만 대부분의 불면증 환자들은 낮 동안의 컨디션 난조나 능력 저하를 전적으로 수면 부족의 탓이라 여긴다. 예를 들어 불면증 때문에 감기에 걸렸다고 말한 환자가 있었다. 물론 불면증 때문에 감기에 걸릴 가능성이 높아졌을 수는 있지만, 제대로 영양소를 섭취하지 않거나 신체 활동이 부족하거나 스트레스를 많이 받는 등 다른 요인이 작용했을 가능성도 있다.

자신의 모든 불행을 불면증 탓으로 돌리지 않는 법을 배우면 수면에 대한 부정적인 생각을 최소화하고 긴장을 완화하는 데 도움이 될 것이다. 수면을 통제하는 능력에 자신감이 높아지면 당신의 잠은 개선될 수 있다!

상당한 양의 과학적 증거를 바탕으로 많은 수면 연구가는 '적어도 일시적인 경우 인간은 수면 부족에 대해 상당한 내성을 갖고 있다'고 생각한다. 예를 들어 전날 밤의 수면 부족이 낮 동안의 생활에 미치는 중대한 악영향을 찾으려는 연구가 다수 있었지만 모두 실패로 돌아갔다. 하룻밤이라도 총 수면 시간이 부족하면 건강한 젊은 실험 지원자들도 졸음을 느꼈다. 그러나 그뿐이고, 낮 생활에 중대한 영향을 미치지는 않았다. 운전이나 문제에 대한 창의적인 해결책 도출 등 단조롭거나 정적인 임무의 수행 능력만이 일부 저하되는 것으로 추측된다.

수면 부족 상태가 이어진다 해도 매우 졸린 것을 제외하고는 거의 영향을 미치지 않을 가능성도 있다. 랜디 가드너Randy Gardner의 사례를 보자. 그는 11일 동안 잠을 자지 않은 데 성공하며 세계 기록을 수립했다. 더욱 초조하고 졸리기는 했지만 랜디는 결코 환상이나 환영을 보지는 않았다. 마침내 침대에 누웠을 때 그는 15시간도 채 자지 않았다. 그리고 잠에서 깼을 때도 아무런 이상 없이 컨디션이 좋았다.

이는 극심한 수면 부족이 반드시 심각한 결과를 야기하지는 않는다는 사실을 보여준다. 랜디의 사례는 불면증 환자들이 수면에 대한 부정적인 생각을 관리하는 데 도움을 줄 수 있다. 또한 그의 사례는 두 가지 사실을 강조한다. 먼저 인간은 부족한 수면을 모두 보충할 필요가 없다. 그리고 몇 주 동안 제대로 잠을 자지 못한다고 생각이 든다면 적어도 다음 둘 중 한 가지를 하고 있는 것이다. 잠에 대해서 매우 비현실적이고 부정적인 생각을 하거나 반대로 세계 기록을 세우는 것 말이다!

만성적인 수면 부족이 낮 생활에 미치는 영향은 어떨까? 대부분의 경우 정상 수면 시간의 70퍼센트, 또는 8시간 수면이 필요한 사람의 경우 5시간 30분만 충족시키면 상당 기간 동안 기민함, 기억력, 문제해결력 등을 유지한다는 증거가 상당량 존재한다. 이러한 연구 중 일부를 살펴보자.

선원, 의사, 대학생 수면에 대한 부정적인 생각을 극복하기 위한 가장 유용한 사실은 단독 대서양 횡단 요트 레이서의 수면에 관한 연구를 바탕으로 한다. 이들은 레이스에서 우승하기 위해 가능한 잠을 적게 잔다. 잠을 자는 동안에는 효과적으로 경로를 유지하고 기후 조건을 모니터할 수 없기 때문이다. 하지만 동시에 심한 폭풍, 어둠, 경로 이탈, 대형 선박과의 충돌 위험 같은 난제가 도사리고 있는 상황에서 경기력을 유지할 정도의 수면은 취해야 한다. 이러한 연구들을 통해 레이스에서 최고의 경기력을 발휘한 선원들이 몇 달 동안 지속되는 항해 기간 동안 평균 5시간 30분의 수면을 취했다는 사실이 드러났다.

대학생과 의사들을 대상으로 한 연구들에서도 정상 수면 시간의 70퍼센트 정도만 충족시키면 수행력을 유지할 수 있다는 추측이 가능하다. 예를 들어 성인 대학생 커플을 대상으로 하여 장기간에 걸쳐 조금씩 수면 시간이 줄었을 때를 연구한 결과, 8개월 이상 하룻밤에 5시간 30분까지 수면 시간이 감소했다. 또 다른 연구에서는 학생들의 수면 시간을 두 달 동안 5시간 30분으로 제한했다. 두 연구에서 인지, 행동, 또는 생리적 기능에 눈에 띌 만한 해로운 영향은 없었다. 이를 통해 8개월 동안 2~3시간 정도 만성적으로 수면이 부족하다 해도 심각한 결과를 초래하지 않는다고 추측할 수 있다.

수련의 과정을 밟는 의사들은 몇 달 동안 수면 시간이 제한된 상태에서 외과 수술, 응급실 진료 등 의료 행위를 해야 한다. 의료 교육의 일부분으로서 수련의들은 일주일에 90시간, 심지어 1백 시간 근무하며 3, 4일에 한 번씩은 병원에 36시간을 머물며 응급 호출에 대비해 대기한다.

이 36시간 동안 수련의들은 잠을 거의 자지 못한다. 일주일 중 대기가 없는 나머지 5일 동안 하루 8시간 잠을 잔다 해도 평균 5시간 30분밖에 수면을 취하지 못한다. 신경외과의 경우에는 수련의 과정 동안 종종 격일로 대기 상태에 있으므로 그보다 더 적은 수면을 취한다. 그럼에도 뇌수술이라는 어려운 일을 처리할 수 있다.

마지막으로, 수면에 대한 부정적인 생각을 줄이고 잠을 더 잘 자는 데 도움이 될 만한 두 가지 사실이 더 있다. 먼저 불면증 환자를 대상으로 한 연구 결과, 이들은 정상적으로 수면을 취하는 사람들에 비해 2시간 반 적은 평균 5시간 30분을 잤지만 상대적으로 주간 수행력이 떨어지지는 않았다. 두 번째로는 수면 시간이 5시간 30분 미만으로 줄어들지 않는 한, 주간의 기민함이 현격하게 손상되지는 않는다. 이러한 연구들을 통해 불면증은 대체로 주간의 기민성과 능력을 손상시키지 않는다고 추측할 수 있다.

하루 5시간 30분이면 충분하다 : 코어 수면

· · ·

지금까지 살펴본 바에 따르면 5시간 30분의 수면, 즉 일부 수면 연구가들이 코어 수면core sleep이라고 부르는 수면만 취하면 주간 기능은 크게 저하되지 않는다는 사실이 분명하다. 코어 수면만으로도 컨디션이 유지되는 까닭은 무엇일까? 아마도 깊은 수면은 모두 코어 수면에 속하기 때문일 것이다. 주간 기능에 가장 중요한 수면 단계가 바로 깊은 수면이라는 사실을 떠올리면 이해가 될 것이다.

내 환자 다수는 나에게 중간에 깨지 않고 연속해서 코어 수면을 취해야 하는지 묻는다. 대답은 '그렇지 않다'는 것이다. 예를 들어 부모들은 아기나 어린 자녀가 밤에 깰 때마다 반속적으로 수면을 방해받지만 여전히 주간에 효율적으로 생활한다. 때로 갑자기 깨야 하거나 매우 짧게 잔 상태로 임무를 수행하는 군인, 소방관, 우주인을 대상으로 한 연구를 보아도 마찬가지다. 실제로 5시간 30분보다 적게 자더라도, 최소 3시간만 자면 수면 부족에 따른 심각한 후유증은 없다는 사실이 드러났다.

예를 들어 아폴로 13호에 탑승한 우주인들은 4일 동안 하루 약 3시간씩 쪽잠을 자면서도 고장 난 우주선을 지구로 송환시킬 수 있었다. 초조하고 지친 상태였지만 이들은 극도로 힘든 상황에서도 그 어떤 실수 없이 임무를 해냈다. 다른 연구들에서도 4시간마다 30분씩 쪽잠을 자거나 24시간 동안 3시간만 자더라도 수행 능력에는 이상이 없다는 사실이 드러났다.

코어 수면과 관련한 흥미로운 사실이 또 한 가지 있다. 오늘 코어 수면을 취하지 못하면 인간의 뇌는 무슨 수를 써서라도 내일 이를 만회한다는 것이다. 잠을 제대로 자지 못한 다음 날, 뇌는 깊은 수면과 꿈 수면의 비율을 높여 이를 보충한다. 적게 잤다고 해서 부족한 수면 시간을 더 채울 필요가 없는 까닭이 바로 이것이다. 당신의 뇌는 코어 수면을 취하도록 프로그램되어 있으니 안심해도 된다.

인간의 몸은 기능을 하기 위해 필수적인 양의 음식을 필요로 한다. 잠도 비슷하다. 하지만 사람들은 대부분 필수적인 양 이상의 음식을 섭취한다. 좋은 기분을 '느끼기' 위해서다. 마찬가지로 인간은 장기간 동안 코어 수면만을 취하고도 활동성을 유지할 수 있지만 더 많은 수면, 즉 일부 수면 연구가들이 추가 수면이라고 부르는 것을 취할 때 최상의 기분을 느낀다.

이런 맥락에서 적게 자거나 아예 자지 못하는 것은 한 끼 식사를 거르거나 하루 동안 단식하는 것과 비슷하다. 며칠간 먹지 않아도 괜찮은 것처럼, 인간은 며칠 동안 잠을 자지 않고도 버틸 수 있다. 단지 부족한 수면 때문에 불안할 뿐이다. 적게 먹었다고 해서 불안함을 느끼지는 않는데도 말이다!

코어 수면만 취해도 전혀 문제가 없다. 스스로에게 이 사실을 말해주고, 인식하라. 이는 수면에 대한 부정적인 생각을 관리하는 데 매우 효과적인 전략이다. 실제로 이 방법을 통해 나를 찾은 거의 모든 환자가 잠에 대해 더 느긋한 태도를 가지게 되었고, 그 결과 잘 잘 수 있었다. 또한 이 전략은 수면을 개선하고 주간 기능을 향상시키며 불면증을 통제하는 능력이 자신의 생각 안에 있다는 사실을 깨닫게 함으로써 내적 힘을 고양시킬 것이다.

잠을 못 잤다고 큰일이 일어날까?

• • •

주간의 기민성이나 실행에 중대한 영향을 미치지 않는다면 불면증이 야기하는 주된 결과는 무엇일까? 잠을 못 잤을 때를 생각해보라. 초조하고 좌절감과 불안함이 느껴지며, 약간은 우울하고 피로하며 뭔가를 해야겠다는 마음이 줄어들었을 것이다. 이렇듯 불면증의 가장 큰 영향은 낮 동안의 감정 상태가 나빠지는 데 있다. 이 사실을 깨닫는 일은 불면증에 대한 두려움을 줄이고 수면에 대한 부정적인 생각을 최소화하는 데 중요하다. 즉, 대부분의 경우 잠을 잘 자지 못해서 일어날 수 있는 최악의 일이라고 해봐야 감정 상태가 나빠지는 정도다.

게다가, 수면 부족이 주간의 감정 상태에 영향을 끼치는 것은 사실이나 그것은 수면에 대한 부정적인 생각이 낳은 결과일 수도 있다. 아침에 잠자리에서 일어나며 자신에게 "겨우 5시간 잤어. 오늘 하루도 망치겠군"이라고 말하는가? 수면에 대해 이러한 부정적인 생각은 부정적인 플라세보 효과를 만들어낸다! 긍정적인 플라세보 효과가 감정 상태를 개선할 수 있듯, 부정적인 플라세보 효과는 분명 감정 상태를 악화시킬 수 있다. 엉망진창이 되고 말 거란 생각으로 아침을 시작하는데 좋은 하루를 보낼 가능성이 얼마나 되겠는가?

불면증이 낮 동안의 정서 상태에 미치는 영향의 일부분은 수면에 대한 부정적인 생각에서 나온다. 휴가, 늦은 밤까지 이어지는 친구들과의 모임이나 파티, 또는 성생활 등 즐거운 상황에서 수면 부족을 겪었을 때를 떠올려보라. 불면증으로 인해 좌절과 속상함을 겪는 다른 날과는 달리, 이러한 상황에서는 수면이 부족하더라도 감정 상태에 영향이 없다. 스스로 통제력을 쥐고 있으며, 그 결과 수면에 대한 부정적인 생각이 힘을 발휘하지 못하기 때문이다.

주간의 능력이 저하되었다면 그것은 수면 부족의 영향만이 아니라 수면 부족에 대한 반응으로 당신이 머리에 떠올린 그 생각, 즉 수면에 대한 부정적인 생각의 영향 때문임을 명심하라. 이는 잠을 잘 못 자더라도 수면에 대한 부정적인 생각을 최소화하면 낮 동안의 정서 상태가 나빠지는 것을 최소화할 수 있다는 의미다. 이 같은 강력한 사고법을 통해 당신은 스스로의 감정과 낮 동안의 컨디션에 대해서도 더 큰 통제력을 얻을 수 있다.

잠에 대한 생각을 바꾸는 인지 재구성 훈련

● ● ●

수면과 불면증에 대한 중요한 과학 지식을 알았으므로, 자신의 잠에 대해 더 긍정적으로 생각하게 되었을 것이다. 어쩌면 그 결과 수면이 조금은 개선되었을지도 모른다.

하지만 수면 개선을 극대화하기 위해서는 끊임없이 수면에 대한 부정적인 생각이 무엇인지 인지하고 이를 긍정적이고 정확한 것으로 대체하는 법을 배워야 한다. 그러기 위해 가장 먼저 자신의 수면에 대한 부정적인 생각에 대한 인지력을 높여야 한다. 하지만 수면에 대한 부정적인 생각은 자동적으로 일어나므로 이를 인지하는 일은 그저 쉽지만은 않다. 그러므로 수면에 대한 부정적인 생각은 반드시 글로 적어야 한다. 이렇게 하면 이러한 생각이 얼마나 왜곡되고 부정확한지 깨닫는 데 도움이 될 것이다.

앞서 소개한 〈60초 수면 일기〉는 기초 수면 패턴을 확립한 이후에도 매일 오전 빠짐없이 기입해야 한다. 단, 1주 차부터는 부록에 수록된 〈60초 수면 일기〉270페이지를 사용하도록 한다. 1주 차 수면 일기를 보면 기존의 수면 일기에 더하여 잠에 대한 부정적인 생각을 기록하는 새로운 항목이 포함된 것을 알 수 있다.

매일 아침 〈60초 수면 일기〉를 쓰는 요령은 다음과 같다.

우선은 밤에 깨서 다시 잠들지 못할 때, 또는 아침에 침대에서 일어날 때 경험한 수면에 대한 부정적인 생각을 전부 기록하라. 그리고 찬찬히 잘 살펴보라. 너무 부정적이지는 않은가? 당신은 잠을 못 잔 밤을 설명하기 위해 '끔찍한', '지독한', '형편없는' 등의 단어를 사용했는가? 당신이 사용한 단어는 당신이 잠에 대해 어떻게 생각하는지를 반영한다.

그다음 단계는 수면에 대한 부정적인 생각을 더욱 정확하고 긍정적인 것, 또는 내가 **수면에 대한 긍정적인 생각**PSTs이라 부르는 것으로 대체하는 것이다. 이번 장 마지막 부분에 수면에 대한 긍정적인 생각의 예시들이 있으니126~127페이지 참고 이를 참고하면 도움이 될 것이다. 잠에 대한 이 같은 긍정적 사고 방식은 이번 장에서 알아본 수면 및 불면증 연구, 그리고 2장에서 다룬 수면 생리학 관련 지식을 기반으로 한 것이다. 내 환자들도 잠에 대한 부정적인 생각NSTs을 바꾸기 위해 이를 사용한다.

샘플들을 살펴보고 가장 마음이 가는 것을 고르거나 자신만의 잠에 대한 긍정적인 생각을 만들어라. 그런 다음 매일 아침 수면 일기 하단 🔟번 항목의 부정적 생각을 기록하는 곳에 긍정적 생각을 적어라. 이렇게 하면 부정적 생각이 아니라 긍정적 생각을 하는 데 도움이 될 것이다. 내 환자 가운데는 이 긍정적 생각 목록을 침대 옆에 두고 수면에 문제를 겪을 때마다 읽는 사람들도 있다. 그것도 좋은 방법이다.

7일 간 일기를 썼다면, 그다음에는 어떻게 체계적으로 인지 재구성을 사용했는지 스스로 살펴보기 위한 〈1주 차 발전 노트〉를 작성할 차례다. 먼저 1주 차의 7일 간 수면 일기를 검토한 뒤 이 발전 노트를 모두 기입하고 잠시 검토하는 시간을 가져라. 발전 노트에는 현재 자신의 수면 패턴, 그리고 인지 재구성을 어떻게 사용했는지 점검하는 데 도움이 될 항목들이 포함되어 있다. 또한 수면제 사용과 관련한 항목도 있어 앞서 학습한 약물 감소 방법66~68페이지 참고을 실행함에 따라 수면제 사용의 변화를 추적하는 데 도움이 될 것이다.

발전 노트를 살펴봤을 때 당신은 매일 긍정형 수면 사고를 기록하며 정신적으로 인지 재구성을 꾸준히 실행하고 있어야 한다. 만약 그렇다면 축하한다! 그렇지 않다면 매일 인지 재구성을 실행하는 데 훨씬 더 헌신해야 한다.

이 프로그램의 나머지 5주 동안 수면이 개선되는 내용을 추적하기 위해서는 〈60초 수면 일기〉와 더불어 주간 발전 노트를 꾸준히 완료해야 한다. 당신은 이미 4장에서 자가 진단을 통해 기초 수면 패턴을 확립했다. 그리고 실제로 이를 〈1주 차 발전 노트〉부록에 〈60초 수면 일기〉와 함께 수록되어 있다와 비교하면 자신의 수면을 객관적으로 판단할 수 있다. 어쩌면 이미 불면증에 시달리는 밤과 수면제를 복용하는 날이 줄고 있을지 모른다!

이번 장을 시작하며 만났던 로렌을 기억하는가. 그녀는 인지 재구성이라는 체계적인 방식의 사용법을 배워 수면을 획기적으로 향상시켰다. 그녀는 수면 일기에 부정적 생각을 기록하는 것으로 그 과정을 시작했다. 여기에는 다음과 같은 내용이 포함되었다.

"다시 잘 수 없을 것 같아."
"수면제 없이는 잠들 수 없어."
"오늘도 불면의 밤을 보내겠군."
"불면증이 점점 심해지고 있어."
"잠이 모자라."
"이런, 깼잖아!"

그런 다음 로렌은 매일 수면 일기에 다음과 같은 긍정적 생각 중 한 가지를 기록했다.

"나는 언제나 금세 다시 잠들어."

"내가 생각하는 것보다 잠을 덜 자도 돼."

"나는 점점 더 잠을 잘 자고 있어."

"이 방법들을 배우는 동안 내 수면은 개선될 거야."

"코어 수면만 취하면 내일 낮 시간에 제대로 생활할 수 있을 거야."

로렌의 결과는? 인지 재구성을 실행한 지 일주일 뒤, 로렌은 이렇게 말했다. "정말 오랜 시간 만에 최고의 일주일을 보냈어요." 4주 뒤, 로렌은 거의 7시간을 자게 되었다. 그리고 8주 뒤, 그녀는 내게 이렇게 말했다. "지금껏 제가 이뤄낸 발전을 생각하면 놀라울 따름이에요. 쉽고 빠르게 잠드는 데다, 자다가 깨는 일도 드물어졌어요. 하룻밤에 8시간 수면을 취하고 에너지도 넘쳐납니다. 게다가 전 두려움에 사로잡히지 않고 잠에 대해 생각하는 법을 배웠어요. 새로운 자신감을 찾았고 새로운 시각으로 나 자신을 바라보게 되었습니다. 정말 신나는 일이에요!"

매일 인지 재구성을 실행하다 보면, 잠에 대해 더 자신감을 갖고 긍정적으로 생각하기 시작할 것이다. 잠을 더욱 잘 통제하게 있게 되며, 그 결과 머지않아 쉽게 편하게 잠들게 될 것이다. 또한 부정적인 생각을 통제하고 더욱 긍정적으로 생각하는 자신을 발견할 것이다. 그리고 감정과 건강, 안녕에 생각이 얼마나 강력한 영향을 미치는지 깨달을 것이다.

이제는 〈60초 수면 일기〉를 쓸 때 맨 마지막에 잠에 대한 긍정적인 생각과 부정적인 생각을 적어보자. 잠에 대해 어떤 긍정적인 생각을 써야 할지 감이 잡히지 않는다면, 아래의 예시들을 활용해보자.

"코어 수면만 충족시키면 내 수행력은 크게 나빠지지 않을 것이다."

"나는 아마 내가 생각하는 것보다 잠을 많이 자고 있을 것이다."

"단순히 잠을 못 잤다고 해서 낮 동안의 컨디션이 나빠지지는 않는다."

"불면의 밤들을 보내고도 지금껏 살아남았다. 그러니 앞으로도 그럴 것이다."

"간밤에는 잘 자지 못했지만 오늘 밤에는 푹 잘 것이다. 내 몸이 부족한 코어 수면을 보충하려 할 것이기 때문이다."

"내가 낮 동안 제대로 생활하지 못하는 것은 잠에 대한 부정적인 생각 때문이기도 하다."

"사람마다 필요한 수면 시간은 다르다."

"불면증 때문에 질병이 발생한다는 증거는 없다."

"대부분의 경우 잠을 제대로 자지 못했을 때 발생할 수 있는 최악의 사태는 낮 동안 감정 상태가 나빠지는 것이다."

"5시간 30분을 잔 뒤에 깼다면 나는 코어 수면을 취한 것이다."

"밤 시간 동안 체온이 내려가므로 잠에 빠질 가능성이 더 높다."

"꿈을 꾸기 시작할 때, 또는 꿈이 끝날 때 잠에서 깨면 처음에는 더 각성된 것처럼 느껴지는 게 정상이다. 하지만 곧 졸음이 몰려올 것이다."

"낮 동안 체온이 오르므로 나의 신체 및 정신 기능은 향상될 것이다."

"이러한 행동 방법들을 학습한다면 내 수면은 개선돼 나갈 것이다."

"이러한 방법들은 다른 사람에게 효과가 있었으니 나에게도 효과가 있을 것이다."

6장 리셋 2 : 잠을 촉진하는 습관을 만들어라

수면 시스템을 강화하고
잠을 불러들이는 루틴 만들기

윌리엄은 모든 불면증 환자가 부러워할 만한 인물이다. 평생 불면증이라고는 모르고 살았기 때문이다. 그에게 침대는 잠을 알리는 매우 강력한 신호여서 저녁식사 시간에 카푸치노를 마시고 잠자리에 들기 전 아내와 말다툼을 하고도 베개에 머리를 대자마자 잠이 든다. 불면증 환자인 토드는 윌리엄과는 정반대다. 수년간의 불면증 때문에 침대는 그에게 좌절과 경각의 상징이 되었고, 이는 일종의 무의식적인 학습이 이루어진 셈이었다. 그 결과 잠자리에 들기만 해도 불안과 각성이 야기된다.

인간은 습관의 동물이다. 마찬가지로 수면도 습관이 만들어내는 것이다. 불면증 환자 대부분이 그러하듯 토드는 불면증을 해결하기 위해 생긴

많은 습관, 즉 부족한 잠을 보충하기 위해 일찍 잠자리에 들거나 침대에서 깨어 있는 상태로 휴식을 취하거나 "잠이 오지 않으면 그냥 더 노력할 거야" 같은 마음가짐을 갖는 것이 실제로는 병을 악화시킨다는 사실을 알지 못했다. 하지만 이러한 습관은 뇌의 수면 시스템을 약하게 만들고 각성과 너무나도 강하게 연관되어 불면증을 의미하는 강력한 신호가 된다.

이번 장에서는 뇌의 수면 시스템을 강화하고 침대와 잠을 긍정적으로 연관시키는 수면 습관과 행동에 대해 학습할 것이다. 이렇게 수면, 감정 상태, 에너지를 향상시키는 방법을 배우고 나면 수면을 바꿀 수 있다는 자신감이 강해질 것이다.

머릿속 수면 시스템을 강화하기 : 수면 스케줄법

• • •

수면 스케줄에는 잠자리에 드는 시각, 잠자리에서 나오는 시각, 침대에서 보내는 시간의 길이가 포함된다. 수면 스케줄법을 사용하여 수면을 향상시키기 위해서는 먼저 두 가지 기본적인 개념을 이해해야 한다. **수면 전 각성**과 **수면 효율**이 그것이다.

수면 전 각성은 아침에 잠자리에서 일어난 시각부터 잠자리에 들어 불을 끌 때까지의 시간을 말한다. 인간의 수면 시스템은 기본적인 원칙을 따른다. 수면 전 각성 시간이 길수록 수면에 대한 뇌의 압박이 커지고 잠을 더 잘 잘 수 있다.

여기에는 충분한 증거가 있다. 수면 전 각성 시간이 길수록 햇빛에 대한 노출과 신체 활동이 증가하여 체온이 오르내리는 폭이 커진다. 그 결과 인간의 수면 시스템은 강화되어 잠을 더 잘 자게 된다. 그러므로 잠자리에서 일찍 일어나고 늦게 잠자리에 들수록 수면 전 각성이 더 커지고, 결국 더 편하게 잠들 것이다. 게다가 자다가 깨는 횟수와 그 지속 시간이 짧아지므로 숙면을 취하면서 더 긴 시간 푹 잘 수 있게 될 것이다.

수면 효율은 잠을 잔 시간을 침대에서 있었던 시간으로 나눈 비율이다.

잠든 상태의 시간
침대에서 있었던 시간

〈60초 수면 일기〉에서 침대에 있었던 시간은 '조명을 끈' 시각에서 아침에 일어난 시각까지의 시간을 의미한다. 그러므로 밤에 침대에서 8시간을 보내고 실제로 잠을 잔 시간이 6시간이라면 당신의 수면 효율은 75퍼센트다. 잠을 잘 자는 사람들의 평균 수면 효율은 90퍼센트다. 즉, 침대에 있는 시간 가운데 고작 10퍼센트만 깨어 있는 것이다. 반대로 잠을 잘 자지 못하는 사람들의 수면 효율은 대체로 65퍼센트이며, 이는 침대에 있는 시간 가운데 3분의 1을 깨어 있는 상태에서 보낸다는 의미다.

불면증인지 아닌지를 구분하는 최고의 방법은 수면 시간이라고 생각할지 모른다. 하지만 실제로는 수면 효율이 더 정확한 척도이다.

또한 수면 효율은 잠을 잘 못 자는 습관을 만드는 데 1차적인 역할도 한다. 왜일까? 잠을 잘 자는 사람은 침대에 있는 시간 대부분을 잠든 상태로 보내고, 그 결과 침대가 잠을 의미하는 강력한 신호가 된다. 반면 불면증 환자들은 침대에 머무는 시간 중 3분의 1을 깨어 있는 상태로 보내며 긴장하고 좌절감을 느낀다. 그 결과 침대는 각성과 좌절을 일으키는 강력한 신호가 된다. 실제로 어떤 불면증 환자들은 침대에서 잠들어 있는 시간보다 깨어 있는 시간이 더 길다. 이 경우 침대는 잠이 아닌 강력한 각성 신호로 작용한다! 수면 효율을 개선하는 법을 배우면 침대는 잠을 일으키는 더욱 강한 신호가 되고, 그 결과 수면이 개선될 것이다.

잠을 보충하겠다는 생각은 버려라

• • •

수면 효율을 높이려면 우선 침대에 머무는 시간을 줄여야 한다. 그리고 잠자는 시간을 늘리는 법을 배워야 한다. 이 프로그램의 모든 방법은 더 쉽게 잠들고, 자다가 깨는 횟수와 지속 시간을 줄이며, 더 쉽게 다시 잠이 드는 데 도움이 되도록 만들어졌으므로 수면 효율을 향상시킬 것이다.

규칙적인 기상 시간 부족한 수면을 보충하기 위해 많은 불면증 환자가 주

말이나 잠을 못 잔 다음 날 늦잠을 잔다. 이런 전략은 수면 시간이나 침대에서 쉬는 시간을 몇 시간 늘려 단기적으로는 효과가 있을지 몰라도 장기적으로는 오히려 불면증을 악화시킨다. 여기에는 몇 가지 이유가 있다.

자연스러운 상태에서 오전에 기상할 경우, 체온 리듬이 오르기 시작하고 안구를 통해 햇빛이 들어오게 된다는 사실을 떠올려라. 주말이나 잠을 못 잔 다음 날 늦잠을 자면 이는 신체 활동과 햇빛에의 노출을 지연시켜 체온 리듬이 오르는 것을 지연시킨다. 체온이 몇 시간 늦게 오르는 시간의 길이만큼 저녁에 체온이 떨어지는 작용도 지연된다. 그러므로 정상적인 시각에 잠자리에 들려 해도 잠이 들 수 없다. 체온이 너무 높기 때문이다.

주말에 늦게 잠자리에 드는 것은 일요일 밤 불면증Sunday-night insomnia을 유발하는 1차적인 원인이다. 이는 불면증 환자에게서는 흔히 일어나는 현상이며 잠을 잘 자는 사람들에게까지 영향을 미칠 수 있다. 평일 출근을 앞둔 일요일 밤, 정신적으로 적응하려다 보니 긴장이 발생하여 잠을 못 이루는 것이라 생각할지 모른다. 하지만 일요일 밤의 불면증은 종종 주말에 늦게 자고 늦게 일어나 체온 리듬이 지연되고, 이 때문에 체온이 여전히 너무 높아 잠이 들기 어려워지는 데서 비롯된다.

체온 리듬을 되돌리는 방법이 있다. 일요일 밤에 늦게 잠자리에 들면 체온이 내려갈 시간을 벌 수 있다. 하지만 불면증 환자들은 정반대로 한다. 잠을 잘 자기 위해 잠자리에 더 일찍 드는 것이다.

이렇게 잠을 보충하려다가 발생하는 수면장애는 비행 시차가 일어나는 것과 같은 과정을 거친다. 비행 시차는 시간대를 빠르게 통과하여 햇빛에 노출되는 시간과 체온 리듬이 바뀌기 때문에 유발된다. 예를 들어 보스턴에 살고, 매일 밤 11시에 잠자리에 들었다가 오전 7시에 기상하는 사람이 있다고 가정해보자. 이 사람이 비행기를 타고 덴버로 가서 며칠 머문다면 체온이 2시간 늦게 오르고 떨어지기 시작할 것이다. 보스턴보다 덴버의 일출·일몰 시간이 2시간 늦기 때문이다. 그런 다음 보스턴으로 돌아와 평소처럼 밤 11시에 자려고 하면 체온 리듬은 덴버 시간으로 여전히 밤 9시를 가리킬 것이다. 이런 이유로 잠을 이루기 어려운 것은 물론이다.

한편, 주말이나 잠을 못 잔 다음 날 늦잠을 자면 햇빛에 대한 노출이 지연되므로 비행기에 오르지도 않은 채 비행 시차를 유발하게 된다! 단 한 시간의 비행 시차에도 민감하게 반응하는 사람이 있는 것처럼 기상 시간이 한 시간만 변해도 민감하게 반응하는 불면증 환자도 있다.

주말이나 잠을 못 잔 다음에 늦잠을 자면 수면 상태를 유지하기도 어려워진다. 오전에 늦잠을 잔 날, 평소와 같은 시각에 잠자리에 들면 수면 전 각성 시간이 줄어들고 체온 리듬의 상승 및 하락 폭이 최소화된다. 그 결과 수면 시스템이 약해지고 수면 상태를 유지하기가 어려워진다. 그러므로 수면 스케줄의 제1 규칙은 다음과 같다.

수면 스케줄의 제1 규칙 매일 비슷한 시각에 기상하라. 주말도 예외는 아니며 간밤에 잠을 얼마나 조금 잤는지, 얼마나 못 잤는지는 상관없다.

선호하는 기상 시간을 정한 다음 자명종을 설정하여 매일 그 기상 시간에서 1시간 반 이내로 일어나야 한다. 이른 오전에 신문을 읽거나 운동을 하거나 개를 산책시키는 등 즐거운 활동을 계획하면 일정한 시각에 침대에서 나올 확률을 높일 수 있다. 그리고 〈2주 차 주간 발전 노트〉274페이지를 사용하여 기상 시간이 일관되게 유지되는지 추적해야 한다.

만약 밤에 잠을 못 자서 부족한 수면을 보충해야겠다고 느낀다면, 그 시간을 1시간 이내로 제한하고 침대에서 나오자마자 햇빛을 보라. 이렇게 하면 체온이 상승하는 데 도움이 된다. 또한 그날 밤 침대에 들어가는 시각을 지연하여 늦잠 자는 일을 방지할 수 있다. 이렇게 지연하면 수면 전 경각 시간을 늘려나 체온이 떨어질 시간을 벌어준다.

일정한 기상 시각을 확립하면 더 쉽게, 더 깊게 잠들게 될 것이며 자다 깨는 횟수와 지속 시간이 줄어들 것이다. 또한 수면 효율이 향상되고, 침대가 잠을 부르는 강력한 신호로 변하여서 한층 푹 잘 수 있게 될 것이다.

일찍 누우면 빨리 잠들까 : 침대의 배신

• • •

불면증 환자들의 일반적인 잘못된 습관 가운데 하나는 침대에 일찍 들어 특정한 시각에 잠들 확률을 높이거나예를 들면 10시에 자기 위해 9시부터 잠자리에 눕는 식이다, 부족한 수면이나 침대에서의 휴식을 보충하려 하는 것이다. 아니면 그저 지루함을 탈피하고자 일찍 잠자리에 드는 불면증 환자도 있다.

하지만 잠자리에 일찍 들면 수면 시간이 늘어나기는커녕 실제로는 불면증만 악화된다. 여기에는 단순한 원칙이 작용한다. 잠자리에 일찍 들고 침대에서 더 많은 시간을 보내면 수면 전 각성 시간이 길어지고 수면 시스템을 약화시켜 상황이 나빠지는 것이다. 장기적인 관점에서 침대에서 보내는 시간이 증가하면 수면 효율이 떨어지고 침대는 각성을 의미하는 더욱 강력한 신호가 된다. 그러므로 두 번째 규칙은 이것이다.

수면 스케줄의 제2 규칙 침대에 머무는 시간을 줄여 평균적으로 하룻밤에 취하는 수면의 양을 최대한 비슷하게 맞춰라.

예를 들어, 수면 일기로 미루어보아 평균 5시간 수면을 위하고 침대에서 8시간을 보낸다면, 당신의 목표는 침대에서 머무는 시간을 5시간에 근접하게 만드는 것이다. 잠자리에 늦게 들거나 일찍 일어나거나 두 가지 모두 실행하면 이 목표를 달성할 수 있다.

침대에서 머무는 최대 허용 시간은 어떻게 계산할까? 평균 수면 시간에 한 시간을 더하면 된다. 그러므로 평균 6시간 수면을 취한다면 침대에서 머무는 시간은 최대 7시간을 넘지 않아야 한다. 하지만 침대에 머무는 시간을 5시간 30분 미만으로 제한하면 안 된다. 이렇게 하면 코어 수면을 취할 수 없다.

잠자리에 드는 시간 또한 계산할 수 있다. 원하는 기상 시각에서 침대에 머무는 최대 시간을 빼면 된다. 그리고 그 시간 이후에 잠자리에 누워야 한다. 예를 들어 침대에 머물 수 있는 최대 시간을 6시간으로 정하고 매일 오전 6시에 일어나려 한다면, 아무리 피곤해도 자정 전에 잠자리에 들어서는 안 된다.

일반적인 생각과는 달리, 침대 위에 있는 시간을 줄인다고 해서 수면 시간이 줄어들지는 않는다. 오히려 수면 전 경각 시간을 줄임으로써 수면 시스템을 강화하므로, 실제 수면 시간이 늘어나며 수면 효율 역시 향상된다. 그 결과 침대는 당신에게 잠을 부르는 더욱 강력한 신호가 될 것이다.

침대에 머무는 시간을 줄이는 일은 수면 효율이 85퍼센트로 개선될 때까지만 일시적으로 실행해야 한다(잠을 잘 자는 사람들은 수면 효율이 평균 90퍼센트 전후다). 수면 효율을 85퍼센트 이상으로 2주 동안 유지하면 침대에 있는 시간을 일주일에 15분씩 늘려도 된다. 단, 수면 효율이 떨어져서는 안 된다. 그러다 보면 스스로 만족스러운 수면의 양을 얻게 되는 시점이 올 것이다. 〈2주 차 발전 노트〉를 사용하여 자신의 수면 효율을 추적하라.

침대에서 머무는 시간을 줄여 자신의 평균 수면 시간과 비슷하게 맞추려면 다음을 참고하라.

❶ 잠자리에 늦게 들거나, 일찍 일어나거나. ─당신은 앞으로 이 두 가지 혹은 두 가지 모두를 실행할 것이다. 이렇게 해서 생긴 여분의 시간은 다른 일을 하거나 즐거운 활동을 하는 기회로 활용하라.

❷ 너무 피곤해서 잠자리에 드는 시각을 늦추기 힘들다면, 새로 설정한 취침 시간까지 산책, 가사 등 신체 활동을 하라. 저녁 내내 앉아서 TV를 시청하거나 소파에 누워있으면서 활동하지 않으면 취침 시각을 지연하기가 더 어렵다.

❸ 인간의 수면 시스템은 껐다 켜는 스위치처럼 작동하지 않는다. 밤 11시까지 전력으로 일하다가 11시 30분에 잠자리에 든다고 바로 숙면을 취할 수 없는 이유가 여기 있다.

가벼운 독서, 취미생활, 음악 감상 등 긴장을 푸는 활동을 통해 잠자리에 들기 전 조금씩 안정되는 시간을 가져야 한다. 이렇게 심신을 안정하는 동안에는 전화통화, 논쟁이나 감정 소모가 많은 대화, 업무와 관련한 활동, 컴퓨터, 가계부 쓰기, 불쾌한 TV 프로그램 시청 등의 자극적인 활동을 피해야 한다.

그러나 너무 긴장이 풀려 새로 정한 취침 시각까지 버틸 수 없다면 가벼운 신체 활동을 하라. TV 광고 시간 동안, 또는 책을 10페이지 읽을 때마다 실내에서 가볍게 맨손체조를 하는 것도 좋다.

❹ 일찍 일어나서 침대에 머무는 시간을 줄이기로 결심했다면 새로 설정한 기상 시각에 운동, 강아지 산책시키기, 신문 읽으면서 커피 한 잔 마시기 등의 활동을 하라. 이러한 전략은 잠에서 더 확실하게 깨는 데 도움이 되고, 빨라진 기상 시각을 지킬 가능성이 높아질 것이다.

단 10분이라도 낮잠을 자야 하는 이유

• • •

오후 중반, 특히 잠을 잘 자지 못한 다음 날 오후에 컨디션이 떨어지는 이유가 궁금한 적이 있는가? 많은 사람이 점심을 과하게 먹어서 몸과 감정이 처진다고 생각한다. 하지만 실제로 이런 현상이 일어나는 것은 인간이 오후 중간에 낮잠을 자야 하기 때문이다.

유아와 노년층에게 오후 낮잠은 너무나도 당연한 것이다. 또한 오후에 낮잠을 자는 시에스타siesta가 존재하는 문화권도 있다. 몇 가지 증거들을 근거로 수면 연구가들은 결국 같은 결론에 도달했다. "자연은 의도적으로 하루 중 중간에 낮잠을 자도록 인간을 만들었다." 이렇듯 우리는 오후 중간에 잠이 들도록 생물학적으로 준비가 되어 있다. 여기에 더불어 체온이 약간 떨어지므로, 점심 식사 여부와 상관없이 오후가 되면 졸음이 쏟아지게 된다. 그 강도는 밤에 본격적으로 잘 때만큼이나 강하다. 평소 잠을 잘 자는 덕에 충분히 휴식을 취한 사람도 이 졸음은 어쩔 수 없다. 수면 연구가들은 특히 밤에 잠을 잘 자지 못한 다음 날 오후, 컨디션이 저하되면 수행력 또한 낮아진다는 사실도 밝혀냈다.

오후 낮잠은 많은 문화권, 특히 적도 부근의 지역에서 일상의 한 부분을 차지한다. 이 사실을 보면 낮잠은 뜨거운 한낮의 태양으로부터 벗어나기 위한 진화의 메커니즘 가운데 일부일 수 있다. 하지만 밤에는 반드시 잠을 자야 하는 것과 달리 낮잠을 자고자 하는 충동은 상대적으로 약하기 때문에 억제하거나 카페인으로 감출 수 있다. 또한 산업화 사회에서 사람들은 낮에 일을 해야 하므로 결국 낮잠 문화는 점차 사라지는 추세다. 안타깝게도 이렇듯 낮잠이 줄어들면 오후에 기민성과 수행 능력이 떨어질 가능성이 있다.

특히 밤에 잠을 잘 자지 못한 다음 날 오후에 단 10분이라도 자면 감정 상태와 심신의 능력이 향상될 수 있다. 장거리 노선을 운행하는 비행기 조종사들을 대상으로 한 연구에서는 직접 비행기를 조종하지 않을 때 조종실에서 짧게 낮잠을 자도록 허용하면 피로감이 줄고 기민성과 경각심이 증가하며 수행력이 향상되었다. 또한 낮잠에 다른 건강상의 장점이 있음을 보여주는 증거들도 있다. 그리스에서 진행한 연구에 따르면, 낮잠을 잔 사람들의 관상동맥 질환 발생률이 30퍼센트 감소했다.

푹 자지 못한 다음 날 오후에 기회가 있다면 낮잠을 자라. 자고 나면 컨디션과 에너지가 상승할 것이다. 하지만 낮잠은 오후 4시 이전, 45분 이내로 제한해야 한다. 그렇지 않으면 깊은 수면에 접어들어 낮잠에서 깬 뒤한 동안 경각 상태로 돌아가지 못하고 야간 수면에 대한 압박이 줄어든다.

흥미롭게도 오후 중에 단순히 휴식을 취하는 것만으로도 감정 상태가 향상된다는 증거도 있다. 오후 낮잠이 감정 상태를 개선하는 데 미치는 영향에서 어쩌면 수면은 반드시 필요한 요소가 아닐 수도 있다. 휴식을 취할 때와 낮잠을 잘 때의 공통점, 즉 긴장을 푸는 시간을 갖는다는 게 중요할지 모른다.

침대를 떠올리면 잠이 오게 만들어라 : 자극 통제법

• • •

우리의 일상적인 행동 가운데 많은 부분이 환경 안에 존재하는 학습된 신호, 즉 자극에 의해 영향을 받는다. 예를 들어 오랜 세월 영화관에 가면 늘 팝콘을 먹어왔기 때문에 사람들은 저녁을 거하게 먹고도 영화관에 가면 팝콘을 먹고 싶어 한다. 이는 반복된 패턴의 결과 영화관이 팝콘을 먹는 일을 의미하는 학습된 신호가 되었다는 사실을 근거로 한다. 이것이 바로 자극에 의해 행동이 통제된다는 사실을 보여주는 사례다.

자극 통제의 또 다른 예로는 시계가 정오를 가리키거나 주방으로 들어갔을 때 허기를 느끼는 현상, 낮에 전화가 왔을 때는 멀쩡하다가 밤에 전화가 오면 불안해지는 현상, 흡연자가 커피를 마실 때마다 담배를 찾는 현상 등이 있다. 각각의 상황에서 환경적 신호가 행동에 영향을 준다.

낮 시간의 수많은 행동이 그러하듯 잠도 자극의 통제를 받는다. 잠을 잘 자는 사람은 오랜 세월 잠자리에서 편안히 수면을 취해왔기 때문에 침대를 잠과 연결된 강력한 신호로 받아들인다. 실제로 잠을 잘 자는 사람이 TV를 시청하거나 책을 읽으려는 생각을 갖고 침대에 드는 경우는 드물고, 그렇게 한다 해도 곧 잠을 자지 않고는 못 배기게 된다.

잠을 잘 자지 못하는 사람은 그 반대다. 이런 사람은 너무도 많은 밤을 깨어 있는 상태로 보냈기 때문에 침대와 침실을 불면과 직결된 강력한 신호로 이해한다. 그 결과 침대에 들어가기만 해도 학습된 흥분 반응과 각성이 유발된다. 실제로 불면증 환자들은 거실 TV 앞에서 잠이 들었다가도 본격적으로 잠을 자려고 침대에 눕는 순간 정신이 말똥말똥해지는 상황을 자주 겪는다.

불면증 환자는 침대를 각성 신호로 만드는 다양한 행동을 한다. 침실에서 TV를 시청하는 사람도 있고 전화 통화를 하거나 업무 관련 자료를 검토하는 사람, 또는 공부를 하거나 배우자와 문제를 해결하려는 사람도 있다. 아니면 자신은 졸리지 않은데 배우자가 잠자리에 든다는 이유로 침대에 눕는 사람도 있다. 이 경우 침대와 각성 상태의 연관성이 강해진다.

또한 억지로 자려는 행동도 침대를 각성 신호로 만든다. 이럴 때 사람들은 "조금만 더 노력하면 결국 잠을 잘 거야"라고 생각하지만 억지로 자는 일은 불가능하다. 실제로 이렇게 시도하면 역효과가 일어나 신체적·정신적 흥분이 더 배가되고, 결국 각성 시스템이 강해진다.

잠을 자려고 노력했을 때 어떤 영향이 발생하는지를 보여주는 연구가 있다. 실험 참가자들 가운데 한 집단에는 가장 빨리 잠이 든 사람에게 상금이 주어질 거라는 조건을 내건 반면, 다른 집단은 그냥 평소대로 잠을 자도록 했다. 그 결과, 상금을 제공받는 조건의 실험 참가자들은 그렇지 않은 참가자들에 비해 잠을 자기까지 3배의 시간이 걸렸다. 이 연구가 보여주듯 잠들기 위해 노력하면 뇌파와 심장박동, 호흡이 빨라지고 근육 긴장도가 높아지는 등 정신 및 신체 흥분이 증가된다. 그 결과 잠드는 일이 더 어려워지고 침대를 각성과 연관시키게 된다.

자극 통제 과정은 원래 리처드 부트친Richard Bootzin 박사가 침대와 불면증 사이의 연결을 비학습화하기 위해 개발했다. 이 과정을 실행하기 쉽게 만들기 위해 나는 부트친 박사의 원래 방법을 약간 변형했다. 이 변형된 과정은 더 쉽게 침대를 졸음, 그리고 잠과 연관시켜줄 것이다. 그 기본 단계는 다음과 같다.

자극 통제의 제1 단계 침실은 잠을 자고 성생활하는 용도로만 사용한다.

TV를 시청하거나 일, 또는 공부를 하거나 전화통화를 하는 용도로 사용하지 말라. 침대에서 책을 읽거나 TV를 시청하는 것이 잠드는 데 도움이 된다면 20~30분 정도로 시간을 제한하라. 이렇게 해야 잠을 잘 수 있을 거라는 희망에 장시간 동안 독서나 TV 시청을 하지 않을 수 있다. 필요하다면 조명이나 TV가 꺼지도록 타이머를 맞춰놓아라. 그래야 잠들더라도 쉽게 깨지 않을 수 있다. 당신이 목표로 삼아야 할 것은 각성이 아니라 침실을 졸음 및 잠과 연관시키는 것이다.

자극 통제의 제2 단계 목표는 침대를 잠과 연관시키는 것이다. 그러므로 확실하게 졸릴 때 조명을 꺼야 한다.

덜 졸린데 조명을 끄면, 깨어 있는 상태로 누워 생각하고 억지로 잠을 청할 가능성이 높다. 침대에서 지내는 시간을 줄이기 위해 전보다 늦게 잠자리에 들거나 일찍 기상할 것이므로 취침 시각이 되면 자연스럽게 더 졸려질 것이다.

또한 시간이 몇 시가 되었다든지 침대를 함께 쓰는 사람이 잘 시간이 되었다든지, 저녁 뉴스가 끝났다는 등의 외부적인 신호에 의존하지 말고 눈이 감기거나 고개를 꾸벅거리거나 책의 같은 줄을 반복해서 읽는 등의 내적 신호를 읽는 법을 배워야 한다. 당신의 목표는 침대를 졸음과 연관시키는 것이다.

자극 통제의 제3 단계 잠자리에 든 지 20~30분 안에 잠이 들지 않거나 자다가 깨서 같은 시간 동안 다시 잘 수 없다면 침대에 누운 채 뒤척이지 말라.

시계 소리에 집중해봐야 잠드는 일에 대해 불안감만 높아지므로 일정한 시간 제한을 두고 침대를 벗어나야 한다. 대신 다른 방으로 가거나 침대에 앉아 TV를 보거나 책이나 잡지 읽기 같이 차분하고 긴장을 완화하는 활동을 하라. 그러다가 졸음이 몰려오면 다시 잠을 자려고 시도해보라. 잠이 들 때까지 이 과정을 가능한 자주 반복하라.

잠을 이룰 수 없을 때 한 시간 안에 다시 잠들 수 있다면 침대에 머물며 책을 읽거나 TV를 시청해도 좋다. 그렇지 않다면 당신은 침대를 각성과 연관시킬 것이다. 잠이 오지 않아 다른 방으로 가더라도 소파에서 그대로 잠들면 안 된다. 이렇게 하면 소파를 자신이 잠들 수 있는 유일한 장소라고 스스로를 학습시키게 된다.

잠이 오지 않을 때면 "몇 분만 더 기다리면 잘 수 있을 거야"라는 기대로 그저 침대에 누워 있고 싶을지 모른다. 아니면 "잠이 오지 않을 때 책을 읽으면 더 정신이 말똥말똥해질 테니 이대로 누워 있어야 해"라고 생각할 수도 있다. 하지만 더 오래 침대에 누워 몸을 뒤척이며 잠을 자려 애쓸수록 깨어 있는 시간은 길어진다는 사실을 깨달아야 한다.

한편, 잠이 오지 않을 때 침대에서 뭔가를 읽거나 침대 밖으로 나오면 옆사람의 수면을 방해할까 봐 걱정이 될 수도 있다. 하지만 '침대 파트너' 대부분은 당신의 수면과 감정 상태가 향상될 수만 있다면 이렇게 미미한 불편함을 감수할 것이다. 더군다나 침대에서 책을 읽거나 침대 밖으로 나가는 것보다 이러지리 뒤척이는 것이 옆사람에게는 잠자는 데 더 방해가 된다.

마지막으로, 잠이 오지 않을 때 긴장을 완화시켜주는 활동을 찾아야 한다. 그렇지 않으면 지루하게 잠이 오기를 기다리다 좌절감을 느끼고, 결국 불면증이 악화될 것이다.

이상의 내용들을 반복해서 실행하다 보면 자극 통제 과정을 통해 더 쉽게 잠드는 법을 배울 수 있다. 또한 잠자리를 노력할 무엇이 아니라 졸음, 그리고 잠 그 자체와 연관시키게 될 것이다. 침대는 각성이 아니라 잠을 의미하는 더욱 강력한 신호가 될 것이다. 다음은 그런 환자의 이야기다.

마이클은 한밤중에 깨어 있는 시간이 평균 2시간이나 되는 상태에서 내 프로그램에 참여했다. 그는 일상적으로 침대에서 업무 관련 자료를 검토하거나 TV를 시청했고, 밤에 다시 잠들지 못할 때면 몸을 뒤척이며 누워 있었다.

이를 개선하기 위해 그는 매일 밤 자극 통제 방법을 실행하기 시작했다. 더 이상 침실을 사무실로 사용하지 않았고 침실에서 TV를 시청하던 습관도 버렸다. 또한 20분 안에 다시 잠들지 못하면 책 읽기를 택했다.

쉽지는 않았지만 마이클은 자극 통제 과정을 충실히 지켜나갔다. 첫 번째 주에는 수면이 크게 개선되지는 않았지만 두 번째 주에는 스스로 알아차릴 정도로 개선되었다. 그리고 자극 통제 과정을 꾸준히 실행한 지 4주 뒤, 마이클은 대부분의 밤에 잠에서 깼다가도 20분 안에 다시 잠들었고 잠에 대해 훨씬 느긋한 마음을 갖게 되었다.

7장 리셋 3 : 잠과 관련된 삶의 요소들을 조정하라

밤 잠에 영향을 미치는
생활 방식과 환경을 리셋하라

개인이 가진 생활 방식의 다양한 면모는 수면에 영향을 미친다. 이번 장에서 우리는 수면을 개선하기 위해 운동, 햇빛, 기타 수많은 요인을 이용하는 법을 살펴볼 것이다.

이렇게 실행하는 일 중에는 불면증을 호전시킬 뿐 아니라 기본적인 면에서 당신의 삶에 상당한 변화를 가져올 것들도 많다. 또한 이러한 방법은 더 건강하고 행복하게 오래 사는 데 도움을 준다. 나아가 더 건강한 자아상을 만들고 삶의 질을 향상시키는 데 일조할 것이다.

움직여라, 그러면 잠과 삶의 질이 바뀔 것이니

• • •

왜 인간은 움직여야 하는가 수만 년 동안 인류는 신체 활동에 적합한 방식으로 진화했다. 실제로 인류의 초기 조상은 매일 생존을 위해 사냥과 식량 채집 같은 신체 활동을 해야 했다. 이후에도 곡물의 씨를 뿌리고 재배하며 추수하기 위한 방향으로 진화하는 데 신체적 활동이 필요했다.

하지만 놀랍도록 짧은 시간 안에 인간의 신체 활동은 급격하게 줄었다. 여기에는 수많은 원인이 있지만 주범은 바로 실내 근무, 컴퓨터, 노동을 절약해주는 장비, 자동차, TV가 있다. 이러한 현대 과학 기술은 인간의 삶을 더 편리하게 만들기 위해 발전했지만 실제로는 우리가 책상 앞, 자동차 안, 또는 TV 앞에 앉아 있는 자동화된 생활 방식을 취하게 만들었다. 인간은 소파에 죽치고 앉아 있도록 진화하지 않았지만, 우리 가운데 다수는 TV 채널을 돌리거나 주차장 문을 여는 일조차 자기 손으로 하지 않는다.

정적인 생활 방식의 부정적인 결과에 대해서는 누구나 잘 알고 있다. 그럼에도 비활동적이고 과체중인 인구는 미국 성인의 25퍼센트 이상이며, 특히 아동의 비율은 위험 수준이다. 그리고 그 결과 미국인 가운데 적지 않은 비율이 심장질환, 고혈압, 당뇨, 일부 암 등 신체 활동 부족 및 비만과 직접적으로 연관된 만성질환에 시달리고 있다.

이러한 질병을 지닌 사람들이 조기 사망할 위험이 매우 높은 것은 놀랄 일이 아니다. 미국에서 매년 신체 활동 부족 때문에 사망하는 사람은 전체 사망자 10명 중 한 명 이상이다.

운동의 다양한 장점　정적인 방식으로 생활하던 성인이 신체 활동을 늘리면 매우 다양한 신체 및 정신적 장점을 경험할 것이다.

우선 체중이 줄어들고 외모가 개선되며, 자신의 몸에 대해 긍정적인 신체상을 가지게 된다. 둘째, 불안과 스트레스, 우울감이 감소한다. 셋째, 감정 상태가 개선되고, 에너지와 행복감이 증진된다. 넷째, 자존감과 자신감, 자기 통제감이 향상된다. 다섯째, 건강과 삶의 질이 향상되며 수명이 길어진다. 마지막으로 운동은 통증 및 장애를 감소시키는 효과도 있다.

규칙적으로 운동하면 심혈관계 기능이 향상되고, 골밀도가 높아지며, 면역 기능이 강화되고, 혈압과 콜레스테롤 수치가 낮아져 건강을 증진할 수 있다. 신체 활동이 많은 사람은 심장관상동맥질환, 고혈압, 당뇨, 골다공증, 비만, 척추 질병, 대장암에 걸릴 확률이 훨씬 낮다.

운동은 정신적 기능도 향상시킨다. 운동은 과도한 신체 긴장의 배출구로서 분노와 불안을 해소하는 건강한 방식이다. 운동은 수많은 항불안제보다 효과적으로 불안을 감소시킨다. 연구 결과 이러한 불안 진정 효과는 운동을 마친 지 5~10분 안에 일어나며 최소한 몇 시간 동안 지속된다는 사실이 밝혀졌다. 그러므로 신체적으로 활동적인 사람들은 불안증과 우울증 같은 정신질환이 발병할 확률이 낮다.

우울증 환자에게 운동은 효과적인 치료법이다. 한 연구는 경증에서 그리 심각하지 않은 수준의 우울증을 앓는 사람들의 경우 운동 프로그램을 시작한 지 일주일 안에 상태가 호전되었다고 보고했다. 또한 시간이 지나면서 병세가 같은 우울증 환자 가운데 단기, 또는 장기 정신과 치료를 받은 사람들보다 병세가 나아졌다. 또한 운동은 자존감을 높여 감정적인 건강도 개선시켰다. 운동하는 사람들은 자신과 자신의 몸에 대해 긍정적으로 느낀다. 그리고 외모도 향상되는데, 타인이 운동을 해서 외모가 나아졌다는 칭찬을 하면 자존감은 한층 더 높아진다.

운동은 이처럼 매우 다양한 신체 및 정신적 장점을 지니고 있다. 운동이 약이었다면 의심할 여지없이 가장 다양한 용도로 처방되었을 것이다. 신체 활동이 중요하다는 증거도 있고 사람들 역시 그 사실을 분명히 인정하고 있다. 그런데도 수많은 미국 성인이 여전히 정적인 생활을 한다는 사실은 놀랍기만 하다.

수면 보조제로서의 운동   운동에 대한 사실 가운데 불면증과 특히 관련성이 높은 것이 두 가지 있다. 하나는 잠을 잘 자는 사람들에 비해 불면증 환자들이 더 정적인 생활을 한다는 것이다. 부족한 신체 활동 때문에 하루 동안 오르내리는 체온 리듬이 억제되어 이로 인해 불면증이 유발되는 것이다. 그 결과 많은 사람이 불면증 때문에 에너지와 신체 활동이 감소하고, 다시금 불면증이 악화되는 불면증의 고리에 갇힌다.

또 하나는 운동을 하면 체온이 상당히 많이 올랐다가 몇 시간 뒤 이에 대한 반동으로 떨어지고, 이것이 수면을 개선하는 역할을 한다는 것이다. 이렇게 내려간 체온은 운동을 마친 뒤 2~4시간 동안 지속되어 잠드는 데 도움이 되고 수면 상태를 유지하기 쉽게 해 준다.

운동이 수면에 미치는 긍정적인 효과는 잠자리에 들기 3~6시간 전에 운동을 할 때 가장 커진다. 하지만 3시간 이내에 운동을 하면 체온이 너무 높아져서 잠드는 데 오히려 방해가 될 수 있다.

또한 운동은 신체적 스트레스 요인이라는 점에서도 수면을 향상시킨다. 인간의 뇌는 깊은 수면을 증가시켜 신체적 스트레스를 보상하므로, 운동을 하고 나면 더 깊이 잘 수 있다. 낮 시간에 야외에서 운동을 하면 햇빛에 대한 노출이 증가하여 수면이 개선될 여지도 존재한다. 햇빛에 대한 노출이 체온 리듬을 동기화함으로써 잠들기 좋은 몸상태를 만드는 것이다.

내 환자 가운데 한 명이었던 메리 엘런의 이야기는 운동이 수면에 긍정적인 영향을 미친다는 사실을 보여준다. 40세의 주부인 메리는 잠드는 것을 힘들어했고, 자다가도 자주 깨는 문제 때문에 내 프로그램에 참가했다. 메리의 수면 일기를 보자 그녀가 밤에 잠들기까지 평균 1시간이 걸리고 자다가 깨서 보내는 시간을 모두 합하면 90분이라는 사실이 드러났다.

나는 정적인 생활을 하는 메리에게 운동 프로그램을 시작하라고 권유했고, 그녀는 오후 늦게 30분 동안 경쾌하게 걷기를 실행하기로 했다. 몇 주 지나지 않아 그녀는 매일 밤 침대에 누운 지 30분 이내로 잠이 들었고 자다가 깨는 횟수와 지속 시간도 약 50퍼센트로 감소했다. 자고 나면 피로가 풀린 느낌이 들었고, 감정 상태와 컨디션 또한 향상되기 시작했다.

메리의 불면증이 치유된 데는 그밖에도 여러 원인들이 있었지만, 수면에 매우 강력한 긍정적인 영향을 미친 것은 운동이었다.

운동이 수면에 미치는 긍정적인 영향을 보여주는 또 다른 사례가 있다. 스탠퍼드 의대 연구진은 정적인 생활을 하며 불면증을 앓고 있는 55~75세의 성인을 대상으로 운동이 수면 패턴에 미치는 영향에 대해 연구했다. 실험 대상자들은 격일로 오후에 걷기, 저강도 유산소 운동, 실내 운동용 자전거 타기 같은 운동을 20~30분 동안 했다. 결과는 어땠을 것 같은가? 잠들기까지 걸리는 시간은 반으로 줄고 전체 수면 시간이 거의 1시간이나 증가했다.

신체 활동 대 고강도 운동　이 같은 다양한 이점에도 불구하고, 미국에서 운동을 하는 성인은 왜 그토록 적은 것일까? 사람들이 흔히 하는 변명은 다음과 같다.

"너무 바빠서 운동할 틈이 없어."
"몸이 힘들거나 땀을 흘리는 게 싫어."
"운동은 너무 지루하고 너무 힘들어."

"날씨가 너무 나빠."

"운동이 재미있는 줄 모르겠어."

　사람들이 운동을 하지 않는 주된 이유는 운동하면 땀에 젖고 기진맥진한다는 고정관념, 즉 운동은 고통을 수반한 신체적 노동을 의미한다는 잘못된 개념 때문일 것이다. 일주일에 3~5회, 20~30분 동안 고강도 운동을 해야 한다고 강조하는 분위기도 이런 잘못된 개념이 자리 잡은 원인 가운데 하나다. 결국 수많은 사람이 운동을 포기하고 산다.

　과학적 연구를 통해 고강도 운동이 아니라 중간 강도의 신체 활동만으로도 건강에 상당한 도움을 줄 수 있다는 사실이 명확하게 드러났다. 1996년, 일반 외과의사 및 전문가들은 매일의 신체 활동으로 구성된 더 온화하고 쉬운 운동 프로그램에 대한 지침을 권장했다. 이는 성인이 활동적인 상태를 유지하도록 독려하는 프로그램이다. 이 지침은 매일은 아니더라도 가능한 꾸준히 중간 강도의 신체 활동을 30분 이상 할 것을 권장했다. 여기에는 세차, 승강기 대신 계단 오르기, 자동차 대신 자전거 이용하기 등 많은 정상적인 일상적인 활동이 포함된다.

　반드시 이러한 활동을 한 번에 할 필요는 없으며, 몇 번으로 짧게 쪼갤 수도 있다. 모두 합쳐 하루에 30분 이상, 평균 200칼로리를 충분히 소모할 만한 신체 활동을 매일 하면 된다. 운동의 강도보다 중요한 것은 전체 활동량이다. 헬스클럽에 가지 않더라도, 신체 활동을 통해 땀을 흘리면 운동이 건강에 미치는 긍정적인 영향을 얻을 수 있는 것이다! 중간 강도의 신체 활동으로는 다음과 같은 것이 있다.

숙면에 도움이 되는 중간 강도의 신체 활동

- 집 정리, 일반적인 청소, 가벼운 인테리어(수리), 화분 또는 정원 손질
- 계단 오르기
- 아이들과 몸을 써서 놀아주기, 유모차 밀기
- 세차, 창문이나 바닥 닦기
- 시간당 약 4.8~6.5킬로미터의 속도로 경쾌하게 걷기
- 취미로, 또는 출퇴근할 때 자전거 타기
- 탁구나 복식 테니스

약간 더 격렬하고, 건강 증진에 더욱 도움이 되는 신체 활동

- 오르막길에서 걷기, 또는 짐을 지고 경쾌하게 걷기
- 가구 옮기기
- 낮에 하이킹하기나 배낭 메고 걷기
- 춤추기나 빠르게 자전거 타기, 격렬하게 수영하기
- 농구, 단식 테니스, 달리기
- 라켓볼, 스키머신, 러닝머신, 스텝머신
- 유산소 운동이나 크로스컨트리 스키

중간 강도의 신체 활동 프로그램을 시작하기에 앞서 일주일에 몇 차례, 짧은 시간 동안 낮은 강도의 활동부터 시도해보자. 그런 다음 점차 지속 시간과 빈도를 늘려 신체 활동의 수위를 높이는 것이 바람직하다.

더 격렬한 신체 운동을 시작할 계획이거나 만성질환을 앓고 있다면 의사의 자문을 구해 보다 안전한 프로그램을 계획해야 한다. 또한 격렬한 운동 전후에는 몇 분 동안 스트레칭을 통해 근육을 풀어줘야 부상 위험을 줄일 수 있다.

중간 강도의 신체 활동에 집중하는 것과 더불어 다음 지침을 따르면 신체적으로 활동적인 상태를 유지할 확률이 높아진다.

❶ 자신이 즐기고 만족감을 느끼는 활동을 선택하라. 어떤 사람에게는 효과가 있는 활동이 다른 누군가에게는 고문일 수 있다. 또한 혹자는 음악을 감상하거나 TV를 시청하면서 운동을 함으로써 더 즐겁게 신체 활동을 하기도 한다.

❷ 신체 활동과 운동을 정해진 일상에서 탈출하는 수단으로 여겨라. 이 시간을 과거, 미래, 그리고 문제와 걱정이 아니라 자신을 둘러싼 환경과 현재에 집중하는 기회로 사용하라.

❸ 얼마나 잘하는지가 아니라 활동 자체에 초점을 맞춰라. 예를 들어 걷기를 한다면 얼마나 빨리, 많은 거리를 걷는지는 중요하지 않다. 그저 걷는다는 그 자체가 중요하다.

❹ 다양한 활동과 운동을 실행하라. 몇 가지를 정해놓고 그 가운데 한 가지씩 선택하면 덜 싫증 날 것이다.

❺ 리모컨, 로봇청소기처럼 노동력을 절약하는 장비의 사용을 피하라.

❻ 가까운 사람들과 함께 자전거를 타거나 테니스를 치는 등 취미생활을 공유하라. 가족이나 친구와 함께 운동하면 그 시간을 소중히 여기게 되고, 재미와 보람이 높아진다.

❼ 아플 때, 부상을 당하거나 컨디션이 나쁠 때처럼 때로 운동을 할 수 없는 기간이 생길 것을 예상하라. 강박적으로 운동할 필요는 없다.

❽ 너무 덥거나 추울 때는 환경에 맞춰서 운동 장소를 실내로 옮기거나 시간대를 변경하라. 예를 들어 냉난방 시설이 잘 되어 있는 대형 쇼핑몰은 한여름이나 한겨울에 걷기 운동을 하기 이상적인 장소이다.

운동을 할 수 없는가? 그렇다면 목욕을 하라 몇몇 연구 결과 뜨거운 물에서 목욕하는 것도 운동처럼 체온의 상승과 하락을 유발하여 수면을 개선한다는 사실이 드러났다. 단, 물의 온도는 상당히 높아야 하고 약 25분 동안 뜨거운 상태가 유지되어야 한다. 또한 운동한 뒤보다 목욕한 뒤에 체온이 더 급격하게 떨어지므로 잠자리에 들기 약 2시간 전에 목욕을 마쳐야 한다. 반대로 잠자리에 들기 직전 목욕하는 것도 체온을 너무 올려 잠들기 어려울 수 있다.

뜨거운 물로 목욕하기는 수면에 도움을 주지만 운동만큼 효과적으로 수면을 향상시키지는 않는다. 운동했을 때처럼 체온이 많이 변화하지 않기 때문이다. 하지만 뜨거운 물로 목욕하기는 잠자리에 들기 전에 긴장을 완화하는 매우 좋은 방법이며, 운동할 수 없을 때 훌륭한 대안이 된다.

뇌 운동하기 잠을 잘 자기 위해 인간은 신체 활동을 해야 한다. 마찬가지로 정신적 활동도 해야 한다. 단, 잘 시간에 해서는 안 된다. 지루함은 수면에 대한 압박을 감소시켜 불면증의 원인이 될 수 있다. 뇌가 활성화되지 않았기 때문이다. 지루함에서 벗어나려고 침대에서 더 많은 시간을 보내는 사람도 있는데, 누차 강조했듯 이는 불면증에 일조할 뿐이다.

지루함을 줄이려면 집에 앉아 있지 말라. 소파에 파묻혀 있거나, TV만 시청하지도 말라. 대신 강의를 듣고 컴퓨터 사용법을 배우거나 새로운 취미 활동을 하고 책을 읽어라. 또는 여행을 하거나 사교활동을 하라. 연구 결과 정신적·지적 자극은 수면에 대한 압박을 증가시킨다는 사실이 밝혀졌다. 그리고 삶에 흥미진진함을 더할 수 있다!

일어나자마자 커튼을 열어야 하는 이유

• • •

햇빛과 수면의 상관관계 하루를 주기로 하는 빛과 어둠의 순환은 뇌에서 자연적으로 생성되는 호르몬인 멜라토닌에 영향을 미친다. 그리고 앞서 살펴보았듯이 수면과 체온에도 직접적인 영향을 준다. 햇빛이 홍채를 통해 눈으로 들어오면 멜라토닌 수치는 감소하고, 이는 체온이 오르고 각성을 촉진하는 신호가 된다. 어둠은 멜라토닌 수치가 증가하고 체온이 떨어져 수면을 촉진하게 만든다.

거의 모든 진화의 역사에서 인류는 낮에는 햇빛이 존재하고 밤에는 어둠이 존재하는 자연스러운 순환에 노출되었다. 하지만 현대 과학의 발전으로 인해 빛과 어둠에 대한 노출 정도는 현격하게 변화되었다. 현대인들은 거주지와 상관없이 낮 동안 평균 한 시간 정도밖에 햇빛을 쬐지 못하며, 특히 도시인들은 밤이면 끊이지 않는 조명에 노출된다. 이는 수많은 사람이 진짜 어두운 상태가 아닌 밤을 보내고 있다는 뜻이다.

이 같은 문제의 주된 원인은 대부분 실내에서 일을 한다는 데 있다. 밝을 조명을 갖춘 공간은 약 500럭스의 빛을 가지는 반면, 해가 뜰 때는 1만 럭스, 여름철 낮 12시에는 1십만 럭스의 빛이 내리쬔다. 낮 시간을 실내에서 보낸다는 것은 뇌 입장에서는 종일 어둠 속에서 보내는 것과 같다!

밝은 자연광과 완전한 어둠에 노출되는 기회가 줄면 멜라토닌 분비와 체온 리듬이 변화되고, 그 결과 수면장애가 악화될 수 있다. 시각장애인의 최대 90퍼센트가 수면장애를 겪는 이유가 바로 이것이다. 마찬가지로 밝은 빛에 충분히 노출되지 않으면 주간의 감정 상태와 에너지, 기민함의 수준에도 악영향을 미칠 수 있다. 예를 들어 낮이 가장 짧아 햇빛의 양이 가장 적은 겨울철에 감정 상태와 에너지가 최악이라는 연구 결과도 있다. 더 나아가 경도가 높은 지역의 사람들은 태양광이 적은 겨울철이면 우울증과 수면장애라는 계절성 장애를 겪는 경향이 강하다. 햇빛을 충분히 쬐지 못하면 감정 상태가 교란될 수 있으므로 불면증이 낮 시간대에 미치는 영향, 즉 감정 상태의 변화에 대처하기 어려워질 수 있다.

결과적으로 하루 중 특정한 시간대에 햇빛을 더 많이 쬐면 입면장애형 불면증과 이른 아침 각성 문제를 최소화할 수 있다. 입면장애형 불면증평균 30분 이상 깨어 있는 상태를 유지하다가 잠이 드는 유형의 불면증, 51페이지 참고의 특징은 체온 리듬이 지나치게 늦게 떨어진다는 것이다. 햇빛은 체온 상승을 일으키므로 이른 오전의 햇빛에 대한 노출을 증가시키면 체온이 일찍 오르고 일찍 떨어져 입면장애형 불면증 개선에 도움이 된다. 다음과 같은 사항을 기본 전략으로 삼으면 체온 상승 시간대를 앞당길 수 있다.

누운 후 30분 이상 잠들지 못하는 사람들을 위한 행동 전략

- 일어나자마자 커튼이나 블라인드 등을 열어라.
- 해가 잘 비치는 창가 근처에서 아침식사를 하라.
- 오전에는 짙은 선글라스를 착용하지 않아야 한다.
- 이른 아침에 산책을 하라.

입면장애형 불면증과는 반대로 이른 아침에 잠에서 깨는 사람들은 종종 체온 리듬이 오전에 너무 빨리 상승한다. 이 경우 저녁에 브라이트라이트에 노출되면 체온 리듬이 너무 이른 시각에 오르지 않게 하여 새벽에 잠에서 깨는 일을 최소화할 수 있다. 늦은 오후의 햇빛에 대한 노출을 증가시키는 간단한 방법은 다음과 같다.

새벽에 잠에서 깨어버리는 사람들을 위한 행동 전략
- 늦은 오후에 짙은 선글라스 착용을 피하라.
- 늦은 오후에 산책을 하라.
- 일몰 시간대에 해가 드는 창 근처에 앉아라.
- 해가 완전히 질 때까지는 커튼을 닫지 말자.

밝은 빛은 에너지와 기민성을 향상시키므로 휴식 시간이나 점심시간에 실외로 나가 햇빛을 쬐면 불면증으로 인한 낮 동안의 문제를 개선하는 데 도움이 된다.

인공 브라이트라이트 : 태양을 실내로 불러들여라   브라이트라이트에 대한 노출을 증가시키는 또 다른 방법은 인공 브라이트라이트 박스를 사용하는 것이다. 이 장치에는 해가 뜰 때 그리고 질 때와 맞먹는 5천~1만 럭스의 빛을 발산하는 특수한 전구가 달려 있다. 책을 읽거나 TV를 시청하는 동안 약 30분 동안 이 박스를 사용하면 브라이트라이트에 대한 이른 시각, 또는 늦은 시각의 노출을 증가시킬 수 있다. 몇몇 연구는 저녁에 브라이트라이트 박스를 사용하는 것이 체온 리듬을 지연시켜 이른 아침형 불면증을 효과적으로 개선할 수 있다는 사실을 보여주었다.

브라이트라이트 박스는 체온 리듬을 바꿈으로써 비행 시차와 교대근무로 인한 수면장애도 최소화하는 것으로 보인다. 이것은 계절성 정서장애 치료에서 가장 중점적으로 사용되는 방법이며, 일부 기업에서는 이른 오전 시각에 야간 교대근무 직원의 기민성을 높이기 위해 사용하기도 한다.

수면 방해꾼들 다스리기 : 카페인, 니코틴, 알코올

• • •

카페인 카페인은 세계에서 가장 광범위하게 사용되는 약물이다. 주로 커피, 차, 콜라를 통해 섭취되는 카페인은 뇌파의 속도를 높이고 심장박동과 혈압을 상승시키며 기민성을 촉진하고 피로감을 줄여주는 자극제다. 이러한 각성 효과는 최소 15분, 최대 6시간 이상 지속될 수 있고 수면까지 교란할 수 있다. 그 결과 불면증 환자가 오후나 이른 오전의 피로감을 없애려고 카페인을 사용하는 경우 카페인 사용과 불면증의 악순환에 갇힐 수 있다.

카페인은 낮 동안에 초조함, 과민함, 떨림, 손에 땀이 나는 현상 등의 불안 증상을 만들어낸다. 또한 야간에 빈뇨를 유발하여 수면에 지장을 주기도 한다. 잠시 살펴보겠지만 니코틴 역시 각성제이므로 담배를 피우고 커피도 마시는 사람은 잠이 들거나 잠든 상태를 유지하는 것이 두 배 어려워진다.

카페인의 각성 효과에 대한 민감성은 사람마다 천차만별이다. 선천적으로 카페인에 대한 내성이 있어 저녁에 커피를 두 잔 마시고도 잠들 수 있는 사람이 있는 반면, 오후에 한 잔만 마셔도 잠을 이루지 못하는 사람도 있다. 불면증 환자들은 과도하게 민감해진 수면 시스템 때문에 수면장애를 경험할 가능성이 더 높으며, 카페인 대사 속도가 더 느린 노인도 마찬가지다.

카페인을 너무 많이 섭취하면 의존증은 물론 두통, 불안증, 초조함, 불면증 같은 금단 증상이 생기기도 한다. 차 한 잔이나 354밀리리터짜리 탄산음료에 약 50밀리그램의 카페인이 함유된 반면 약 207밀리리터의 커피에는 평균 110밀리그램의 카페인이 함유되어 있다. 하지만 현재 커피 전문점에서 판매되는 레귤러 커피 한 잔의 양은 354밀리리터이며, 이는 하루에 이러한 커피를 세 잔 마시면 500밀리그램 이상의 카페인을 섭취할 수 있다는 의미다. 이렇게 될 경우 수면을 방해할 수 있는 의존증과 금단증상이 발생하기도 한다.

불면증 환자는 카페인을 완전히 포기해야 하는 것일까? 꼭 그렇지는 않다. 오전에 한두 잔 커피를 마신다고 밤에 잠을 못 이룰 가능성은 낮다. 하지만 어떤 사람들은 카페인이 지닌 각성 효과에 6시간 이상 영향을 받기도 하고 카페인에 의존성이 있는 사람들의 경우 금단증상은 그보다 더 오랜 시간 지속될 수 있으므로 점심시간 이후로는 삼가는 것이 바람직하다.

자신이 카페인에 대한 의존성이 있다고 판단되면 일반 커피와 디카페인 커피를 섞어 마시는 방식으로 점차 카페인 섭취를 줄여라. 디카페인 커피 역시 약 2밀리그램의 카페인을 함유하고 있지만 수면에 영향을 미칠 정도의 양은 아니다. 이렇게 조금씩 카페인 섭취를 줄이다 보면 두통, 초조함, 불면증 같은 금단증상이 발생할 확률이 최소화될 것이다. 카페인 섭취를 줄이면 주간의 불안증, 그리고 야간에 빈뇨 때문에 잠에서 깨는 일도 줄어들 수 있다.

다음은 커피, 차, 탄산음료 외에 카페인을 함유한 것들이다.

아이스크림, 요거트, 코코아, 초콜릿 같은 식품 / 아나신, 엑세드린 같은 일부 진통제 /
일부 처방용 편두통약 / 다수의 다이어트 약과 감기약

마지막으로 카페인에 대해 한 가지 주의를 당부한다. 자녀가 오후에 카페인이 함유된 음료를 마시게 두지 말라. 섭취하는 카페인의 양을 상대적으로 본다면 어린아이가 콜라 한 캔을 마시는 것은 성인이 커피 네 잔을 마시는 것과 같으므로 밤에 잠을 자지 못할 수도 있다.

니코틴 물질 남용의 문제는 주로 헤로인과 코카인 같은 불법 마약과 연관된다. 하지만 실제로는 니코틴이 중독성도 더 강하고 사회적인 비용도 많이 든다. 니코틴은 미국에서 가장 중요한 의존성 화학물질이다.

흡연은 불법 마약보다 더 치명적이기도 하다. 흡연은 미국 내에서 예방 가능한 질병과 사망의 주된 원인이며, 연간 4십만 명 이상의 사망 원인이기도 하다. 또한 심장질환, 폐기종, 고혈압, 뇌졸중, 당뇨, 다양한 종류의 암으로 인한 조기사망과 간접적으로 연관된다.

니코틴은 수면에도 해를 끼친다. 뇌파가 빨라지고 심장박동수와 호흡수, 스트레스 호르몬의 양이 증가하는 등 니코틴은 카페인과 비슷한 영향을 미친다. 이러한 각성효과는 담배를 한 대 피운 뒤 몇 시간 동안 지속되며 잠에 들거나 수면 상태를 유지하는 데 방해가 될 수 있다.

흡연자는 잠자는 동안에도 니코틴 금단현상을 겪는다. 이 때문에 얕은 잠을 자고 자주 깨게 된다. 또한 흡연은 상부 기도를 자극하여 코골이를 악화시키고 수면의 질을 떨어뜨릴 수 있다. 바로 이 때문에 흡연자들은 비흡연자에 비해 잠을 잘 자지 못한다. 실제로 흡연자에게서 가장 흔하게 나타나는 건강 이상 증세 가운데 하나가 불면증이다. 요약하자면, 흡연자는 잠을 잘 잘 수가 없다.

흡연자의 경우 완전히 금연하는 것이 수면을 위한 최선의 방법이다. 수많은 연구 결과 흡연자가 담배를 끊으면 일시적으로 안절부절못하고 초조하며 불안해하고 집중력이 저하되고 두통을 앓는 등의 금단증상을 겪기는 하지만 결국에는 잠을 더 잘 자게 된다는 사실이 드러났다. 금단증상은 약 열흘 간 지속될 수 있다. 그리고 금단증상이 사라지고 나면 수면의 질은 극적으로 향상된다.

담배를 영구적으로 끊는 사람은 소수에 불과하다. 요즘은 담배 대용인 니코틴 패치를 사용하여 더 많은 흡연자가 금연에 성공하고 있다. 니코틴 패치는 피부에 붙이고 있으면 피부를 통해 조금씩 니코틴이 주입되어 신체적 금단현상이 유발되지 않게 해 준다. 이때 주입되는 니코틴의 양은 점차 줄어든다. 금연을 시도한다면 니코틴 패치와 더불어 다음과 같은 행동 전략을 병행해보자.

금연에 도움이 되는 행동 전략

● 하루에 피우는 개피 수를 점차 줄인다.

● 완전히 담배를 끊을 날짜를 정한다.

● 스트레스, 음식 섭취, 운전, 카페인, 술 같이 담배가 피고 싶어 지는 원인을 인지하고 이를 제3부에서 소개할 이완 기법 같은 건강한 대안 행동으로 대체하라.

● 흡연을 조장하는 사람이나 상황을 피하라.

● 흡연의 결과와 금연의 이로움을 생각하며 의지를 더욱 굳건히 하라.

● 가족과 친구들로부터 지지와 응원을 요청하라.

알코올 : 불면증을 일으키는 밤 술 한 잔　의사들이 불면증 환자에게 흔히 밤 술 한 잔을 처방하던 때가 있었다. 그리고 아직까지도 많은 사람이 알코올이 불면증을 낫게 해 준다고 생각한다. 어떤 사람들은 술을 적당히 마시면 더 쉽게 잠이 들 정도로 긴장이 풀리지만 어떤 사람들은 알코올이 자극을 가해 잠들기 더 어려워진다.

알코올은 잠드는 것을 도와줄 수 있으나 깊은 수면은 억제한다. 또한 알코올은 꿈 수면도 억제하는데, 이 때문에 꿈 수면이 '리바운드'되게 만든다. 즉, 감정적인 꿈이나 악몽을 꾸게 되는 것이다. 이렇게 되면 수면 후반부에 각성이 유발돼 잠에서 깰 수 있다.

알코올을 섭취하면 수면 시 알코올이 대사되는 동안 약한 금단증상이 일어나므로 잠자는 데 방해를 받고 전체 수면 시간이 짧아지며 단절된다. 이렇듯 수면이 교란되면 잠을 얕게 자고 특히 새벽에 자주 깨게 된다. 또한 알코올은 목 근육을 느슨하게 만들어 코골이와 수면 무호흡증을 악화시킨다. 그리고 한 가지 명심해야 할 것이 있다. 알코올과 수면제를 함께 복용하면 생명을 잃을 수도 있다.

약 28그램의 알코올을 분해하기 위해서는 약 1시간 30분이 소요되며, 그 뒤로도 약한 금단증상이 2~4시간 지속된다. 이는 저녁식사에 와인을 한 잔 곁들이면 수면에 영향을 미치지 않을 거라는 의미다. 하지만 같은 양을 잠자리에 들기 전 2시간 이내에 섭취하거나 저녁식사에 28그램 이상 섭취하면 수면을 방해할 가능성이 높다. 그러므로 저녁에 알코올이 함유된 음료를 마실 경우 적어도 잠자리에 들기 2시간 전, 딱 한 잔만 마셔야 수면장애를 최소화할 수 있다. 저녁에 한 잔 넘는 술을 마시는 습관이 있다면 양을 한 잔까지 조금씩 줄이면 수면이 개선될 것이다.

술의 힘을 빌려 잠을 자기 시작하면 매일 밤 알코올을 찾게 될 확률이 점차 높아진다. 술 없이는 잠들지 못하는 날이 늘어날수록 알코올에 대한 의존도가 심각해진다. 실제로 알코올 중독의 10퍼센트는 잠을 자기 위해 밤마다 술을 마시다 중독에 이른 경우다.

알코올을 마시면 쉽게 잠드는 듯 느껴지나, 사실은 정반대이다. 알코올 중독은 수면을 심각하게 방해하여 노인과 비슷한 수준의 수면장애를 일으킬 수 있다. 즉, 깊은 수면을 취하지 못하고 수면이 가벼워지며 자다가 자주 깨는 것이다. 이러한 수면장애는 술을 끊은 지 몇 달, 또는 몇 년 뒤까지 지속된다. 이를 보면 만성 알코올 남용이 뇌의 수면 시스템에 영구적이고 회복 불가능한 손상을 일으킬 수 있다는 추측이 가능하다.

음식과 수면의 상관관계 식품이 수면에 미치는 영향에 대해서는 연구된 바가 적지만 수면을 촉진하는 식품이 있는 반면 방해하는 식품이 있는 것으로 보인다.

예를 들어 빵, 베이글, 크래커처럼 복합 탄수화물이 다량 함유된 식품은 가벼운 수면 유도 효과를 낸다. 이런 식품이 수면을 촉진하는 뇌의 신경전달물질인 세로토닌을 증가시키기 때문이다. 반면 육류처럼 단백질 함량이 높은 식품은 세로토닌 생성을 차단하여 수면을 방해하고 기민성을 높인다. 이 같은 효과를 보여주는 사례가 있다. 한 연구에서 사람들은 점심에 고단백 식사를 한 뒤 정신이 더 또렷해졌다고 한 반면, 고탄수화물 식사를 한 뒤에는 졸렸다고 대답했다.

더 쉽게 잠들고 싶다면 잠자리에 들기 1~2시간 전에는 탄수화물 함량이 높은 간식을 먹고 단백질 함량이 높은 식품을 피하라. 밤에 자다가 깨는 일을 최소화하고 싶다면 잠자리에 들기 직전에 탄수화물로 된 간식을 먹어라. 이렇게 하면 야간에 세로토닌 수치가 높아져서 잠든 상태를 유지하는 데 도움이 될 것이다. 또한 잠자리에 들기 전에 가벼운 탄수화물 간식을 섭취하면 배가 고파서 잠을 설치는 일도 줄어들 것이다.

수면을 방해하여 잠자리에 들기 전에 피해야 할 식품으로는 다음과 같은 것이 있다.

> ### 잠자기 전에 피해야 할 식품
>
> - 설탕과 정제 탄수화물 함량이 높은 식품 : 혈당을 높여 에너지가 폭발하게 만들고 결국 수면을 방해한다.
> - 기름지거나 매운 음식, 마늘 향이 들어간 식품, 콩류, 오이, 땅콩 등 : 가스, 속 쓰림, 또는 소화불량을 유발할 가능성이 높다.
> - MSG(글루탐산모노나트륨)가 들어간 음식 : 일부 사람에게 각성 반응을 일으킨다.

밤에는 소화계의 기능이 저하되므로 늦은 밤 식사를 하면 소화하기 더 어렵다. 소화불량이 발생할 확률이 높으므로 잘 시간에 무거운 식사는 피해야 한다. 또한 오후 8시 이후에 수분 섭취를 줄이면 방광이 꽉 차서 밤에 깰 가능성도 최소화할 수 있다.

일부 연구를 보면 특정한 비타민과 미네랄의 부족 역시 수면을 방해할 수 있다고 추정된다. 한 연구에서 비타민B와 엽산이 부족하면 수면에 문제가 생긴다는 사실이 밝혀졌다. 또 다른 연구에서는 비타민B 섭취량이 증가하면 수면이 개선된다는 사실이 드러났다. 뇌에서 진정 효과를 만들어내고 정상적인 수면을 취하는 데 필수적인 미네랄 칼슘과 마그네슘이 부족해도 수면장애가 발생할 수 있다. 이러한 영양소가 부족하다고 생각되면 식단을 조정하거나 영양제를 추가로 복용하는 문제에 대해 의사와 상의하는 것이 바람직하다.

수면 보조제로 허브 제품을 사용하는 건 어떨까? 불면증에 가장 일반적으로 사용되는 허브는 서양쥐오줌풀valerian, 발레리안의 뿌리다. 하지만 불면증 환자 가운데서도 수면 보조제로 효과를 보는 사람이 있는 반면, 효과가 거의 없거나 아예 없는 사람도 있다. 대부분 허브 치료제가 그러하듯 서양쥐오줌풀 뿌리에 대해 믿을 만한 과학적 연구가 실행된 적은 없다. 또한 장기적으로 서양쥐오줌풀 뿌리가 건강에 미치는 부작용에 대한 정보도 거의 존재하지 않는다.

그렇다면 예로부터 전해져 내려오는 '잠자리에 들기 전에 따뜻한 우유한 잔을 마시면 잠이 잘 온다'는 말은 어떨까? 과학적으로 단 한 번도 입증된 적이 없지만 우유에는 칼슘이 함유되어 있으므로 약한 수면 촉진 효과가 있을 수 있다. 또한 워낙 잘 알려진 말이다 보니 따뜻한 우유를 마시면 잠이 잘 오는 플라세보 효과도 만들어질 수 있다.

잠을 부르는 침실이란 : 적절한 수면 환경 조성하기

● ● ●

직장과 집의 환경이 감정 상태에 영향을 주듯 침실 환경은 수면에 영향을 미칠 수 있다. 침대가 불편하거나 방이 너무 시끄럽거나 덥거나 추우면 세상에서 가장 잘 자는 사람이라고 해도 잠을 설칠 수 있다. 다음 지침을 명심하면 이상적인 수면 환경을 만들 수 있을 것이다.

따뜻한 방은 당신을 잠들지 못하게 만들 수 있다 실내 온도는 수면에 지대한 영향을 미칠 수 있다. 잠자리에 들 시각이나 야간에 체온이 떨어지지 않으면 불면증이 생길 수 있다는 사실을 떠올려보라. 따뜻한 방에서 자면 체온이 떨어지기 더 어려워진다. 이렇게 되면 잠들기 더 힘들어지고, 자다가 더 자주 깰 가능성이 높다. 누구라고 할 것 없이 여름철에 잠을 잘 자지 못하는 원인이 바로 여기에 있다.

반면 방이 더 시원하면 체온도 더 빨리 떨어진다. 실제로 잠자리에 들 시점에서 실내 온도가 낮을수록 체온이 더 많이 떨어져서 더 쉽게 잠이 들고 잠든 상태를 잘 유지할 수 있다. 난방 온도를 내리거나 창문을 열어 놓거나 선풍기나 에어컨을 사용하여 침실 온도를 낮게 유지하라. 한 방에서 자는 사람이 따뜻한 것을 선호하면 침대 옆에 여분의 이불을 챙겨 놓자.

침실을 어둡고 조용하게 유지하라 자동차나 오토바이 소리, 누군가 크게 틀어 놓은 음악 소리, 수도꼭지에서 물 떨어지는 소리, 옆에서 자는 사람의 코 고는 소리, 옆집 개가 짖는 소리, 기차와 비행기 소리, 소란스러운 이웃 등 다양한 종류의 소음이 수면을 방해할 수 있다. 불면증 환자들의 수면 시스템은 전반적으로 더 예민하므로 소음에 더 쉽게 방해를 받는다. 전반적으로 소음에 더 민감하고 노화로 잠을 더 얕게 자는 노인들 역시 소음

유발성 수면장애를 겪을 확률이 높다.

다양한 방법을 통해 침실의 소음을 최소화할 수 있다. 귀마개는 아마 가장 흔하게 사용되는 방법일 것이다. 또 어떤 사람들은 선풍기가 돌아가며 내는 소리, 에어컨 소리, 또는 사운드 컨디셔너sound conditioner, 백색소음을 만들어내는 장비 —역주로 효과를 본다. 이러한 장비들은 주의를 분산시키는 소음을 차단하고 물소리나 빗소리처럼 진정작용이 있는 소리를 지속적으로 발생해 뇌의 긴장을 완화하고 수면을 유도한다. 여름철에 선풍기나 에어컨을 사용하면 소음을 줄이기 위해 창문을 닫아도 잠들 수 있다.

취침 시각에 음악을 듣는 것이 잠드는 데 도움이 되는 사람도 있다. 이런 사람들은 약 45분 뒤에 음악이 꺼지도록 타이머를 맞춰놓아야 한다. 그렇지 않으면 자다가 깰 가능성이 높아진다. 모든 소리가 그러하듯 음악은 깊은 수면 단계에 들어가지 못하게 막기 때문이다.

많은 사람이 친구 집이나 친척 집, 호텔방처럼 낯선 장소에서 잘 때, 특히 첫날밤에는 소음에 더 민감해져 잠을 잘 이루지 못한다. 새로운 장소에서 잠이 오지 않는다면 어쩔 수 없는 상황임을 받아들여야 한다. 며칠이 지나면 적응하여 잠들 수 있을 것이다. 한 가지 팁을 주자면, 선풍기나 에어컨을 사용하면 간단하고 효과적으로 달갑지 않은 소음을 가리고 잠드는 데 도움이 될 것이다. 침실이 충분히 어둡지 않아도 수면에 방해를 받을 수 있다. 커튼, 빛을 잘 차단하는 블라인드, 필요할 경우 눈가리개를 사용하여 침실을 어둡게 유지하라.

침대를 바꾸면 잠이 바뀐다 인간은 하룻밤에 최대 12번 자세를 바꾸고, 그때마다 잠깐 잠에서 깨서 몸을 움직인 다음 곧 다시 잠이 든다. 다른 사람과 한 침대에서 잘 때는 다른 이유로도 자다가 잠깐씩 잠에서 깬다. 상대가 자세를 바꿀 때다. 많은 사람이 다른 사람과 함께 잘 때 더 잘 잔다고 생각하지만, 실제로는 더 얕게 자고 뒤척이며 방해를 받는다. 특히 옆 사람이 잠을 설치는 사람이라면 당신도 잠을 설칠 수 있다. 이런 경우 침대를 더 큰 것이나 트윈베드로 바꾸면 도움이 된다.

   침구 역시 안락하고 지지력을 제공해야 한다. 침대가 너무 푹 꺼지면 수면에 방해가 되는 반면, 매트리스가 너무 딱딱하면 관절염이 있는 사람들에게 불편함을 유발할 수 있다. 매트리스를 더 단단하게 만드는 간단한 방법이 있다. 매트리스 아래에 약 1.25센티미터짜리 합판을 한 장 깔면 된다. 또한 6개월마다 한 번씩 매트리스를 뒤집고 방향을 바꾸는 것도 도움이 될 수 있다. 자신에게 가장 안락하게 느껴지는 것을 선택하라.

3주 차 발전 노트를 쓰는 법

• • •

이번 장에서 설명한 생활 방식을 실행함으로써 효과를 보려면 어느 정도 노력과 끈기, 시간이 필요하다. 계속해서 실행하면 점차 쉬워질 것이다.

   〈3주 차 발전 노트〉276페이지는 1주 차와 2주 차 노트와 마찬가지로 해당 주에 매일 기록한 일곱 장의 수면 일기를 검토한 뒤 기입해야 한다.

〈3주 차 발전 노트〉는 2주 차와 비슷하다. 현재 수면 패턴과 수면제 복용, 인지 재구성의 사용, 수면 스케줄, 자극 통제 방법에 대해 평가하는 항목은 같다. 단, 〈3주 차 발전 노트〉에는 이번 장에서 배운 생활 방식의 실행과 사용을 평가하는 새로운 항목이 포함되어 있다.

발전 노트를 본 결과, 이러한 방식을 꾸준히 실행하고 있지 않다면 훨씬 더 많은 노력을 기울여라. 당신의 잠과 건강은 그만한 가치가 있다.

이제 당신은 6주 과정의 프로그램에서 3번째 주까지 완료했다. 이제 한 발 물러서서 자신이 지금까지 잠과 관련된 것들을 어떻게 개선했는지 평가할 때다. 개선 가능한 10가지 사항이 적힌 ⑨번 질문에 주목하라. 그리고 〈3주 차 발전 노트〉를 모두 기입한 뒤 이를 1주 차 및 2주 차와 비교하라. 그런 다음 10가지 사항 가운데 자신이 이미 향상시킨 것이 무엇인지 판단하고, 이를 목록에서 지워라. 이렇게 하면 프로그램을 끝마칠 때까지 체계적으로 개선된 점을 추적하는 데 도움이 될 것이다.

이러한 방법들을 꾸준하게 사용한 만큼 수면이 개선된다. 그리고 이러한 방법들을 지속적으로 사용하면 삶의 다른 영역에도 긍정적인 변화가 생길 것이다. 발전 노트에는 이 프로그램을 시작한 이래 겪게 된 변화, 또는 다른 긍정적인 변화를 요약하는 질문도 포함되어 있다. 매주 발전 노트를 기록하다 보면 긍정적인 변화들을 인지하고 강화하는 법을 배우게 될 것이다.

제3부

잠과 삶을
바꾸는
숙면의 기술

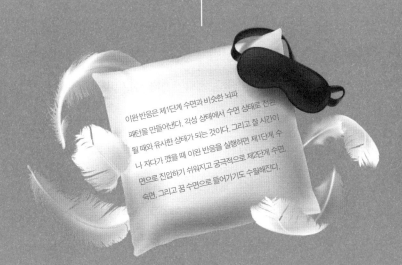

이완 반응은 제1단계 수면과 비슷한 뇌파 패턴을 만들어낸다. 각성 상태에서 수면 상태로 전환될 때와 유사한 상태가 되는 것이다. 그리고 잘 시간이나 자다가 깼을 때 이완 반응을 실행하면 제1단계 수면으로 진입하기 쉬워지고 궁극적으로 제2단계 수면, 숙면, 그리고 꿈 수면으로 들어가기도 수월해진다.

8장

강력한
숙면 효과,
이완 반응

내적 평화와 행복을 높이는
숙면의 기술

수면을 촉진하고 스트레스와 부정적인 감정을 감소시키며 기쁨과 행복을 높이고 신체, 그리고 고혈압, 두통, 통증 같은 스트레스 관련 질병을 훨씬 더 잘 통제할 수 있게 만드는 치료법이 있다고 상상해보라. 근사하지 않은가? 이런 치료법이 실제로 존재한다. 게다가 안전하고 비용도 전혀 들지 않는다!

기적의 신약이 아니다. 이 약은 이완 반응으로, 인간의 타고난 진정 반응이다. 이완 반응은 근육 이완, 집중력, 호흡 방법을 통해 유도된다.

이번 장에서는 스트레스, 그리고 이완 반응과 이완 반응이 수면, 감정, 건강에 미치는 영향을 알아볼 것이다. 이완 반응을 유도하고 매일의 일상생활의 일부로 만드는 방법도 알아볼 것이다. 또한 어떻게 이완 반응을 더 큰 내면의 평화와 행복감, 그리고 더욱 확신에 찬 자아상을 배양하는 데 사용할 수 있는지 한층 더 깊이 있는 내용도 다룰 것이다.

오던 잠도 쫓아내는 그것, 스트레스 반응

· · ·

투쟁 혹은 도피 스트레스 반응은 위협적이거나 스트레스를 받는 상황에 직면할 때마다 발생하는 다양한 불수의적 생리적 변화를 말한다. 이러한 변화는 시상하부라는 뇌 영역에 의해 시작된다. 시상하부는 인간의 몸을 흥분 상태에 이르게 하고 '투쟁 또는 도피fight or flight' 위협에 처하면 뇌는 싸울지 도망갈 지의 기로에서 스트레스 호르몬을 분비하여 몸이 빠르게 활동할 수 있도록 준비한다에 대비하도록 만든다.

스트레스 반응에 의한 생리학적 변화로는 다음과 같은 것들이 있다. 첫째, 신경계를 활성화하고 아드레날린 같은 스트레스 호르몬의 분비량을 증가시킨다. 아드레날린은 인간이 '신경이 곤두선' 상태가 되도록 만든다. 둘째, 더 큰 신체적 힘과 에너지를 만들어내기 위해 심장박동, 혈압, 호흡을 증가시킨다. 셋째, 시각과 청각이 예민해지는 것처럼 감각이 더욱 날카로워지고 경계심과 정신적 반응을 높이기 위해 뇌파가 빨라진다. 넷째, 위와 신체 말단으로 향하는 혈류는 감소하는 반면 투쟁 혹은 도피에 도움이 되도록 뇌, 근육, 심장, 폐로 향하는 혈류는 증가한다. 다섯째, 근육의 긴장이 증가한다. 이는 진화론적 메커니즘으로서 인류의 조상이 위험하다고 판단했을 때 정지된 상태를 유지하여 포식자의 눈에 띄지 않게 만들고 투쟁 혹은 도피에 대비하며 부상을 방지할 수 있는 일종의 갑옷을 형성한다. 여섯째, 몸의 열을 식히기 위해 땀이 증가한다. 일곱째, 피로를 줄이고 에너지를 증가시키기 위해 혈당 수치가 높아진다.

누구나 교통사고를 당할 뻔한 일 같은 위협적인 상황을 경험했을 것이다. 이럴 때면 스트레스 반응이 촉발되어 아드레날린이 분출되고 심장이 쿵쾅거린 다음 번개 같은 속도로 반응하고 에너지를 쏟아낸다. 위험이 지나가고 나면 우리는 안도의 한숨을 내쉬고 평정을 되찾는다.

투쟁 혹은 도피 반응이라고도 불리는 스트레스 반응은 인류의 조상이 포식자 같이 명확한 신체적 위협에 급박하게 대항해서 싸우거나 도망치는 데 도움이 되도록 만들어진 생존 메커니즘이다. 투쟁 혹은 도피 반응은 여전히 유용하고 필요한 것이지만 현대인은 조상들처럼 신체적 스트레스 요인에 자주 맞닥뜨리지는 않는다. 대신 인간관계, 업무, 가족, 경제적 상황 등 만성적이고 빈번하게 일어나는 문제들로 인해 심리적인 스트레스 반응이 일어난다.

또한 매일 더욱 빠르게 스스로를 변화시키는 세상에서 전례 없이 많은 사회적·환경적 스트레스 요인에 대처해야 한다.

인간의 뇌는 신체적 스트레스 요인과 심리적 스트레스 요인을 구분하지 못한다. 실제로 스트레스를 받는 상황을 상상하기만 해도 스트레스 반응이 촉발되며 이 경우 문제가 발생한다. 우리는 스트레스를 피할 수도 없고 투쟁 혹은 도피에 의한 스트레스 반응으로 신체적 흥분이 발생하는 것을 막을 수도 없다. 문명화된 행동 수칙이 있는 현대 사회에서는 아무리 스트레스받는 상황이라 해도 투쟁 혹은 도피가 용인되지 않는다. 예를 들어 상사가 당신에게 해고 사실을 통보하더라도 당신은 상사를 때리거나 말 그대로 그 상황에서 달아날 수 없다.

결국 만성적이고 부적절하며 과도하게 스트레스 반응이 활성화되고, 이것 자체가 다시 스트레스를 가하는 요인이 된다. 많은 사람에게 스트레스 반응은 매일 너무 자주 발생해서 이제 자동적이고 무의식적으로 일어나는 일이 되었다.

스트레스와 질병의 상관 관계 과도하고 부적절한 스트레스 반응이 다양한 질병을 유발한다는 개념은 과학적으로 널리 인정받고 있다. 수많은 연구에서 상당히 많은 질병이 스트레스와 연관된다는 사실이 드러났다. 실제로 의사의 진료를 받는 질병의 50~80퍼센트는 스트레스와 관련된 것이라고 추정된다. 예를 들면 만성 통증이나 두통·요통, 혈압 상승·콜레스테롤 수치 증가·흉통·부정맥 같은 심혈관계 질병, 과민성대장증후군이나 복통·장염·소화불량·변비·설사 같은 위장계 질병 등이 그것이다. 또한 불임이나 조기 폐경, 불안과 공황 장애, 분노, 우울증 등 스트레스가 원인으로 지목되는 질병은 광범위하다. 더 심각한 것은 이러한 질병들이 그 자체로 스트레스 요인이 되어 다시 스트레스 반응을 일으키고, 그 결과 악순환이 생길 수 있다는 점이다.

그렇다면 스트레스는 나쁘기만 한 것일까? 대답은 '노'다. 모든 스트레스를 피할 수는 없으며, 그럴 필요도 없다. 자녀의 탄생, 새집으로의 이사, 결혼, 새로운 직장 등 긍정적인 스트레스도 있고 개인의 발전과 매일 삶의 한 부분인 스트레스도 있다. 또한 어느 정도의 스트레스는 수행 능력을 증가시키고 동기를 부여한다는 사실을 보여주는 연구도 존재한다. 생명을 위협하는 질병을 앓을 때처럼 스트레스를 많이 받는 기간에는 개인적인 혁신을 이루고, 영적인 면이 강해지거나, 삶의 우선순위를 다시 정하는 등의 변화까지 일으킬 수 있다. 간단히 말해서 스트레스가 없는 삶은 도전, 적응, 성장이 없는 삶이 될 것이다.

문제는 스트레스가 너무 많거나 만성적일 때 발생한다. 인간은 스트레스를 제대로 통제하지 못하거나 아예 통제하지 못한다고 생각할 때 다양한 유형의 감정적·신체적 질병에 더욱 취약해진다는 사실이 여러 연구에서 꾸준히 증명되고 있다.

스트레스 반응과 수면 스트레스 반응이 과도하게 활성화되면 수면에 지장을 초래할 수 있다는 것은 당연한 사실이다. 스트레스를 가하는 삶의 사건들은 만성 불면증을 촉진하는 가장 일반적인 원인이며, 불면증 환자 대부분, 그리고 잠을 잘 자는 사람 가운데서도 일부는 스트레스를 많이 받은 경우 특히 잠을 자기 힘들어한다.

연구 결과 낮에 스트레스 요인으로부터 더 자주, 강하게 영향을 받을수록 밤에 수면장애를 경험할 확률이 훨씬 높아진다는 사실이 증명되었다. 낮 동안에 스트레스가 증가하면 깊은 수면이 감소하여 더 얕게 자고 뒤척인다는 사실도 드러났다. 또 다른 연구에서는 낮 동안 스트레스를 받으면 낮은 물론 밤까지 스트레스 호르몬 분비량이 증가한다는 사실을 보여줌으로써 스트레스가 수면을 방해하는 원인을 조명했다. 다시 말해서 당신이 낮 동안 스트레스를 받으면 스트레스 호르몬은 낮에만 증가하는 것이 아니라 밤에 잠을 자는 동안에도 증가하여 각성 시스템이 지나치게 활성화되고, 결국 불면증이 발생할 가능성이 높아진다.

수면을 방해하는 것은 낮 시간의 스트레스 반응만이 아니다. 5장에서 언급했듯이 스트레스 반응은 취침 시각이나 밤에 수면에 대해 부정적인 생각을 할 때도 일어난다. 스트레스 반응은 각성 시스템을 자극하고 불면증을 유발하는 데 강력한 역할을 한다.

연구를 통해 나는 잠을 잘 자는 사람에 비해 불면증 환자가 수면 초기 단계에서 뇌파가 더 빠르다는 사실을 발견했다. 다른 연구가들도 불면증 환자들의 뇌파가 꿈 수면 상태에서 더 빨라진다는 사실을 증명했다. 종합해보면 불면증 환자들이 잠자기 힘들어하는 데는 스트레스 반응에 의해 과도하게 자극된 각성 시스템 또한 한몫한다는 추측이 가능하다.

다행히 우리는 내면에 수면을 개선할 수 있는 도구를 지니고 있다. 일상의 스트레스 반응에 대응하여 수면과 관련한 생리적 변화를 일으키는 반응, 즉 이완 반응이다.

잠을 불러들이는 내 몸속 수면제, 이완 반응

● ● ●

정신을 이용하여 몸을 통제하라　1960년대 이전에는 자율신경계, 즉 호흡·심장박동·기타 '자동적인' 기능을 통제하는 인체의 지점을 의식적으로 통제하는 일은 불가능하다고 여겨졌다. 하지만 1960년대 후반, 바이오피드백 분야에서 흥미로운 사실이 발견되며 이러한 믿음에 의문이 제기되었다.

바이오피드백은 전자 장비를 사용하여 뇌파와 심장박동처럼 정상적으로는 인지할 수 없는 생리학적 정보를 측정하는 것을 말한다. 이렇게 측정된 정보는 청각으로 감지할 수 있는 소리나 시각적 신호를 사용하여 개인에게 다시 전달되고, 그 결과 개인에게 미묘하고 무의식적인 생리학적 과정에 대한 정교한 정보가 전달된다. 과학자들은 생각, 이미지, 집중, 관심 같은 정신적 활동을 바꾸고 바이오피드백 신호를 '거울'로 사용하면 자율신경계를 훨씬 잘 통제할 수 있다는 사실을 발견했다.

1960년대 이후, 수많은 연구에서 바이오피드백을 사용해서 뇌파·심장박동·혈압·혈류·피부 온도·근육 긴장, 그리고 기타 생리학적 과정에 대해 더 큰 통제력을 얻을 수 있다는 사실이 증명되었다. 이러한 연구들은 최초로 정신을 이용하여 몸을 통제할 수 있다는 사실을 뒷받침하는 믿을 만한 과학적 증거를 제공했다.

매릴린은 레이노병Raynaud's disease의 바이오피드백 치료를 받으러 내게 왔다. 이는 특히 기온이 낮을 때 혈관이 수축하여 손이 차가워지는 고통스러운 질병이다.

나는 그녀의 손 온도를 측정한 뒤 컴퓨터 모니터에 수직 막대로 보여주는 열 바이오피드백 기계를 장착했다. 모니터 상의 막대는 매릴린의 손이 차가워지면 막대의 높이가 낮아지고 따뜻해지면 높아졌다.

지속된 치료를 거치며 매릴린은 따뜻한 이미지를 머리에 떠올리면 손의 온도가 높아진다는 사실을 알게 되었다. 하지만 손을 따뜻하게 만들기 위해 지나치게 애쓰면 오히려 손이 차가워졌다.

머지않아 그녀는 10분 안에 21℃인 손의 온도를 35℃로 상승시키는 법을 깨달았다. 이 방법을 계속하면서 매릴린은 바이오피드백 장치 없이도 손을 따뜻하게 만들 수 있게 되었으며, 마침내 생각만으로 레이노병 증상이 발생하는 것을 막을 수 있게 되었다.

바이오피드백 연구의 결과는 너무도 인상적이었다. 많은 과학자들은 명상과 이완 같이 자율신경계 통제와 관련해 과학적으로 밝혀진 심신중재법을 연구하기 시작했다. 나의 스승인 허버트 벤슨 박사는 바이오피드백, 명상, 그리고 이완 방법에 대해 최초로 연구를 실행한 과학자 가운데 한 명이었다. 수년간의 연구 끝에 벤슨 박사는 이러한 방법들이 각각 동일한 생리학적 진정 반응을 만들어낸다는 사실을 깨달았다. 그리고 이를 이완 반응relaxation response, RR이라고 불렀다.

벤슨 박사는 이완 반응이 스트레스 반응에 대해 균형을 잡기 위한, 인간의 타고난 메커니즘이며 이를 이용하여 스트레스 반응의 해로운 영향을 상쇄할 수 있다고 주장했다. 그는 이완 반응이 다음과 같은 생리학적 변화를 일으킨다고 규정했다. 첫째, 뇌파의 속도를 늦추고 정신을 진정시킨다. 둘째, 스트레스 호르몬의 분비를 줄인다. 셋째, 심장박동과 호흡수를 감소시키고, 때로 혈압을 낮추기도 한다. 넷째, 신체 말단으로 향하는 혈류를 증가시킨다. 다섯째, 전신 근육의 긴장을 완화한다.

그는 이완 반응을 유도하는 데 필요한 네 가지 핵심 요소도 규정했다.

이완 반응을 유도하는 네 가지 핵심 요소

- 조용한 장소에서 눈을 감아 주의를 산만하게 만드는 일을 최소화한다.
- 편안한 자세를 취하고 근육의 긴장을 푼다.
- 호흡, 단어, 또는 이미지 같은 정신적으로 집중을 도와주는 기법들을 이용하여 주의를 산만하게 만드는 생각에서 정신이 멀어지게 만든다.
- 상념이 들면 수동적인 태도로 무심하게 대한다.

이완 반응은 에너지를 소모하는 신체적 스트레스에 대해서는 자동적으로 일어나지만 정신적인 스트레스 요인에 대해서는 그렇지 않다. 그러므로 우리는 과도한 스트레스 반응의 효과를 상쇄하기 위해 이완 반응을 의식적으로 유도하는 법을 배워야 한다. 이 장의 후반에서 그 방법을 학습할 것이다.

이완이 건강에 미치는 이로운 영향   상당히 많은 양의 연구에서 이완 반응이 다양한 질병에 효과적인 치료법이라는 사실이 드러났다. 그 가운데는 다음과 같은 질병도 있다.

불안장애 및 공황발작 / 두통, 요통, 관절염, 암으로 인한 통증, 기타 만성 통증을 유발하는 질병 / 과민성대장증후군 같은 위장관 질병 / 고혈압, 협심증, 심장질환 / 폐경기 열감, 조기폐경, 불임 / 메스꺼움 및 구토 같은 화학요법의 부작용

이완 반응은 당뇨 환자의 혈당을 안정시키고 수술 환자의 회복 속도를 증가시키는 데도 사용된다. 또한 출산 시 분만 시간과 진통을 감소시키는 데도 일상적으로 사용되며 면역계를 강화하고 상부 호흡기 감염에 대항하는 방어력을 증가시키는 것으로 드러났다.

보스턴 아동병원의 박사후 연구원이던 당시, 나는 아홉 살 에밀리의 두

통 치료를 맡았다. 에밀리는 거의 매일 두통을 겪었고 약물에 반응하지 않고 있었다. 나는 에밀리의 목과 어깨, 얼굴의 근육 긴장을 이완 반응을 통해 통제하여 두통을 관리하는 법을 가르쳤다.

이 같은 치료를 시작한 지 일주일 뒤, 에밀리의 두통의 빈도와 강도는 50퍼센트 감소했다. 그리고 몇 주 더 지난 뒤에는 일주일에 2번으로 횟수가 줄었고 더 이상 약을 복용하지 않게 되었다. 마침내 에밀리는 한 달에 2번까지 두통의 횟수를 줄일 수 있었다.

에밀리의 이야기는 이완 반응이 두통 치료에도 매우 효과가 뛰어날 수 있고, 어떤 경우 약물보다 오히려 효과적이라는 사실을 보여준다.

이완과 수면 수십 건의 과학 연구에서 이완 반응이 불면증에 효과적인 치료법이라는 사실이 증명되었다. 낮에 이완 반응을 실행하면 매일의 스트레스 반응을 상쇄하여 야간에 스트레스 호르몬 수치가 상승할 가능성을 줄이고, 결국 수면이 향상된다. 또한 잠자리에 들 시간이나 자다가 깼을 때 이완 반응을 실행하면 수면에 대한 부정적인 생각을 좇아버려 마음이 차분해지고 몸의 긴장이 풀린다. 그 결과 수면이 향상된다.

내 연구를 보면 이완 반응이 수면을 향상시키는 또 다른 원인을 추측할 수 있다. 이완 반응은 제1단계 수면과 비슷한 뇌파 패턴을 만들어낸다. 수면 제1단계가 각성 상태에서 수면 상태로 전환되는 시기라는 사실을 기억하는가. 이 단계의 특징은 세타파를 보인다는 것이다. 그리고 잘 시간이나 자다가 깼을 때 이완 반응을 실행하면 제1단계 수면으로 진입하기 쉬워지고 궁극적으로 제2단계 수면, 숙면, 그리고 꿈 수면으로 들어가기도 수월해진다.

톰은 한밤중에 잠에서 깨서 몇 시간이고 다시 잠들지 못하는 일이 계속되는 상태에서 내 불면증 프로그램에 참여했다. 겨우 잠들었지만 깨는 바람에 수면 시간이 고작 2시간인 날도 있었다. 톰의 불면증은 직장에서 스트레스를 많이 받은 날 더욱 두드러졌다. 그는 종종 깨어 있는 상태로 누워서 그날 있었던 일들을 회상하곤 했다.

불면증 치료의 일환으로 톰은 점심시간과 한밤중에 잠에서 깼을 때 이완 반응을 실행했다. 처음 점심시간에 이완 반응을 실행했을 때 그는 기분이 좋고 졸린 상태에 접어들었다. 며칠 동안 밤에 이완 반응을 실행한 뒤, 톰은 한밤중에 잠에서 깼을 때 마음을 진정시키고 더 쉽게 다시 잠들 수 있었다.

마침내 톰은 이완 반응을 사용하여 거의 대부분의 경우 밤에 깨더라도 20분 안에 다시 잠들 수 있게 되었다. 그의 수면 시간은 점점 증가하여 하룻밤에 5시간 이상 수면을 취했다. 그는 더 개운한 상태로 아침에 잠에서 깼고 자신의 정신과 잠에 대해 훨씬 큰 통제감을 갖게 되었다.

톰의 이야기는 이완 반응 자체로 불면증을 치료할 수는 없지만 대부분의 불면증 환자들에게 확실히 긍정적인 영향을 미친다는 사실을 보여준다. 이제 이완 반응을 어떻게 유도하는지 그 방법을 자세히 살펴보자.

이완 반응 유도법 1단계 전신의 긴장을 풀기 : 눈을 감은 채 편안하게 눕거나 앉은 상태에서 긴장이 풀리는 느낌이 온몸으로 점점 퍼지는 것을 느껴라.

머리부터 시작하여 발가락까지 이완되는 느낌이 퍼지는 사람도 있고 발부터 시작하는 것이 더 쉬운 사람도 있다. 긴장이 완화되었을 때의 느낌은 다양하다. 몸이 따뜻해질 수도, 노곤해질 수도 있다. 아니면 욱신거리거나 붕 떠 있는 느낌이 들 수도 있다. 아예 특정한 느낌이 없을 수도 있다.

이완 반응 유도법 2단계 복식호흡 : 긴장을 완화시키는 호흡 패턴을 익혀라.

긴장을 풀거나 잠을 잘 때 우리는 복식호흡을 한다. 복식호흡을 하면 효율적으로 이산화탄소를 배출하고 산소를 흡입하므로 몸의 긴장이 풀린다. 반면 스트레스를 받으면 호흡이 짧고 얕아지며 가슴을 이용해서 숨을 쉬는 경향이 있다. 심지어 잠깐씩 숨쉬기를 멈추기도 한다. 이때 우리는 효율적으로 산소를 들이마시고 이산화탄소를 내뱉지 않는다. 결국 노폐물이 혈류에 축적되어 불안감이 커진다.

한 손을 배에, 다른 한 손을 가슴에 대기만 하면 자신이 복식호흡을 하는지 확인할 수 있다. 일부러 숨을 느리거나 깊게 쉬려 하지 말고 그저 배로 호흡하는 데 집중하라. 복식호흡을 하게 되면 배에 얹은 손만 움직일 것이다. 그리고 호흡은 저절로 느리고 깊어질 것이다.

주먹을 얼굴 앞에 가져오면 자신이 호흡을 중지하는지 확인할 수 있다. 주먹을 최대한 긴장시키는 데 집중하라. 그리고 그러한 긴장감을 약 10초 동안 유지한 다음 손을 풀어라.

주먹을 쥐고 있을 때 호흡이 어떻게 변했는가? 긴장함과 동시에 잠시 멈춰 있었을 것이다! 이렇게 간단한 동작으로 호흡을 중지하는 일이 무의식적인 습관이 될 정도로 각인되어 있음을 알 수 있다.

이완 반응 유도 제 3단계 상념에 대한 수동적 무관심 : 너무 많은 생각에서 벗어나라.

갑자기 머릿속에 떠올라 당신의 머릿속을 점령하는 상념으로부터 주의를 돌려라. 이때 중립적이고 반복적인 집중 요소를 사용하라. '하나', '긴장을 풀고', '편안하다', '몸이 늘어진다' 등 어떤 단어든 상관없다. 아니면 호흡하는 동안 복부가 오르락내리락하는 움직임을 이용해도 된다. 숨을 내쉴 때마다 속으로 한 단어를 반복하는 것도 도움이 된다.

떠올리면 좋은 기분이 들고, 긴장이 풀리는 느낌이 드는 장소가 있는가? 이런 장소의 시각적 이미지도 집중 요소로 삼을 수 있다.

생각이 너무 많을 때, 이런 것들을 떠올려라!

- 가장 좋아하는 휴가지
- 자신이 직접 만든 공간
- 해변, 초원, 산
- 책이나 잡지, 또는 영화에 등장하는 공간
- 구름 위에 떠 있는 내 모습

이완 반응을 유도할 때는 수동적인 태도를 취해야 한다. 즉, 저절로 긴장이 완화되게 내버려둬야 한다. 긴장을 풀려고 '노력'하지도, 이완이 일어나고 있는지를 걱정하지도 말라. 주의를 분산시키는 생각이 떠오르거든 이를 무시한 채 집중 요소로 주의를 되돌려라.

이제 당신은 이완 반응 유도의 세 단계를 모두 배우고 도전할 준비를 마쳤다. 다음 설명을 읽은 다음 눈을 감은 상태에서 머릿속으로 되뇌어라. 아래 문구를 녹음하여 재생하거나 누군가에게 읽어달라고 해도 좋다.

편안하게 의자에 앉거나 침대, 또는 바닥에 눕는다. 눈을 감고 주의를 발가락과 발에 집중한다. 발 전체로 편안한 느낌의 물결이 퍼지는 것을 느끼기 시작할 것이다. (따뜻하거나 따끔거리거나 늘어지는 느낌이 들 수도 있다. 아니면 신발이나 바닥에 발을 대고 있는 느낌만 받을 수도 있다.) 이완이 발 전체로 퍼지는 이미지를 머릿속으로 그리면 도움이 된다.

이제 편안한 느낌이 발에서 종아리를 타고 올라오는 것을 느끼거나 시각화하라. 다음에는 편안한 느낌이 허벅지로 올라오는 것을 느껴라. 시간을 들여 천천히 다리의 긴장이 어떻게 완화되는지를 살펴보아라. 이제 편안한 느낌이 배, 가슴을 지나 등으로 넘어가는 것을 느껴라. 상체의 긴장이 점점 이완되고 있다.

편안한 느낌이 양손까지 도달하는 것을 느껴라. 다시 한번 따뜻하거나 따끔거리거나 늘어지는 느낌이 들지도 모른다. 아마 손이 자신의 몸이나 의자, 또는 침대에 닿은 느낌이 느껴질 것이다. 몇 분 동안 집중하며 편안한 느낌이 아래팔을 타고 팔의 위쪽과 어깨까지 올라가는 것을 느끼거나 시각화하라. 그리고 편안한 느낌은 목, 턱, 뺨, 눈, 이마로 이동할 것이다.

이제 편안한 느낌이 전신으로 퍼졌다. 그리고 당신의 몸은 점점 더 긴장이 풀릴 것이다. 잠시 전신의 릴랙스에 집중하라.

이제 호흡에 주의를 기울여라. 더 리듬감 있게, 복부를 사용해서 숨을 쉬는 것에 집중하라. 또한 숨을 들이마실 때는 배가 부풀어 올랐다가 숨을 내쉴 때 가라앉는 것에 집중하라. 배를 이용한 복식호흡에 잠시 주의를 기울여라. 배에 헬륨 풍선이 들어있는 이미지를 떠올리면 도움이 될 것이다. 숨을 들이마실 때 풍선에 공기가 차고, 숨을 내쉴 때 풍선이 꺼진다. 정신이 주의를 분산시키는 상념으로 흘러가면 그저 이런 생각들이 떠내려가게 놔둔 채 다시 호흡에 집중하라.

당신은 더 리듬감 있게 복부를 이용해서 호흡하고 있다. 숨을 내쉴 때마다 속으로 조용히 되뇔 단어를 하나 선택하는 것도 도움이 될 것이다. 이 단어는 상념으로부터 정신의 방향을 되돌리는 주의 집중 신호의 역할을 할 것이다. 이러한 신호 단어와 호흡에 잠시 집중하라.

마지막으로 자신의 속도에 맞춰 느리고 깊게 호흡하라. 그리고 서서히 눈을 떠라.

어떤 경험이었는가? 처음 이완 반응을 유도할 때 사람들은 종종 근육의 긴장이 완화되고 호흡과 심장박동이 느려지는 등의 신체적 이완을 경험한다. 또는 몸의 처짐, 온기, 따끔거림, 심지어 둥둥 떠다니는 느낌 같이 순수한 감각을 확인하는 사람도 있다. 하지만 대부분의 사람들은 정신이 이 생각에서 저 생각으로 배회하는 것을 잠재우는 게 얼마나 어려운지 깨닫고 놀란다.

처음에는 이완 반응을 실행하는 동안 정신이 이리저리 떠돌곤 하겠지만 이는 정상적인 현상이다. 거듭해서 연습하다 보면 정신을 고요하게 만들고 주의를 집중하는 능력이 향상될 것이다.

완전히 긴장이 완화된 상태에서는 실제로 깨어 있다는 느낌도, 잠들어 있다는 느낌도 느끼지 못할 것이다. 주변 환경, 머릿속 생각을 전혀 의식하지 않기 시작하고 수면 제1단계와 비슷한 상태에 들어갈지 모른다. 일상에 대한 생각으로 주의가 떠내려가면 정신이 다시 차분해질 때까지 집중 요소를 사용하라.

처음에는 이완 반응을 실행했을 때의 느낌이 일시적인 것으로 끝날 수 있다. 하지만 일주일만 지나면 신체의 스트레스 호르몬이 반응성이 줄어들고 이완 반응의 영향이 '지속'되기 시작하여 하루 종일 유지될 것이다. 그 결과 스트레스 호르몬이 수면에 미치는 해로운 영향이 최소화되고 다음과 같이 수면에 도움이 되는 일이 일어나기 시작할 것이다.

첫째, 긴장을 더 잘 인지하고 스트레스 반응이 감소하며 신속하고 자동적으로 긴장을 완화하는 능력이 커진다. 둘째, 불안, 분노, 좌절, 그리고 스트레스 관련 증상이 감소하고 주간의 감정 상태가 향상된다. 셋째, 스트레스에 대한 통제력이 증가한다. 이는 이미 알아보았듯 건강과 안녕에 필수적인 요소다.

이완 반응의 긍정적인 영향 가운데는 즉각적이고 명확한 것도 있다. 반면 오랜 시간이 흘러야 나타나거나 더욱 미묘한 것도 있다. 누군가 당신에 대해 "전보다 느긋해졌는데"라고 말하는 것을 듣고 이완 반응의 긍정적인 영향을 인지하게 될 수도 있다. 아니면 이전에 스트레스에 대해 반응하던 것과 현재의 반응을 비교하여 긍정적인 영향을 깨달을 수도 있다.

낮 시간에 이완 반응을 위한 지침　이완 반응을 꾸준히 실행할수록 수면, 건강, 일상생활에 미치는 긍정적인 영향 역시 커진다. 확실한 효과를 보기 위해서는 거의 매일 이완 반응을 실행해야 한다. 일주일에 하루 이틀 거른다고 해서 바로 티가 나지는 않을 것이다. 하지만 명심하라. 몸과 마음에 매일 가해지는 스트레스의 영향을 상쇄하려면 일주일에 몇 번만으로는 부족하다.

규칙적으로 이완 반응을 실행하는 데 가장 어려운 부분은 '시간' 문제다. 현대 사회에서 많은 사람이 너무 바빠서 긴장을 풀 수 없다고 느낀다. 또는 이완에 시간을 할애하면 아무것도 하지 않는 것 같은 생각이 들어 죄책감을 느낀다.

이완 반응을 연습하면 자신의 감정 상태, 수행 능력, 건강이 향상된다는 사실을 상기하라. 그렇게 하면 규칙적으로 연습할 가능성이 높아진다. 이완 반응은 올바르게 먹고 운동하는 일만큼이나 중요하므로 반드시 실행해야 한다. 그리고 당신은 긴장을 풀 자격이 있다. 궁극적으로 이완 반응을 연습할 시간을 내는 일을 이렇게 생각하면 좋을 것이다. "시간을 낼 수 없는 사람이야말로 누구보다 이완이 필요한 사람이다."

이완 반응이 지닌 잠재적 혜택을 깨닫기 위한 지침에는 다음과 같은 것도 있다.

❶ 이완 반응 연습에 하루 10~15분의 시간을 할당하라. 대부분의 사람이 긴장을 풀고 정신을 진정시키는 데만 그 정도의 시간을 필요로 한다. 경험이 쌓이면 이완 반응이 일어나는 속도가 빨라질 것이다. 낮에 20분이라는 시간을 내기 어렵다면 처음에는 10분만 할애하라. 어쨌든 시

작은 하지 않았는가!

❷ 이완 반응은 편안한 자세를 취한 채로, 소음이나 전화나 아이들, 반려동물 등에 의해 방해받지 않는 차분한 장소에서 실행하라. 이완 반응을 집에서 연습하는 사람이 많지만 도서관, 회의실, 또는 사무실에서도 할 수 있다. 꾸준히 같은 장소에서 실행하면 이완 반응과 그 공간을 연관시킬 가능성이 높아진다. 이는 결국 습관이 된다.

❸ 이완 반응을 연습하기에 가장 적합한 시간을 찾기 위한 실험을 하라. 그런 다음 그 시각을 정기적인 이완 연습 시간으로 정해라. 매일 같은 시간에 실행하면 이완 반응은 더욱 습관적인 것이 될 것이다. 하루를 이완 반응으로 시작하는 것이 효과가 좋은 사람이 있는 반면, 하루를 마무리하고 스트레스가 쌓여 있는 상태에서 실행하는 것이 가장 효과적인 사람도 있다.

자연이 의도한 오후의 휴식시간, 즉 낮잠에 대해 살펴본 것을 기억하는 가. 마찬가지로 오후에 이완 반응을 연습하는 것을 고려해보라. 오후 중간에 낮잠을 자거나 휴식을 취하는 생물학적 경향을 만족시킬 수 있으며, 이완 반응을 실행하는 동안 잠들 가능성도 있다. 전혀 잘못된 것이 아니다. 당신은 수면과 이완 반응을 연관시키게 될 것이다. 하지만 잠자리에 들기 한두 시간 안에 이완 반응을 유도할 때는 신중해야 한다. 짧은 낮잠의 형태로 잠이 들어 정작 잠을 자야 할 시각에 잠들기 더 어려워질 수 있기 때문이다.

❹ 소수지만 내 환자들 가운데는 이완 반응을 사용하여 효과적으로 긴장을 완화하지 못하는 사람도 있다. 몇 주 동안 연습한 뒤에도 효과가 나타나지 않는다면 이완을 경험하지 못하거나 이완 반응 실행 시 초조함을 느끼는 것이다. 이럴 때는 연습을 중단하고 이 책에서 소개한 다른 방법을 중점적으로 실행하라.

이완 반응을 이용하여 수면 유도하기　이완 반응을 연습하기 시작한 뒤 며칠 동안은 취침 각이나 자다가 깼을 때 잠이 들기 위해 사용하지 말라. 긴장을 풀기 위해 지나치게 노력하다가 좌절할 수 있기 때문이다. 먼저 일관되게 긴장을 완화할 수 있을 때까지 낮에 충분히 자주 이완 반응을 연습하라. 그러기 위해서는 며칠, 심지어 몇 주가 걸릴 수도 있다. 그런 다음 조명을 끈 다음, 또는 밤에 자다가 깼는데 금세 다시 잠들지 못할 때 이완 반응을 실행하여 수면을 유도하기 시작하라. 거듭할수록 훨씬 일관되게 이완 반응을 이용하여 잠들 수 있게 될 것이다. 그 결과 이완 반응은 수면과 연관되고 잠에 대한 당신의 통제감도 증가할 것이다.

현실적으로 생각하라. 이완 반응을 실행함으로써 매일 밤 수면이 유도될 거라고 기대하지는 말라. 이완 반응을 유도했는데 30분 안에 잠들지 못하거나 자다가 깬 뒤 다시 잠들지 못하면 7장에서 다룬 자극 통제 지침을 따르도록 하자. 몸을 일으켜 침대에 앉거나 침대에서 나와 졸릴 때까지 긴장을 풀어주는 활동을 하는 것이다. 그런 다음 침대로 돌아가 이완 반응을 다시 실행하라. 잠이 들 때까지 이 과정을 반복하라.

몇 주 동안 실행했는데도 이완 반응이 수면을 유도하지 않는 것 같을 때는 침대에서의 연습을 중단해야 한다. 그렇지 않으면 이완 반응이 좌절감과 연관될 수 있다.

미니 이완 반응 연습하기 눈을 감을 수도 없고 긴장을 완화하는 데 고작 몇 분, 또는 몇 초밖에 할애할 수 없는 상황에서는 어떻게 이완 반응을 유도할 수 있을까? 예를 들면 교통체증에 갇혔을 때나 말다툼을 하는 도중, 프레젠테이션을 하기 직전이나 북적이는 낯선 공간에 들어선 짧은 순간에 말이다.

이러 때는 바로 단축된 형태의 이완 반응인 미니 이완 반응(이하 미니)을 사용할 수 있다. 미니는 몇 분 동안 특히 목, 어깨, 안면 등 신체 근육의 긴장을 완화한 다음 복식호흡과 정신 집중 방법을 실행하는 것을 말한다. 미니는 몇 초, 또는 몇 분 동안 실행해도 되며, 눈을 굳이 감지 않아도 되고 앉아서든 서 서든 가능하다.

지금 바로 잠시 미니를 연습해보자. 먼저 눈을 감고 잠시 다리, 팔, 상체, 그리고 얼굴의 긴장을 풀어라. 그런 다음 1, 2분 동안 복식호흡에 집중하라. 숨을 내쉴 때마다 머릿속으로 한 가지 단어에 집중해야 할 수도 있다. 주의를 분산시키는 생각들 사이에서 정신이 배회할 때는 그냥 내버려두어라. 그리고 호흡과 단어로 주의를 되돌려라. 이제 눈을 떠라.

미니를 실행하기 위해 해야 할 일은 이것이 전부다!

미니는 이완 반응만큼 깊은 이완 반응을 만들어내지는 못한다. 하지만 두 가지 장점이 있다! 첫 번째는 언제 어디서든 스트레스를 받는 상황이 발생했을 때 바로 대응할 수 있다는 것이다. 다른 사람과 함께 있는 상태나 대화를 하는 도중에도 미니를 실행할 수 있는 데다 그 누구도 당신이 그렇게 하고 있다는 사실을 모를 것이다! 두 번째는 자주 사용할 수 있으므로 하루에 한 번만 이완 반응을 실행하는 것보다 효과적일 수도 있다.

캐롤은 불안증과 공황발작을 앓고 있었다. 당시 그녀는 집 밖으로 나갈 수 없을 정도로 발작이 심했다. 먼저 치료의 일환으로 그녀는 하루 한 번 이완 반응을 유도하는 법을 배웠다. 그리고 하루 중 언제든, 그리고 불안함을 느끼거나 공황발작이 시작되려 할 때마다 미니 이완 반응을 실행하기 시작했다.

이완 반응과 미니를 사용한 지 몇 주 뒤, 캐롤은 불안증이 완화됐다는 사실을 알아차렸고 미니를 사용하여 많은 공황발작을 막을 수 있었다. 불안증이 완전히 사라지지는 않았지만 그녀는 더 많은 통제력을 지녔다고 느꼈다.

미니를 실행하는 것은 쉽다. 어려운 것은 필요한 때 미니를 실행해야겠다고 떠올리는 일이다. 긴장 자체를 인지하지 못한 나머지 미니를 실행해야 한다는 생각을 하지 못하는 경우가 흔하다.

이를 위해서는 미니를 상기시키는 신호를 이용하면 효과를 볼 수 있다. 한 가지 효과적인 신호는 시계 유리에 색이 있는 작은 테이프 조각을 붙이는 것이다. 시계를 흘끗 쳐다볼 때마다 이 테이프 조각이 미니를 실행하란 신호 역할을 할 것이다. 그밖에도 신호등의 빨간불, TV 광고, 줄 서서 기다리기, 전화 보류 상태일 때, 대합실에 있을 때 등이 있다. 전화에 스티커를 붙이거나, 신호용 테이프를 냉장고나 욕실 거울에 붙이는 것도 좋은 방법이다. 이러한 신호들은 긴장감을 느낄 때 미니가 자동적으로 일어나게 만들어줄 것이다.

규칙적으로 미니 이완 반응을 실행하라. 미묘한 수준의 긴장을 인지하는 능력을 향상시키고, 스트레스를 주는 생각으로부터 주의를 다른 곳으로 돌리며, 현재에 주의를 집중한 상태를 유지할 수 있을 것이다. 미니를 자주 연습하다 보면 이완 반응이 더 자주, 자동적으로 일어나는 효과도 볼 수 있다.

이완 반응과 미니가 지닌 더 심오한 장점 스트레스를 줄이고 이완 및 수면을 개선하는 것 외에도 이완 반응과 미니를 규칙적으로 꾸준히 실행하면 어떤 변화가 일어날까?

우선 이완 반응과 미니는 정신을 차분하고 명료하게 만들며 집중력을 향상시킨다. 그 결과 실행과 문제 해결 능력이 향상될 수 있다.

한편, 우리의 의식은 끊임없는 내면의 독백으로 이루어진다. 이는 과거에서 미래로, 희망과 두려움, 환상과 욕망, 논쟁과 속임수를 쉼 없이 배회하는 끝없이 밀려드는 정신적 대화를 말한다. 내적 대화는 생각을 장악하고 정서와 감정을 유발하는 데 중요한 역할을 한다. 이 같은 내적 대화와 바쁜 일상의 세계 사이에서 우리는 스트레스를 주는 과도한 자극에 초토화된다. 그런 만큼 내면의 고요함과 차분함을 인지한다는 것은 종종 꿈에나 존재하는 일 같다. 하지만 이완 반응과 미니를 실행하는 동안 정신은 고요해지고 명료함과 차분함, 그리고 내면의 평화를 경험할 것이다. 더 나아가 시간이 지남에 따라 이렇게 높아진 내면의 평화는 하루 종일 유지되기 시작하고, 당신은 더 평온하고 긍정적인 태도를 취하게 될 것이다.

많은 동양의 전통에서는 내적 대화가 의식의 큰 부분을 차지하면 인간은 내적 화를 유일한 의식 상태, 즉 자아의 의식으로 여긴다고 강조한다. 자의식self-consciousness은 개연적인 경계를 만들고 세상을 '나와 남', '자아와 비 자아'로 인지하는 경향이 있다. 또한 자신과 타인 사이의 차이, 분리, 고립을 인지하는 경향이 있고 그 결과 심판, 자기비판, 의심, 두려움, 좌절, 불안이 만들어진다.

이완 반응과 미니를 사용하여 내적 대화를 차단하면 자아의 의식이 행하는 인지에 변화가 생길 것이다. 이 새로운 자아 감각은 종종 더 강하고 촘촘하게 연결되며 고귀하다고 묘사된다. 또한 이기심이 없고 자신과 다른 존재의 유사성과 일체성을 인지할 수 있으며, 더욱 일체화되고 조화로

우며 통합되고 완전하다.

자기인지가 이렇게 변화하면 자존감과 수용성, 내적 강인함이 훨씬 커지고 삶에 대한 태도도 건강해진다. 그러므로 이완 반응과 미니는 개인의 변신과 성장을 위한 도구가 될 수 있다.

내적 대화는 내면에 존재하는 자아 감각에 영향을 주며, 마찬가지로 외부의 세상에 대한 인지에도 영향을 준다. 우리는 매일 접하는 세상의 수많은 긍정적인 요소에 무관심한 채 살아간다. 차를 몰고 출근하면서 웅장한 석양을 알아차리지 못하며, 햇살이 좋은 가을날에 나뭇잎 색이 변하는 아름다움도 모른 채 지나간다. 자신만의 생각에 빠져 누군가 말을 하고 있어도 이를 듣지 못하며, 코앞에서 실제로 일어나는 일조차 보지 못한다. 그리고 현재에 '존재'하지도 못한다. 동양 전통문화에서는 이러한 일상적인 의식 상태를 '반 수면half-sleep' 상태라고 표현하기도 한다.

이완 반응과 미니를 사용하여 내적 대화를 잠재우면 외부 세계에 대한 인지가 전환된다. 평상시에는 의식하지 못하던 것들에 대해 인지하게 된다. 누군가 하는 말을 들을 때 그 의미를 이해하게 되며, 자신을 둘러싸고 있는 것의 실체를 보고, 보디랭귀지와 비언어적 의사소통을 더욱 잘 인지하게 된다. 현재에 더욱 완전하게 주의를 집중하고, 과거와 미래에 대해 걱정할 때보다 더 큰 평화로움을 얻을 수 있다. 감각이 정화된 듯 석양의 색, 누군가의 미소, 음악소리 등 세상을 더욱 직접적이고 선명하게 경험할 수 있게 될 것이다. 세상을 어린아이처럼 바라보며, 주의를 완전히 집중한 상태에서 어떤 것에 대해 생각하는 것이 아니라 그저 그곳에 존재하게 될 것이다. 순간순간의 즐거움, 기쁨, 의미를 더욱 즉각적으로 느끼며 일상적이고 무의식적이던 삶이 다채로운 생동감으로 가득 찰 것이다.

갓 태어난 아기와의 친밀감을 느끼고 사랑을 나누며 별로 가득 찬 하늘, 아름다운 일출이나 석양, 드넓은 바다의 장관을 보거나 거대한 산의 고요함을 대할 때, 그리고 탁탁거리며 장작이 타는 모습을 보고 소리를 들을 때 등 무언가에 주의를 완전히 몰두했을 때의 상황을 떠올려보라. 시간은 멈춘 것 같고 머릿속 상념의 재잘거림은 멈춘다. 그리고 마음은 청명하고 집중되어 있다. 이렇듯 주의를 집중한 순간은 이완 반응을 유도한다. 그리고 이완 반응과 미니는 몰입한 주의력, 깊어진 내면의 평화, 그리고 행복감을 느끼는 상태를 가져오는 강력한 도구가 될 수 있다.

이완 반응과 미니를 시도하고 직접 그 결과를 확인하라. 이완 반응과 미니는 수면과 삶을 향상시키는 강력한 도구다.

4주 차 발전 노트를 쓰는 법

• • •

〈4주 차 발전 노트〉는 3주 차와 마찬가지로 수면 패턴과 수면제 사용, 수면에서 개선된 부분, 인지 재구성 사용, 수면 스케줄 및 자극 통제 방법, 그리고 수면을 개선하고 건강을 증진하는 생활 방식 실행의 사용을 추적하는 항목들이 담겨 있다. 여기에 더해 두 가지 항목이 새롭게 추가된다. 이완 반응 및 미니의 사용을 살펴보는 것, 수면을 유도하기 위해 이완 반응을 어떻게 사용했는지를 살펴보는 것이다.

〈4주 차 발전 노트〉 역시 지난 일주일 동안 매일 작성한 수면 일기를 검토한 뒤 완전히 기입해야 한다. 그런 다음 이를 1~3주 차 요약과 비교하여 수면에서 어떻게 향상되었는지 규명하라. 이 프로그램의 방법을 꾸준히 사용한 만큼 향상되었을 것이다.

3주 차처럼 〈4주 차 발전 노트〉는 이 프로그램을 실행하여 삶의 다른 요소에 생긴 긍정적인 변화를 기록하는 섹션을 포함하고 있다. 여기에는 이완 반응과 미니를 실행한 결과 경험한 삶의 향상이 포함된다. 그 내용은 다음과 같다.

당신의 삶에 일어날 변화

- 스트레스 반응을 인지하고 일어나는 것을 막는 능력이 향상되었다.
- 스트레스를 더욱 잘 통제한다. 스트레스와 관련한 증상이 감소했다.
- 집중력과 주의력이 향상되었다.
- 내면의 평화와 행복감이 증가했다.

이제 당신은 6주짜리 프로그램 가운데 4주까지 끝마쳤다. 그러므로 새로운 인지 재구성 방법을 한 가지 더 추가할 때가 되었다. 인지 재구성의 목표가 수면에 대한 긍정적인 생각을 촉진하고 수면에 대한 부정적인 생각을 최소화하여 수면을 개선하는 것이라고 했던 것을 다시 떠올려라. 이 프로그램의 첫 번째 주부터 당신은 잠에 대한 부정적 생각과 긍정적 생각을 〈60초 수면 일기〉에 매일 기록하여 인지 재구성을 연습해왔다.

새로운 인지 재구성 방법은 매일, 지금까지 개선한 점을 더욱 강하게 만들기 위한 것이다. 4주 차의 수면 일기278페이지를 한 번 살펴보라. 수면에서 향상된 부분을 기록하는 **11** 번 항목이 추가된 것이 보일 것이다. 매일 아침 이 항목을 기입할 때는 각 주의 발전 노트에서 향상된 부분을 확인하고 그 가운데 한 가지 이상에 대해 언급하라.

수면에서 개선된 부분을 일기로 기록하면 매일 개선된 내용은 더욱 강화되고, 잠에 대한 긍정적 생각이 촉진되며 부정적 생각은 최소화될 것이다. 그리고 수면에서 긍정적인 변화를 일구고 있다는 사실을 알고 매일 통제력이 커지게 될 것이다.

잠과
삶의 만족도를
높이는 사고 전환술

불안과 두려움을 야기하는 생각에서
이완과 행복을 촉진하는 생각으로

직장생활 3년 차인 커트는 자신이 맡은 일을 사랑했고 최근 업무실적에서 '우수'라는 평가를 받았다. 하지만 회사에 인력 감축이 실행되어 그의 직책이 없어질 것이라는 통보를 받았다. 그것도 해고일로부터 고작 2주 전에 말이다. 장밋빛이던 세상은 순식간에 절망과 혼돈의 도가니가 되었다. 그가 생각할 수 있는 것이라고는 '실직' 뿐이었다.

"내가 뭘 어쨌다고 이런 일이 벌어지는 거지?"

"난 언제나 운이 나빠."

"이렇게 좋은 직장은 결코 구하지 못할 거야."

"집세도 못 낼 거고 부모님 댁으로 다시 들어가야 할 거야."

"결혼을 미뤄야 할 거야."

커트의 불안함과 우울함은 더 심해졌다. 그는 집중할 수도, 스스로에게 동기를 부여할 수도 없었다. 잠을 제대로 자지 못하고 매일 두통에 시달렸다. 실직한 뒤, 이런 상태에서 한 달을 보낸 커트는 마침내 이력서를 작성하여 구직 활동을 시작했다. 놀랍게도 그는 두 곳의 회사에서 면접을 보게 되었고 두 곳 모두에서 합격 통지를 받았다. 커트는 지난 직장보다 임금이 무려 15퍼센트 높으며 회사 소유의 차량까지 제공되는 회사로 이직했다.

6개월 뒤, 커트는 승진했고 임금도 더 인상되었다. 현재 그는 회사에서 떠오르는 별이다.

커트의 이야기가 보여주듯이 외부적인 사건만이 스트레스와 우울함을 유발하는 것은 아니다. 그러한 사건에 대한 내면의 반응, 즉 정신적 반응 역시 중요한 역할을 한다.

처음에는 도저히 감당할 수 없을 것 같지만 지나고 보면 훨씬 덜 심각한 것, 때로는 긍정적인 것이었던 상황을 누구나 경험한다. 지나고 나서 되돌아보면 자신이 처음 한 생각이 지나치게 부정적이고 상황을 과대평가했다는 사실을 깨닫는 식이다.

8장에서 우리는 신체의 스트레스 반응과 그 부작용이 수면과 건강에 미치는 영향, 그리고 이완 반응을 이용하여 이러한 영향을 상쇄하는 방법에 대해 알아보았다. 이번 장에서는 이를 발판으로 또 다른 스트레스 관리법을 살펴볼 것이다. 바로 **인지 재구성**이다. 하지만 앞서 다룬 인지 재구성과는 조금 다르다. 이번에는 스트레스에 대한 정신적 반응을 바꾸는 방법을 배울 것이다.

5장에서 우리는 수면에 대한 부정적인 생각이 어떻게 불면증을 촉발하는 스트레스 반응을 유발하는지, 수면에 대한 부정적인 생각을 최소화하기 위해 인지 재구성을 어떻게 사용하는지, 수면에 대한 긍정적인 생각을 촉진하는지, 그리고 수면을 개선하는지에 관해 살펴보았다.

마찬가지로 스트레스 관리를 위한 인지 재구성은 우리가 종종 스트레스를 가하는 매일의 사건들에 대해 종종 부정적이고 왜곡된 생각으로 반응한다는 개념을 바탕으로 한다. 이러한 생각 때문에 부정적인 감정이 만들어지고 스트레스 반응이 촉발되며 결국 수면, 건강, 행복에 악영향을 미친다.

인지 재구성은 수면에 대한 부정적인 생각을 관리하는 데는 물론 매일의 스트레스 요인에 대한 부정적인 생각과 감정을 통제하는 데도 사용할 수 있다. 그 결과 스트레스 반응 및 관련 질병이 감소하고 스트레스 호르몬이 밤 잠마저 방해할 가능성을 최소화할 수 있다.

인지 재구성과 이완 반응을 결합하면 매일의 스트레스가 수면, 건강, 그리고 삶에 미치는 충격을 줄여줄 매우 효과적인 방법이 탄생한다. 인지 재구성은 감정적 스트레스를 만들어내는 생각을 관리하는 역할을, 이완 반응은 스트레스에 대한 인체의 생리적 반응을 상쇄하는 역할을 한다.

왜 나쁜 일부터 떠올리게 될까 : 스트레스와 부정적 자기대화

● ● ●

우리는 일상생활에서 어떤 일이 일어나면 그 사건에 대해 끊임없이 자신에게 말을 한다. 어떤 일이 일어나고 있는지, 어떤 일이 일어날지, 어떤 일이 일어나야 하는지, 왜 이런저런 일들이 일어나는지를 설명하는 것이다. 이러한 **자기대화**self talk는 지속적이고 자동적으로 일어나며, 그 일부는 자신도 인지하지 못한 상태에서 발생한다. 그 결과 우리는 자기대화에 그다지 주의를 기울이지 않다가 스트레스가 많은 상황에 맞닥뜨려서야 그것이 전혀 다른 방향으로 변한다는 사실을 깨닫는다.

어떤 사건에 처하면 우리의 정신은 '터널 비전tunnel vision' 상태에 놓인다. 즉, 직장을 잃었을 때 커트가 실직 외의 다른 것에 대해 생각할 수 없었던 것처럼 오로지 스트레스를 받는 사건에 대해서만 집중하고 머릿속이 온통 그 생각뿐인 상태이다. 두 번째, 인간의 정신은 부정적인 필터가 된다. 인지 재구성 방법의 선구자인 펜실베이니아 프레즈비테리언 병원의 데이비드 번스David Buns 박사는 이 부정적인 필터를 세상을 보는 시각을 왜곡하는 강력한 안경에 비유한다. 이 필터는 부정적이고 왜곡된 생각만을 통과시키는데, 이러한 생각을 **부정적 자동 사고**negative automatic thoughts, 또는 NAT라고 부른다.

예를 들어 상사로부터 "지금 바로 내 방으로 와"라는 메시지를 받으면 당신의 부정적 자동 사고는 이렇게 생각할 것이다. "이런, 또!" "내가 뭘 잘못했지?" "이번엔 또 뭔데?" "해고되는 건가?"

중요한 시험을 앞둔 사람의 경우 이럴 수 있다. "정말 겁난다." "망치면 어떡하지?" "제대로 준비하지 못할 거야." 시험 바로 전날까지도 이런 생각으로 머릿속이 가득 찬다.

부정적 자동 사고는 스트레스에 대한 무릎반사 같은 것으로서 거의 무의식 중에 자동적으로 발생한다. 대체로 성급하게 결론을 내리고, 상황을 끔찍하고 비참한 것으로 만들어 최악의 시나리오를 쓴다. 너무나도 현실감이 있어 우리는 여기에 대해 의문을 제기하거나 찬찬히 살펴보지 않은 채 사실, 또는 절대적인 진실처럼 믿는다. 그 결과 부정적 자동 사고 때문에 상황을 객관적인 시각에서 바라보지 못하고, 편협한 사고에 갇히며, 부정적인 면만 강조하고 스트레스를 받는 상황을 부정확하고 왜곡된 방식으로 바라본다.

부정적 자동 사고는 스트레스를 유발하고 압도적이기 때문에 인간은 이를 가장 먼저, 많이 생각하게 된다. 그로 말미암아 쉽게 긍정적인 사건에 대해 망각하고 머릿속으로 스트레스를 유발하는 사건을 없애기가 더 힘들어진다. 부정적 자동 사고가 반복적이고 지속적인 것이 될수록 우리의 머릿속에서 더 많이 발생하게 되고, 이를 포착하고 평가하며 부정적인 감정과 스트레스 반응이 촉발되는 것을 막지 못한다.

그렇다면 인간의 정신은 왜 터널 비전에 갇히고 부정적인 필터가 되며 스트레스를 받을 때면 오로지 부정적 자동 사고만 통과시키는 것일까? 뉴욕대의 조지프 레독스Joseph Ledoux 박사의 연구에 따르면 이러한 스트레스에 대한 정신적 반응은 생존 메커니즘의 결과일 수 있다. 이 같은 생존 메커니즘은 인류의 조상이 포식자 같은 신체적 스트레스 요인을 다루는 데 도움을 주었다.

레독스 박사에 따르면 인간의 조상은 두 가지 조건에서 신체적 위협으로부터 생존할 가능성이 높았다. 한 가지 조건은 이들의 생각을 좁게 하고 터널 비전에 갇히며 주의를 다른 곳으로 분산시키지 않은 채 오로지 눈앞의 위협에만 집중하는 것이다. 다른 하나는 의식적인 의도가 거의 배제된 채 스트레스 요인에 대해 신속하게, 자동적으로, 그리고 거의 무의식적으로 반응하는 것이다. 일례로, 원시 인류는 수풀에서 부스럭거리는 소리를 들었을 때 이를 재빨리 자동적으로 포식자로 해석하는 것이 유리했다.

레독스 박사는 스트레스에 대한 이러한 반응이 너무도 빠르고 즉각적인 것이어서 속도를 위해 정확성을 무시하므로 '거짓 경보'를 만들어낼 가능성이 증가한다는 사실을 지적한다. 예를 들어 수풀에서 나는 부스럭 소리는 그저 바람 때문에 나는 것일 수도 있다. 하지만 진화론적 관점에서 보자면 과민하게 반응해서 안전을 도모하는 것이 과소평가해서 후회할 일이 생기는 것, 최악의 경우 죽임을 당하는 것보다 낫다.

스트레스에 대한 이러한 정신적 반응은 한때 생존을 위해 필요한 것이었다. 하지만 오늘날 신체적 위험 및 생존과는 상관없는 과도한 심리적 스트레스 요인이 빈번하게 발생하는 상황에서는 적절하지 않다. 스트레스를 받을 때 정신의 터널 비전과 거짓 경보는 부정적인 필터를 만들어내고, 이러한 필터는 부정적 자동 사고를 촉발한다. 그리고 부정적 자동 사고는 불안, 두려움, 분노 같이 불필요하고 부정적인 감정을 과도하게 유발한다. 그 자체가 스트레스 요인이 될 수 있는 이러한 감정들은 우리의 감정 상태와 건강에 영향을 미치는 스트레스 반응을 유도하고, 스트레스 호르몬 때문에 수면에 방해를 받을 가능성을 높인다.

자신에게 따뜻하게 말 걸기 : 자기대화의 관점을 전환하는 법

• • •

누군가의 죽음에 슬퍼하는 것처럼 스트레스를 받는 상황에서 부정적인 생각과 감정은 정상적인 반응일 수 있다. 하지만 부정적인 감정에는 대부분 시간 제한이 있다. 또한 스트레스 요인이 생겼을 때 대부분의 사람에게서 비슷한 부정적 감정이 발생한다. 반면 부정적인 감정은 다른 용도로도 사용될 수 있다. 우리가 변화하고 성장하며 장애물을 극복하고 목표를 달성하는 동기를 부여하기 때문이다.

하지만 많은 사람에게 불안, 좌절, 분노 같은 부정적인 감정은 과도하고 건강하지 않은 것이다. 또한 수면, 사고, 동기 부여, 건강에 악영향을 미치는 스트레스 반응을 과도하게 촉발한다. 스트레스를 유발하는 상황을 바꿀 수 있는 경우는 많지 않다. 하지만 인지 재구성을 이용하여 스트레스에 대한 감정적 반응을 바꿀 수는 있다. 인지 재구성 방법은 부정적 자동 사고를 인지하고 변화시키는 것이다. 그 목적은 다음과 같다.

첫째, 스트레스를 주는 상황에 대해 더 현실적이고 정확하게 사고한다. 둘째, 스트레스를 받을 때 터널 비전에 빠지는 일을 감소시킨다. 셋째, 스트레스를 주는 상황을 더욱 명확하게 바라본다. 넷째, 스트레스 요인에 대한 반응에서 '거짓 경보'를 최소화한다.

따라서 인지 재구성은 부정적인 감정과 스트레스 반응에 대한 우리의 통제력을 강화하는 데 도움을 줄 수 있다. 우리의 감정 상태와 건강이 향상되면 스트레스 호르몬이 야간의 잠을 방해할 가능성이 줄어들고 수면이 개선된다.

그렇다면 어떻게 인지 재구성을 어떻게 실행할지 자세하게 살펴보자.

부정적 자동 사고 인지하기 가장 먼저 해야 할 일은 부정적 자동 사고를 더욱 잘 인지하는 것이다. 부정적 자동 사고는 무의식적으로 일어나는 만큼 많은 사람이 인지 단계에서부터 어려움을 겪는다. 부정적 자동 사고를 인지하는 가장 효과적인 방법은 글로 써서 추적하는 것이다. 이렇게 하면 자신이 얼마나 자주 부정적 자동 사고를 떠올리는지 인지하고 객관적으로 평가, 판단함으로써 그것이 얼마나 왜곡되고 부정확한 것인지 알 수 있다.

이번 장 마지막에 담긴 〈인지 재구성 일기〉225페이지를 잠시 살펴보자. 매일, 스트레스를 받아 부정적인 감정이 촉발되는 상황을 한두 개 선택한 다음 '상황'이라고 명시된 란에 간략하게 상황에 대한 설명을 적어라. 그런 다음 '부정적 자동 사고'라고 명시된 란에 스트레스를 받는 상황 이전과 받는 동안에 정신적 필터를 통과한 부정적 자동 사고를 기록하라. 그리고 스스로에게 질문하라. "나는 어떤 부정적인 생각을 했고 내가 스트레스를 받게 만든 상황에 대해 자신에게 뭐라고 말하고 있었는가?"

45세의 광고 전문가 닐은 불안, 분노, 그리고 불면증, 두통, 근육의 긴장 같은 스트레스 관련 증상을 줄이고 싶었다. 스트레스 관리 훈련의 일환으로 자신의 부정적 자동 사고, 그리고 이러한 생각이 자신의 감정과 건강에 미치는 영향에 대해 배웠다. 그런 다음 바로 일기에 적어 살펴봄으로써 부정적 자동 사고를 인지하는 작업을 시작했다.

〈인지 재구성 일기〉를 사용하여 자신의 부정적 자동 사고를 기록한 지 일주일 뒤, 닐은 각각의 날에 부정적인 생각 때문에 불안이나 분노가 촉발된 몇 가지 상황을 규명할 수 있었다. 예를 들어 차를 몰고 출근하는 길 발생하는 그의 부정적 자동 사고는 다음과 같았다.

"저 멍청이가 내 앞으로 끼어들었어. 지가 뭐라도 되는 줄 아나?"

"이런, 꽉 막혔군. 회의에 늦을 거야."

"왜 난 신호마다 걸리는 거지?"

"이놈의 교통체증 때문에 돌겠네!"

고객을 상대로 중요한 프레젠테이션을 앞둔 닐의 부정적 자동 사고는
다음과 같았다.

"너무 떨려서 망칠 거야."

"이번 계약을 따내지 못할 거야."

"제 때 준비를 마치지 못할 거야."

"내 프레젠테이션을 싫어할 게 틀림없어."

닐은 스트레스에 대한 자신의 감정적 반응을 이해하기 위해 지금껏 한
것 중에 가장 도움이 되는 일 가운데 하나가 인지 재구성 일기에 부정적
자동 사고를 기록한 것이라는 사실을 깨달았다. 그는 자신이 얼마나 자주
부정적 자동 사고를 떠올리는지, 또는 그런 생각이 얼마나 부정적이고 자
동적으로 일어나는지 그 전에는 결코 알지 못했다.

부정적 자동 사고를 전환하는 세 가지 방법 인지 재구성 일기를 사용하여 부

정적 자동 사고를 인지하는 법을 배우면 스트레스를 받는 상황에 대해 더 정확하고 적절한 생각을 적어 관점을 전환하는 단계로 넘어간다. 인지 관점 전환 일기에서 '관점이 전환된 생각'이라고 명기된 칸에 기록하면 된다.

부정적 자동 사고의 관점을 전환하는 일이 언제나 쉬운 것은 아니다. 다행히 더 쉽게 이 단계를 실행하는 데 도움이 될 입증된 방법이 존재한다.

열 가지 관점 전환 질문하기 다음의 열 가지 관점 전환 질문을 통해 부정적 자동 사고의 부정확하고 왜곡된 지점을 발견하라.

❶ 이 생각이 정말 진실일까?

❷ 내가 이 상황에 대해 부정적인 면을 너무 강조하고 있는가?

❸ 최악의 경우 어떤 일이 일어날 것인가?

❹ 이 상황에 대해 긍정적으로 생각할 수 있는 것이 뭐라도 있을까?

❺ 내가 이 상황을 '비참하게 만들고', '끔찍하게 만들며' 성급하게 결론을 내리고 부정적인 결과가 나올 거라고 짐작하고 있는가?

❻ 이 상황이 이렇게 결론이 날 거라는 것을 내가 어떻게 알 수 있을까?

❼ 이 상황에 대한 다른 시각은 없을까?

❽ 다음 주, 다음 달, 또는 내년에는 어떻게 달라질까?

❾ 내게 남은 시간이 한 달이라면 이 일이 얼마나 중요할까?

❿ 나는 이 상황을 묘사하는 데 '절대', '언제나', '최악', '끔찍한', 또는 '소름 끼치

는 같은 단어를 사용하고 있는가?

이 열 가지 관점 전환 질문은 당신의 부정적 자동 사고에서 부정확하고 왜곡된 것을 발견하는 데 도움이 되므로 매우 중요하다. 각각의 부정적 자동 사고를 유일무이한 사실로서가 아니라 스트레스를 받는 상황에 대한 다양한 시각 가운데 하나로만 바라보는 것이다. 그리고 그러한 상황에 대해 더 현실적이고 정확한 생각으로 대체한다.

이중 잣대 방법 친구에게 말하듯 나 자신에게 말해줌으로써 관점을 전환하라.

두 번째로는 번스 박사가 개발한 '이중 잣대double standard' 방법을 사용한다. 이 방법은 어떤 사건스트레스가 생긴 상황을 설명할 때 종종 친구보다 자신에게 더 가혹하다는 개념, 즉 우리가 이중 잣대를 사용하고 있다는 것을 바탕으로 한다. 즉, 우리는 아끼는 사람에게는 현실적이고 공정한 기준을 적용하여 스트레스를 받는 사건에 대한 이들의 반응에 대한 관점을 전환하도록 도와준다. 너무 비관적으로 보지 않게 용기를 북돋우는 것이다. 반면 자신이 스트레스를 받은 사건에 대해 스스로에게 설명할 때는 비현실적인 기준을 세운다. 상황을 실제보다 더 비관적으로 왜곡하고 가정한다.

이중 잣대 방법을 사용하기 위해서는 자신의 부정적 자동 사고를 살펴보고 스스로에게 이런 질문을 하라. "친한 친구가 비슷한 문제를 겪는다면 이렇게 말할까? 그렇지 않다면 나는 그 친구에게 뭐라고 말할 것인가?" 친구에게 보냈을 응원의 메시지를 자신에게 보냄으로써 당신의 부정적 자동 사고에 대해 관점을 전환하라.

과거 반영하기 과거를 돌이켜 봄으로써 상상과 실제 결과의 괴리를 객관적으로 인식하라.

과거의 경험을 반영하여 자신에게 이렇게 질문하라. "전에 이런 일이 내게 일어났었나? 그랬다면 결말이 어떻게 되었지?" 이렇게 하면 우리는 종종 자신이 걱정하는 일 중에 대부분은 결코 일어나지 않으며, 일어난다 해도 상상했던 것만큼 나쁘지 않은 것으로 드러났다는 사실을 스스로에게 증명할 수 있다.

배우인 케일라는 불면증을 앓고 있다. 그녀는 이제 막 연극 공연을 마쳤고 기립박수를 받았다. 이후에 진행된 축하 파티에서 그녀의 친구들과 가족은 축하의 말을 건네고 그녀의 연기를 칭찬했다. 한 친구는 "지금까지 중에 최고의 연기였어!"라고 말했고 또 다른 친구는 "정말 놀라워!"라고 말했다.

하지만 한 친구는 한 장면에서 케일라가 더 잘할 수 있었다고 말했다. 순간 그날 자신의 연기에 대한 케일라의 시각이 통째로 바뀌었다. 그녀의 부정적 자동 사고는 다음과 같았다.

"생각만큼 잘하지 못했어."
"좋은 배우가 될 수나 있을까?"
"또 망친 장면은 뭐가 있지?"
"내일 신문에 좋은 평이 나오지 않을 거야."

집으로 돌아온 케일라는 인지 재구성 일기에 자신의 부정적 자동 사고를 기록했다. 굳이 내용을 살피지 않고 글로 적은 것을 보는 것만으로도 자신이 얼마나 부정적인 생각을 했는지 깨닫기 시작했다. 그런 다음 케일라는 열 가지 핵심 관점 전환 질문을 사용하여 일기에 다음과 같이 달라진 생각을 적었다.

"나는 단 한 사람이 단 한 마디 말한 것을 지나치게 강조했어."
"섣부르게 결론을 내렸어. 한 장면을 아주 잘 해내지 못했다고 다른 장면도 그렇다는 의미는 아니야."
"내 연기가 형편없었을 리가 없어. 기립박수를 받았잖아."
"완벽한 연기는 없어."

케일라는 부정적 자동 사고 관점 전환에 과거 경험도 사용했다. 언젠가 자신의 연기가 평범했다고 생각했는데 신문에서 호평을 받았을 때를 상기한 것이다.

자신의 부정적 자동 사고에 대해 관점을 전환함으로써 케일라는 기분이 나아졌다. 그리고 그날 밤 자신의 연기에 대한 긍정적인 면에 집중하며 잠자리에 들었고 숙면을 취했다. 무엇보다 다음 날 일어나서 지역 신문에 자신의 연기에 크게 호평한 기사를 보았다. 케일라는 기분이 짜릿했고 다시 무대에 오르기를 학수고대했다.

멈춤-미니-관점 전환 방법 인지 재구성 일기를 사용하여 부정적 자동 사고를 전환하는 경험이 쌓이면 인지 재구성의 마지막 단계로 넘어갈 준비가 된 셈이다. 바로 부정적 자동 사고가 머릿속으로 파고들 때 이를 인지하고 관점을 전환하는 것으로, **멈춤-미니-관점 전환 방법**이다.

멈춤 스트레스를 받는 상황에 마주하면 부정적 자동 사고가 떠오르기 전에 스스로에게 '멈춰'라고 말한다.

그저 '멈춰'라는 말만 해도 자동적으로 일어나는 부정적인 생각, 즉 부정적 자동 사고가 일어나고 이를 바탕으로 부정적인 감정이 발생하며 마지막으로 스트레스 반응으로 이어지는 악순환을 끊을 수 있다.

미니 자신에게 '멈춰'라고 말한 다음 근육의 긴장을 완화하고 복식호흡에 집중하며 미니 이완 반응을 실행한다.

이렇게 하면 긴장을 풀고, 부정적 자동 사고에서 다른 곳으로 주의를 돌려 부정적 자동 사고와 부정적인 감정의 악순환을 끊는 데 도움이 될 것이다.

관점 전환 미니를 실행하고 나면 세 가지 관점 전환 방법 가운데 한 가지를 사용하여 자신의 부정적 자동 사고에 대한 관점을 전환하라. 열 가지 관점 전환 질문하기, 이중 잣대 방법, 과거 반영하기가 그것이다.

알리는 과학 학회에서 처음으로 논문 프레젠테이션을 앞두고 있었다. 손에는 땀이 흥건하고 가슴은 쿵쾅거리고 뛰었으며 배는 조여들었다. 그녀의 머리는 다음과 같은 부정적 자동 사고로 질주하고 있었다.

"이렇게 많은 사람 앞에서 말을 해본 적이 없어!"
"저 사람들의 질문에 대답을 하지 못하면 어떡하지?"
"내가 말을 너무 빨리 하면 어쩌지?"
"실신할 것 같아."
"난 여기 있는 다른 사람들만큼 말을 잘하지 못해."

다행히 알리는 멈춤-미니-관점 전환 방법을 알고 있었다. 그녀는 자신에게 '멈춰'라고 말한 다음 미니를 실행했다. 그 즉시 긴장이 풀렸다. 그런 다음 자신에게 열 가지 관점 전환 질문을 하여 부정적 자동 사고를 바라보는 시각을 바꿨다.

"나는 누구보다 이 내용을 잘 알아."
"좋은 스트레스도 있어. 프레젠테이션을 잘하는 데 도움이 될 거야."
"나는 이번 발표에 충분히 준비되어 있어."
"말을 시작하면 긴장이 풀릴 거야."

손에서는 여전히 땀이 났지만 알리의 불안감은 훨씬 줄었다. 그리고 자신의 차례가 되자 그녀는 단상 위에 올라가 심호흡을 몇 번 한 뒤 발표를 시작했다. 놀랍게도 알리는 천천히, 자신감을 갖고 말했으며, 설득력 있는 프레젠테이션을 했으며 청중의 질문도 효과적으로 처리했다. 또한 우레와 같은 박수를 받았다.

부정적 자동 사고는 너무나도 습관적, 자동적으로 일어나기 때문에 멈춤-미니-관점 전환 방법을 배우는 데는 어느 정도 시간이 필요하다. 하지만 실행을 거듭하면 당신도 이 방법을 언제, 어디서든 사용하여 다음과 같은 변화를 일으킬 수 있다.

이러한 장점 덕분에 수면에 스트레스가 미치는 악영향이 최소화될 것이다. 당신의 감정 상태와 에너지, 그리고 긍정적으로 생각하는 능력 역시 향상되고 그 결과 대인관계·업무 수행력·삶에 대한 시각에도 긍정적인 변화가 생길 것이다. 또한 당신은 감정과 행복에 생각이 미치는 강력한 영향을 깨닫게 될 것이다.

숙면을 위한 최고의 콤비 : 인지 재구성과 이완 반응

● ● ●

이제 당신은 두 가지 효과적인 스트레스 감소 방법을 장착했다. 인지 재구성과 이완 반응이다. 이 두 가지 방법을 꾸준히 실행할수록 수면, 건강, 삶에 미치는 영향에 대한 통제력이 강해질 것이다. 예를 들어 낮 시간의 스트레스 요인에 대한 부정적 자동 사고 때문에 잠을 이루지 못하는 밤이면,

인지 재구성과 이완 반응을 사용할 수 있다. 부정적 자동 사고에 대한 관점을 전환하기 위해 인지 재구성을 사용하고 몸과 마음의 긴장을 완화하기 위해 이완 반응을 사용하는 것이다. 종종 두 가지 방법을 콤비로 함께 사용해야 효과를 보는 사람도 있는 반면 한 가지 방법으로도 충분한 사람도 있다. 정답은 없다. 실험해보고 자신에게 잘 맞는 방식을 찾아라.

인지 재구성과 이완 반응을 사용한 뒤에도 20~30분 안에 잠들지 못할 때는 앞서 배운 자극 통제 지침을 따라라. 일어나서 침대에 그대로 앉아있거나 침실을 나와 긴장을 완화하는 활동을 하라. 그러다가 졸음이 느껴지면 다시 침대로 가서 인지 재구성과 이완 반응을 다시 실행하라. 잠들 때까지 이 과정을 반복하라.

마지막으로 밤에 침대에 들 때, 또는 자다가 깨서 다시 잠들지 못할 때 긍정적인 생각에 집중하는 습관을 들이면 대체로 더 쉽게 잠들 수 있다.

잠에 드는 것을 도와주는 긍정적 집중 요소

: 잠이 안 오면 이런 것들을 생각하라!

- 당신의 삶에서 긍정적인 것
- 그날 성취한 것이나 기분 좋은 경험
- 당신이 고대하고 있는 것
- 가장 즐거웠던 휴가

이러한 긍정적인 생각은 당신의 주의를 부정적 자동 사고로부터 돌리고 긍정적인 감정을 만들어내며 더 쉽게 이완 반응을 유도하고 잠들 수 있게 만들어줄 것이다.

5주 차 발전 노트를 쓰는 법

• • •

〈5주 차 발전 노트〉282페이지에는 스트레스를 관리하기 위한 인지 재구성 방법의 사용을 추적하는 11 번 항목이 추가되었다. 13 번 항목에는 인지 재구성을 실행한 결과, 경험한 다음과 같은 개선점을 기술하라.

"부정적인 생각을 인지, 재구성하며 더욱 긍정적으로 생각하는 능력이 향상되었다."
"부정적인 감정, 스트레스 반응, 그리고 스트레스 관련 증상에 대한 통제력이 향상되었다."
"긴장이 더욱 완화되고 마음의 평화와 행복감이 증가했다."

이러한 긍정적인 변화를 강화하면 자존감과 자신감이 높아질 것이다. 또한 자신을 더욱 설득력 있는 관점에서 바라보고 삶에 대한 통제력도 커질 것이다.

상황	잠에 대한 부정적 생각	관점을 바꾼 생각

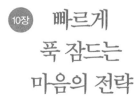

10장

빠르게
푹 잠드는
마음의 전략

잠과 삶의 통제력을 기르고
낙관적인 사람이 되는 방법

똑같이 스트레스를 받아도 어떤 사람은 잘 대처하고 건강을 유지하며 잠도 잘 자는 반면 어떤 사람은 그렇지 않은 이유가 궁금한 적이 있는가? 부분적이기는 하지만 그 답은 스트레스를 효율적으로 관리하는 사람은 스트레스를 감소시키는 여러 가지 태도와 신념을 계발한 것이다.

 짐과 케빈의 예를 살펴보자. 스트레스를 받는 상황에 처했을 때 짐은 부정적으로 생각하고 위협받는 느낌을 받았고 무력감이 들었다. 또한 사람들과 거리를 두고 분노를 느꼈고 유머감각을 잃었다. 반면 케빈은 긍정적으로 사고했고 스트레스를 도전 과제로 바라보았으며 자신이 스트레스에 대해 어느 정도 통제할 수 있을 거라고 믿었다. 또한 자조하며 분노에서 나온 생각의 관점을 전환했고, 친구와 가족에게 위로를 구했다.

결과적으로 짐은 스트레스를 받을 때 불안함을 느끼고 두통을 앓았으며 잠을 제대로 자지 못한다. 반면 케빈은 스트레스를 받아도 긍정적인 감정 상태를 유지하고 잠도 잘 잤다.

마음과 건강에 관한 연구를 보면 케빈이 지닌 스트레스-저항적 태도와 신념이 건강과 행복에 핵심적인 요소이며 그 덕에 수명이 연장될 수도 있다고 추측할 수 있다.

앞선 몇몇 장에서 우리는 스트레스가 감정 상태, 수면, 건강에 미치는 악영향을 관리하는 두 가지 방법, 이완 반응과 인지 재구성을 배웠다. 이번 장에서는 스트레스를 관리하는 세 번째 방법을 소개할 것이다. 바로 스트레스-저항적 태도 및 신념이다.

이완 반응, 그리고 인지 재구성과 마찬가지로 스트레스-저항적 태도 및 신념은 더 많은 기쁨과 마음의 평화, 그리고 삶에 대한 더 건강한 시각에 기여할 수 있다. 이완 반응과 인지 재구성에 이러한 태도와 신념을 결합함으로써 당신은 스트레스가 수면, 건강, 행복에 미치는 해로운 영향을 최소화하는 강력한 세 방면에서의 접근 방식을 개발할 것이다.

왜 우리는 낙관론자가 되어야 하는가

• • •

낙관론자는 긍정적인 경험에 집중하고 이를 예상하는 사람을 말한다. 이들은 긍정적인 결과가 스스로 성취한 것이라고 생각하고 자신의 행동에 따라 결과가 달라질 것이라고 믿는다. 또한 불확실성과 맞닥뜨렸을 때 최고의 결과를 예상하며 밝은 면을 보고 미래에 대해 긍정적으로 생각한다. 또한 좋은 일이 일어날 거라고 믿으며 실패보다 성공을 기억한다. 간단히 말해서 낙관론자들은 그 어떤 고난에 처해도 희망을 찾아낸다.

당연한 이야기지만, 낙관론자들도 부정적인 생각을 하고 부정적인 감정을 느낀다. 하지만 이들이 지닌 긍정적인 태도와 신념은 부정적인 생각을 걸러내고 긍정적인 생각을 우선적으로 통과시키는 정신적 필터 역할을 한다. 그러므로 낙관론자들은 부정적인 생각을 많이 하지 않으며 이를 긍정적인 것으로 쉽게 바꿀 수 있고, 비관론자에 비해 자존감과 행복감도 훨씬 높다.

낙관론은 건강을 증진하고 질병에 대한 감수성을 낮추며, 기대 수명까지 연장시킬 수 있다. 한 연구에서는 비관적인 성격 유형에 속하는 대학생들이 질병으로 인한 결석이 많고 병원 진료도 많이 받는다는 사실이 드러났다. 1939~1944년까지, 하버드대 학생 다수가 참여한 또 다른 연구에서는 25세 남학생들을 낙관론자와 비관론자로 평가한 뒤 이들을 30년 동안 추적했다. 결과적으로 25세에 비관적이었던 사람들은 낙관적이었던 사람에 비해 훗날 나이가 들었을 때 건강이 양호하지 못했고 만성 질병이 더 많이 발병했다.

다른 연구들에서는 비관론자들에 비해 낙관론자들이 수술에서 빠르게 회복되고 수술 후 합병증도 적게 발병했으며 면역 기능도 강하다는 사실이 밝혀졌다.

낙관주의는 어느 정도 타고나야 하는 것이기는 하지만 학습될 수도 있다. 앞서 배운 두 가지 스트레스 감소 방법, 즉 인지 재구성과 이완 반응은 부정적인 생각과 감정, 그리고 스트레스 반응을 감소시키고 스트레스에 대한 통제력을 증가시켜 낙관적인 사고를 촉진한다.

다음은 낙관적인 생각, 태도, 신념을 촉진하기 위한 지침이다.

❶ 잠시 한 걸음 떨어져 바라본다. 시험에서 낮은 점수를 받았다면 그다음에도 시험을 못 볼 것이라는 태도를 취하지 말라. 마찬가지로 면접을 봤지만 취직이 되지 않았다고 영영 일자리를 구하지 못할 것이라고 생각해서는 안 된다.

❷ 한 가지 문제를 항상 그렇다는 식으로 일반화하지 말라. 현재 연인과 잘 안 되고 있더라도 자신의 연애가 언제나 나쁜 결말을 맺는다고 생각하지 말라. 파티를 열었는데 실패작이 되더라도 스스로에게 "내가 뭘 제대로 하겠어"라는 식으로 말하지 말라.

❸ 긍정적인 일이 일어났을 때 이를 이번뿐이라거나 행운이나 외부의 원

인 덕분이라고 폄하하지 말라.

④ 미국 신학자 고 라인홀트 니부어Reinhold Niebuhr의 말을 교훈 삼아 자신
이 통제할 수 없는 일에 대해 스스로를 탓하지 말라. "신은 내게 내가
바꿀 수 없는 일을 받아들이는 평온함을 주셨고 내가 바꿀 수 있는 것
을 바꿀 용기를 주셨다. 그리고 다름을 아는 지혜를 주셨다."

⑤ 낙관적인 확언을 사용하라. 즉, 자신에게 반복적으로 긍정적인 믿음을
들려주어라. 예를 들자면 "불확실성에 맞닥뜨렸을 때 나는 최고를 기
대한다" 같은 낙관적인 확언을 오전에 샤워할 때, 이완 반응을 실행할
때, 자동차를 운전할 때, 잠자리에 들기 전 등 수시로 자신에게 반복해
서 말하라. 시간이 지나면 이러한 확언이 비관적인 생각에 앞서 자동
적으로 튀어나올 것이다.

⑥ 감사하는 태도를 가져라. 자신이 가진 것과 매일의 일상에서 일어나는
긍정적인 일들에 집중하라.

⑦ 낙관론자와 어울리고 비관론자를 피하라. 낙관주의든 비관주의든, 사
고는 옆 사람에게 전염되는 경향이 있다.

낙관적인 사고를 계발하기 위해 위의 방법을 실행하라. 그렇게 하면 부
정적인 생각, 감정, 스트레스 반응을 최소화하고 감정 상태와 수면, 그리고
건강을 향상시킬 것이다.

세 가지 C : 컨트롤, 커미트먼트, 챌린지

● ● ●

AT&T에서 창사 이래 최대 규모의 조직 개편이 진행되던 당시 수전 코바사Suzanne Kobasa 박사는 간부들을 대상으로 연구를 진행했다. 이렇듯 엄청난 스트레스와 불확실성을 겪는 동안에도 건강한 상태를 유지하는 간부가 있는 반면 심각한 질병을 앓는 간부도 있었다.

코바사 박사는 스트레스 저항적 성향을 지닌 간부들이 자신과 자신의 삶에 대해 다른 태도를 취한다는 사실을 발견했고, 이를 '스트레스에 대한 강인성stress hardiness'이라고 불렀다. 그는 스트레스에 강한 사람의 특징을 세 가지 태도, 즉 통제control와 헌신commitment, 그리고 도전challenge으로 설명했다. 이들은 자신의 외부에 존재하는 것에 강하게 헌신하고, 자신의 삶에서 일어나는 일에 대한 통제감을 지니고 있으며, 스트레스와 변화를 위협이 아닌 도전으로 바라보는 능력이 있었다. 이 세 가지 C는 스트레스, 그리고 스트레스가 행복과 수면, 건강에 미치는 해로운 영향을 방지하고 최소화한다.

반대로 질병을 앓은 간부들은 변화와 불확실성에 의해 무력하고 위협을 받으며 쇠약해진 기분을 느꼈다는 사실이 드러났다. 이들은 스트레스에 대해 뒤로 물러서고 다른 사람으로부터 소외된 것 같이 보였다.

그렇다면 어떤 이유로 스트레스 강인성이 길러지는 것일까? 유전적인 성향, 인생 초기의 경험, 부모의 영향 모두가 중요한 역할을 할 것이다. 하지만 스트레스 강인성은 다음과 같은 방법들을 사용하여 학습할 수 있다.

스트레스 강인성을 높이는 방법

● 이완 반응과 인지 재구성을 실행하라. 이 방법들은 자신의 마음과 몸, 스트레스, 삶에 대한 통제감을 높여줄 것이다.

● 변화를 위협이 아닌 정상적이고 언제나 일어나는 일, 그리고 도전으로 바라보라. 변화는 삶에 자극제가 되며, 건강한 현상이다. 또한 개인이 성장하고 스스로를 계발하는 데 필요한 것이다.

● 일, 가족, 공동체, 종교 등 자신보다 큰 무언가에 관여하라. 자신에 대해 집중하는 정도가 줄어 스트레스가 최소화될 것이다.

인간관계가 견고해지면 잠이 개선된다

● ● ●

'사람에게는 사람이 필요하다'는 태도를 계발하면 스트레스, 그리고 스트레스가 수면과 건강에 미치는 해로운 영향을 줄이고 면역력을 향상시킬 수 있다. 그리고 아마도 더 오래 살 것이다.

상당히 많은 증거가 가족, 친구, 공동체 관계, 사회나 종교 조직, 업무 관계자, 심지어 반려동물까지, 적당한 사회적 지지를 받는 사람들이 더 건강하고 신체적·정신적 질병에 걸릴 위험이 적으며 사망률이 낮음을 나타낸다. 사회적 지지가 암, 관절염, 심장질환 등 모든 유형의 질병에 대한 민감성을 감소시키고 우울증 및 스트레스 관련 질병의 발생 위험, 사망 위험을 낮추는 등 다양한 이로운 영향을 미친다는 사실을 보여주는 연구도 상당하다. 심지어 콜레스테롤 수치도 낮아진다!

심각한 질병을 앓게 되었을 때 사회적 지지를 갖춘 사람은 더 빨리 회복하며 사망률도 낮다. 스탠퍼드 대학에서 유방암 환자를 대상으로 획기적인 연구가 있었다. 여기에서 과학자들은 사회지지 그룹에 참여한 환자들이 그렇지 않은 환자보다 생존 기간이 두 배에 달한다는 사실을 밝혀냈다. 사회적 지지는 감기에 대한 민감성을 감소시키는 핵심 요인일 수도 있다. 카네기멜론 대학의 과학자들은 지원자들에게 의도적으로 바이러스를 주입하는 실험을 진행했다. 그리고 지원자가 더 다양한 사회적 관계를 맺을수록 감기에 걸릴 확률이 낮다는 사실을 밝혀냈다.

사회적으로 고립된 사람들, 즉 자신의 감정을 공유할 사람이나 친한 사람이 없다고 생각하는 사람들은 사회적 유대가 강한 사람보다 일찍 사망할 확률이 높다. 이러한 사실은 인종, 민족적 배경, 성별, 연령, 사회경제적 지위의 차이와 아무런 상관이 없었다. 혼자 사는 사람은 다른 사람이나 반려동물과 함께 사는 사람보다 심장질환 발병률이 높다. 실제로 불충분한 사회적 지원은 운동 부족이나 고 콜레스테롤만큼 건강에 위협이 되며 흡연만큼, 아니 어쩌면 흡연보다 사망 위험을 높인다!

물론 고립은 고독과 다르다. 혼자 사는 사람 가운데 많은 수가 행복하고 건강하다. 문제가 되는 것은 고립, 스스로 혼자라고 느끼는 감정, 그리고 사람들과 단절되고 신뢰할 사람이 없는 것이다. 그리고 사회적 유대관계라고 해서 모두 건강 증진에 도움이 되는 것은 아니다. 불화나 학대처럼 부정적인 인간관계는 스트레스를 유발하고 질병 증가 및 면역기능 저하와 연관될 수 있다.

사회적 지지라는 경향은 인류의 생물학에 뿌리를 둔다. 인간의 조상은 사냥을 하고 식량을 채집하기 위해, 포식자로부터 스스로를 보호하고 생존하기 위해 사회적 지지가 반드시 필요했다. 사회적 지지는 어린아이 시절 부모와 애착관계를 맺는 것을 시작으로 한다. 여러 연구 결과는 유아의 정신 및 신체 발달이 적절한 애착관계 및 돌봄과 직접적으로 연관된다는 사실을 보여준다. 실제로 동물의 왕국에서 인간은 가장 긴 영아기를 거치므로 돌봄 제공자에 대한 사회적 애착은 생사를 결정하는 문제다.

당신의 삶에 일어날 변화

- 타인과 감정을 공유하고, 도움을 주고받을 수 있게 된다.
- 스트레스 경험에 잘 대처할 수 있다.
- 문제에 대한 해결책을 구하는 것이 수월해진다.
- 부정적인 생각을 재구성함으로써 행동이 바뀐다.
- 변화하는 와중에도 신뢰성과 안정성에 대한 감각이 계발된다.
- 온통 나 자신에게 향해 있던 주의력을 더 큰 다른 것으로 돌릴 수 있다.

사회적 지지는 애정, 공감, 사교 활동, 동지애, 목적의식과 소속감 등 건강을 증진하는 데 중요한 다양한 장점을 제공한다. 그러나 안타깝게도 현대 사회는 사회적 고립을 증가시키고 사람들 사이의 연대를 부족하게 만든다. 지난 몇십 년 동안 사회적 유대관계는 이동성, 대가족 붕괴와 핵가족화, 한부모 가정, 별거와 이혼에 의해 파괴되었다. 전 세대와 비교했을 때 양쪽 부모 모두 인근, 또는 결속력 강한 동일한 공동체에 거주하는 경우가 드물다. 평생 친구 역시 흔하지 않다. 이제 오래전처럼 사전 통보 없이 그냥 친구 집에 들르는 사람은 드물다.

화가 나거나 외롭거나 문제가 생겼을 때 찾아갈 친구가 없다면 사회적 지지 네트워크를 향상시켜야 한다. 방법은 다음과 같다.

❶ 수면을 개선하기 위해 이 프로그램의 모든 방법을 실행하라. 잠을 더 잘 자면 감정 상태도 좋아질 것이다. 그 결과 당신은 더 쉽게 당신을 지지해줄 사람을 끌어당길 것이다.

❷ 당신에게 관심을 가져주는 그룹, 클럽, 공동체 단체에 참여하라. 이러한 종류의 사회적 그룹에 대한 정보는 지역 신문, 공동체 행사 달력, 대학, 종교 단체에서 확인할 수 있다.

❸ 알레르기가 없다면 반려동물을 입양하라. 반려동물은 사회적 지지, 애정을 제공하고 훌륭한 동반자 역할을 할 수 있다. 반려동물을 키우는 사람은 혈압이 낮아지고 병원 진료를 받는 횟수도 적으며 각종 질환의

발병률이 낮고 심장질환 생존율이 높다. 그리고 더 장수한다!

❹ 스트레스를 받더라도 움츠러들지 말라. 주의를 다른 곳으로 돌리고 가족과 친구로부터 사회적 지지를 받아 스트레스를 줄이며 사교 활동에 노력하라.

❺ 남는 시간에 집에 홀로 앉아 TV만 시청하지 말고 누군가에게 전화를 걸거나 이웃을 방문하거나 헬스클럽에서 운동을 하라. 아니면 쇼핑을 하거나 누군가와 저녁식사를 함께하라.

강력한 사회적 유대관계는 강력한 약이 될 수 있다. 또한 스트레스를 줄이고, 스트레스 호르몬이나 외로움이 높아져 잠 못 드는 밤을 보낼 가능성을 최소화할 것이다.

분노를 가라앉히는 기술

• • •

분노 같은 부정적인 감정이라고 언제나 나쁜 것은 아니다. 분노는 상처, 위협, 또는 부당한 대우를 받았을 때, 아니면 중요한 목표를 실현하는 일로부터 차단당했을 때 보이는 적절한 반응이기도 하다. 이럴 때는 부정을 바로잡고 부적절한 행동을 변화시키도록 다른 사람들을 움직이며 목표를 달성하는 데 도움을 줄 수 있다.

하지만 너무 자주, 부적절하게 분노가 생기는 사람들도 있다. 과도한 분노는 긍정적인 행동의 변화를 이끌어내지 않고 역효과를 내며 비효율적이다. 또한 인간관계를 망가뜨리고 감정 상태를 악화시키는 역할만 한다.

분노가 만성화되면 건강에 악영향을 미칠 수 있다. 특히 일반적인 분노보다 강하고 침해적이며 대상을 가리지 않는 분노, 즉 적대감의 형태를 띨 때 그러하다. 적대감을 지닌 사람은 냉소주의, 적개심, 대립적인 태도를 보인다. 분노는 더 쉽게 스트레스 반응을 유발하고, 그 결과 혈압과 심장박동, 혈중 콜레스테롤 수치가 높아지며 혈관이 수축되고 심장으로 향하는 산소의 양이 줄어든다.

모든 부정적인 감정 가운데서도 분노가 심장 및 심혈관계에 가장 해롭다. 연구 결과 분노와 적대감이 높은 사람들은 심장마비 및 심장질환 발생 위험이 크게 높아지며, 분노와 적대감이 감소되면 심장마비 재발 위험이 줄어들고 심장질환 발병이 방지된다는 사실이 드러났다.

만성적 분노와 적대감은 심지어 생명까지 앗아갈 수 있다. 듀크 대학교 레드포드 윌리엄스Redford Williams 박사의 연구에 따르면 적대감이 높은 남성은 낮은 남성에 비해 사인과 상관없이 25년 이내에 사망할 확률이 7배 높다. 분노한 사람들은 친구와 가족을 멀어지게 만들고 타인의 도움을 거부할 가능성이 높다. 그 결과 사회적 지지가 줄어들고 건강이 나빠질 위험에 처할 것이다. 분노는 명확하게 사고하고 집중하며 효율적으로 실행하는 능력을 손상시킨다. 분노는 스트레스 반응을 촉발하므로 수면에도 방해가 된다. 당신도 분노에 찬 생각 때문에 잠을 이루지 못한 밤을 경험한 적이 있을 것이다.

인간은 다른 일로 스트레스를 받거나 초조할 때, 또는 좌절했을 때 더 화가 나는 경향이 있다. 그러므로 자명종이 울리지 않아 오전 일찍 예정된 회의에 늦을까 봐 허둥대다 보면 아이들이 아침식사 시간에 까탈을 부리거나 출근길에 교통체증이 심할 때 분노에 더 취약해진다.

흔히 생각하는 것과 달리 분노의 빈도수와 강도는 성별과 상관이 없다. 하지만 남성은 고함을 치고 물건을 던지거나 내리치는 등 공격적 성향을 띠거나 술을 마심으로써 분노를 외면화하는 경향이 좀 더 크다.

다행히 만성 분노는 일종의 습관으로 바꿀 수 있다. 우리는 분노의 역치 분노를 일으키는 최소치를 높이고 더 쉽게 분노를 잠재우는 법을 배울 수 있다. 상당한 연습이 필요하지만 가능한 일이다.

분노를 줄이는 첫 번째 단계는 분노를 부적응의 결과로 이해하는 것이며, 두 번째 단계는 다음 방법들을 실행하여 일상생활에서 분노와 적대감이 줄어든 태도를 키우는 것이다.

❶ 이완 반응과 인지 재구성을 실행하라. 이는 분노를 감소시킨다고 증명된 방법들이다. 규칙적으로 이완 반응을 실행하면 스트레스를 줄이는 지속적인 효과가 발생해 분노라는 폭발물의 퓨즈가 길어지고 분노 역치가 상승한다. 이완 반응은 분노 사고를 잠재우기도 한다.

인지 재구성은 분노 사고를 재구성하여 분노를 감소시킨다. 9장의 인지 재구성 일기에 특히 주목하라. 이를 통해 분노를 유발하는 패턴이나 상황을 간파할 수 있을 것이다. 이러한 상황을 더욱 잘 인지하면 당신은 분노를 더 잘 통제할 수 있을 것이다.

❷ 9장에서 설명한 멈춤-미니-재구성 방법을 실행하라. 화가 날 때 분노를 멈추는 능력이 훨씬 커질 것이다.

❸ 완벽을 기대하거나 다른 사람들이 언제나 당신의 기준을 충족시킬 것이라 바라지 말라. 완벽주의가 충족되지 않거나 다른 사람의 행동이 자신의 기대치에 미치지 못하면 분노가 생긴다. 현실적으로 바라보고 완벽주의와 주변 사람의 행동에 대한 기대치를 조정하라.

❹ 분노를 유발하는 상황에 처하면 한 발 물러나거나 혼자 있거나 다른 것으로 주의를 돌려라. 아니면 산책을 하거나 차를 몰고 나가거나 즐거운 활동을 하여 화를 가라앉혀라. 이러한 활동들은 분노 사고에 초점을 맞추는 일을 방지하여 화를 잠재운다.

❺ 규칙적으로 운동하라. 운동은 긴장을 배출하는 통로이며 진정 작용을 하여 분노를 감소시킨다.

❻ 공감하라. 분노를 유발하는 관계를 타인의 관점에서 바라보라.

❼ 사회적 지지 네트워크를 개발하라. 다른 사람의 지지와 관심은 분노를 재구성하고 피하는 데 도움을 줄 수 있다.

❽ 종교나 정신적 지도자들의 기본적인 가르침을 따라라. "부당한 대우를 받았을 때 상대를 용서하고 다른 사람이 당신을 대하기를 바라는 방

식으로 다른 사람을 대하라." 여러 종교에서 이러한 원칙을 강조하는 한 가지 이유는 아마도 과학이 최근에야 발견한 것을 오래전부터 알고 있었기 때문일 것이다. 바로 분노가 건강을 해치고 죽음에 이르게 할 수도 있다는 것이다.

❾ 앞으로 살 날이 일주일밖에 남지 않았다 해도 지금 분노를 유발하는 상황이 중요하게 느껴질까? 자신에게 이러한 질문을 함으로써 분노를 객관적인 시선에서 바라보라. 실제로 가까운 누군가가 갑자기 사망하는 등의 상실을 경험한 사람 다수는 더 쉽게 분노를 객관적으로 바라보는 경향이 있다.

더 자주, 일부러 크게 웃어야 하는 이유

• • •

당신은 얼마나 자주 웃는가? 연구에 따르면 자신과 세상에 대해 유쾌한 태도를 지닐수록 스트레스가 줄고 건강이 향상된다.

크게 웃는 행위는 통증을 잊게 만들고 약한 희열 상태를 만들며, 어쩌면 뇌에서 분비되는 아편과 비슷한 화학물질이자 '황홀경'을 만들어내는 엔도르핀을 생성할 수도 있다. 어떤 연구에서는 유머가 스트레스와 통증을 줄이는 데 이완 반응만큼이나 효과적이라는 사실이 드러났다. 또 어떤 연구에서는 유머가 면역계 기능을 증진한다는 사실이 밝혀졌다.

고故 노먼 커즌스Norman Cousins는 매일 막스 형제 미국의 희극영화배우 치코, 하포, 그루초, 제포 4형제. 1930년대 후반부터는 제포를 뺀 3형제가 슬랩스틱 코미디에서 활약하였다-역주의 영화들과 몰래카메라 영상을 보며 웃음으로써 심각한 관절염 증상을 직접 고쳤다고 믿었다. 그는 10분 동안 박장대소를 하면 마취 효과가 생겨 통증이 감소되고 수면이 향상된다는 사실을 발견했다.

웃음은 자신과 자신의 삶에 대해 조금 더 느긋한 시각을 갖게 해 주어 스트레스와 불안, 분노, 우울함을 감소시킨다. 스트레스를 받았다면 우스운 것을 보라. 이는 스트레스에 '작전 타임'을 외치는 것과 같다. 초조한 생각에 대한 관점을 전환함으로써 상황을 더 긍정적인 시각으로 바라보게 되고 인지 재구성을 촉진한다.

특히 자신을 대상으로 유머감각을 발휘해 웃는 능력은 다음과 같은 역할을 하여 스트레스를 감소시킨다. 첫째, 자신의 결점을 객관적으로 바라보고 이런 결점이 그다지 중요하지 않다는 사실을 깨닫게 된다. 둘째, 세상에 완벽한 사람은 없다는 사실을 깨달으며 마음이 가벼워진다. 셋째, 자신에 대해 느긋하게 받아들이고 걱정을 덜 하게 된다.

웃음은 확실히 긴장을 풀어주고 사람들 사이의 장벽을 낮춘다. 또한 유대감을 강하게 만듦으로써 스트레스를 줄이고 긍정적인 감정을 증가시키며 타인과의 공감 능력을 높인다. 앞서 살펴봤듯 이는 스트레스를 감소시키는 효과가 있다.

어린아이들은 거리낌 없이 자주 웃음을 터뜨린다. 하지만 우리들 중 많은 수가 나이를 먹어감에 따라 유머 감각을 잃는다. 성인 가운데는 너무도 스트레스를 많이 받은 나머지 웃는 법을 잊은 듯한 사람들도 있다. 다행히 웃음과 유머를 사용하여 스트레스를 감소시키는 방법은 학습이 가능하다. 일상생활에서 더욱 유쾌한 태도를 계발하는 방법은 다음과 같다.

❶ 신문의 만화를 읽고 유머가 담긴 비디오를 빌려서 보라. 웃긴 영화를 보러 가거나 코미디 케이블 채널, 또는 늦은 밤 방영되는 TV 쇼 프로그램을 시청하라.

❷ 너무 진지한 사람을 피하고 재미있는 사람과 어울려라. 누군가 재미있는 농담을 하면 기억했다가 다른 사람들에게 말해주어라.

❸ 자신의 내면에 존재하는 어린아이를 소환하라. 그리고 유쾌한 태도를 가져라. 트램펄린 위에서 점프를 하고 그네를 타며 눈밭에서 뒹굴고 유치한 놀이를 하라. 어린아이를 관찰하고 이들과 함께 놀이를 하라. 아이들은 유머에 관한 한 위대한 스승이다.

❹ 얼굴 표정을 바꾸면 그에 상응하는 감정을 유발할 수 있다. 얼굴에 미소를 띠면 생각이 바뀌고 기분도 나아질 수 있는 반면, 미간을 찌푸리면 슬프거나 언짢아지기 쉽다. 그러니 자신의 얼굴 표정에 주의를 기울여라. 거울 앞에 설 때마다 미소 짓는 연습을 하면, 어느샌가 노력하지 않아도 저절로 미소를 띤 얼굴이 될 것이다.

많이 웃는 법을 배워라. 그렇게 하면 더 느긋해지고 건강해지며 잠도 잘 자게 될 것이다. 유쾌하게 자신을 비웃을 수 있는 능력 역시 자존감과 자신감을 높여준다.

타인을 도움으로써 자신을 돕는 법

• • •

돕는 행위는 그저 기분만 좋게 만드는 것이 아니다. 타인에게 도움을 주면 스트레스의 영향을 줄이고 건강을 증진할 수 있다. 이와 관련해 중요한 연구를 하나 살펴보자. 미시간주 테컴시 주민 2천7백 명을 대상으로 한 조사에서 연구자들은 지역 단체에서 자원봉사를 하는 남성이 그렇지 않은 남성에 비해 원인을 불문하고 사망할 확률이 2.5배 낮다는 사실을 발견했다. 《건강한 마음, 건강한 신체 안내서》의 저자인 데이비드 소벨David Sobel 박사와 로버트 온스틴Robert Ornatein 박사에 따르면, 타인을 도우면 면역 기능이 향상되고 감기와 두통이 덜 발생하며 통증과 불면증이 개선된다.

이타주의의 건강 증진 효과는 어쩌면 다른 사람을 돌봄으로써 자신의 행동이 어떤 긍정적인 결과를 일으키는지 목격하기 때문일 수도 있다. 자신에 대한 생각에 너무 골몰하다 보면 문제에 대해 점점 집중하여 불안한 마음이 들고 우울해지기 쉽다. 이럴 때 이타주의는 자신에게 집중되던 관심을 줄이고 문제와 걱정거리로부터 주의를 돌리는 역할을 한다.

또한 이타주의는 다음과 같은 긍정적인 효과를 가져와 스트레스, 그리고 스트레스가 수면과 건강에 미치는 영향을 감소시킨다.

당신의 삶에 일어날 변화

● 배려심 같은 긍정적인 감정이 증진된다.

● 자신이 가진 것에 훨씬 더 큰 만족감을 느끼게 된다.

● 자신이 지닌 방법과 힘에 대한 신뢰를 높여 자존감과 행복감이 커진다.

● 분노를 줄이고 사회적 고립으로부터 벗어나며 사회적 지지가 강화된다.

《선행의 치유력》의 저자 앨런 럭스Allan Luks는 수많은 자원봉사자를 대상으로 조사한 결과 정기적으로 이타적인 행위를 하면 즉각적으로 좋은 기분을 느낀다는 사실을 발견했다. '도움을 주는 자의 행복감'이라고 불리는 이 현상은 마음을 따뜻하게 만들고 에너지와 행복감을 증진하며 장기적으로 긴장 완화와 진정 효과를 발생시킨다.

이타주의는 생물학적 진화의 일부분이다. 인류의 조상은 서로 도와 사냥하고 식량을 수집하며 포식자로부터 방어함으로써 생존했다. 이타주의는 자신을 벗어난 뭔가에 연결되었다고 느끼는 것을 말하며, '우리'라는 마음을 강화하고 삶에 의미를 선사한다.

다양한 활동에 참여함으로써 일상생활에서 이타적인 태도를 기를 수 있다. 뭔가를 가르치거나 전화 상담을 하거나 요양원을 방문해도 된다. 병원이나 노숙자 쉼터에서 자원봉사를 할 수도, 음식을 만들거나 식사를 배달하거나 돈을 기부할 수도 있다. 어떤 일은 혼자서도 할 수 있고 또 어떤 일은 공동체 단체에 참여해야 한다. 중요한 점은 자신이 좋아하고 마음이 편안한 일을 선택하는 것이다.

이타주의는 단순히 마음에서 우러난, 남을 돕는 행동으로도 실행할 수 있다. 예를 들자면 누군가를 위해 열린 문을 잡아주거나, 노인을 보조하거나, 뭔가를 들고 있어 양팔이 자유롭지 않은 사람을 돕거나, 다른 사람에게 자리나 길을 양보하는 등의 작은 선행이 그것이다.

나 자신에 대한 긍정적인 착각을 하라

• • •

스트레스에 강한 사람들은 단순히 낙관적일 뿐 아니라 현실을 왜곡하고 최대한 좋은 시각으로 바라보는 경향이 있다. 콕 집어서 말하자면, 이런 사람들은 자신의 능력과 인기를 과대평가하며 과거의 행동을 장밋빛으로 기억한다. 이들이 자신에 대해 말하는 것을 들어보면 대부분 긍정적으로 표현한다는 걸 알 수 있다. 주변에서 일어나는 일들을 자신이 통제할 수 있다는 생각이 지나치게 강한 것 또한 이들의 특징이다.

다시 말해, 스트레스 강인성이 높은 사람들은 자신에 대해 긍정적인 환상을 가지고 있다. 이러한 환상은 스트레스를 줄이고 감정 상태를 개선하고 건강을 증진한다. 긍정적 환상이 어린아이들에게 더 강하게 나타나는 것으로 보아, 이는 건강을 위해 필요한 진화적 적응의 결과로 인간 내면에 '내장'된 것일 수 있다.

또한 스트레스 강인성이 높은 사람들은 부인denial을 사용하여 스트레스를 받는 일을 최소화하고 부정한다. 전통적으로 부인은 건강하지 않은 방어기제로서 현실을 직시하지 못하게 만든다고 여겨졌고, 그 때문에 부정적인 의미로 사용되어 왔다. 물론 중대한 트라우마, 질병, 그리고 중요한 스트레스 요인에 직면하는 것은 필요한 일이다. 하지만 스트레스에 강한 사람들을 대상으로 한 연구를 보면 중요하지 않은, 일상적인 문제에 대한 부정은 건강한 것으로 보인다. 사소한 문제들을 과소평가하고 무시하거나 부인하면 스트레스를 줄이고 삶을 더욱 관리할 수 있게 된다. 반대로 사소한 문제들에 너무 골몰해 있으면 스트레스가 높아지며 감정 상태, 수면, 건강에 미치는 악영향이 증가된다.

그러므로 부인을 적절하게 사용하고 자신에 대해 조금 더 긍정적인 환상을 갖는다면 스트레스를 줄이고 잠을 잘 자며 건강을 유지할 수 있다. 다음은 긍정적인 환상을 촉진하는 전략 몇 가지다.

❶ 먼저 부정적인 생각을 인지하고 바꿔라. 이완 반응과 인지 재구성을 사용하여 부정적인 생각을 최소화하고 긍정적인 환상으로 전환하라.

❷ 이번 장의 앞부분에서 배운 방법을 실행하여 낙관주의를 키워라. 낙관적인 사고는 건강한 긍정적 환상을 촉진한다.

❸ 일상에서는 애매하고 다양한 시각에서 인지할 수 있는 상황이 많이 발생한다. 누구나 마음속에 있는 정신적 필터를 통해 현실을 왜곡하므로 그 가운데 가장 긍정적인 시각을 선택하여 현실을 긍정적인 방향으로 왜곡하라.

종교적 믿음이 수면과 삶을 바꾼다

● ● ●

역사적으로 인류는 종교와 영적인 믿음을 통해 스트레스를 줄여왔다. 과학계도 종교와 영적인 믿음이 스트레스를 줄이고 건강을 증진할지 모른다고 기록하기 시작했다. 다음의 사실을 잘 생각해보라. 우선 종교를 가진 환자는 그렇지 않은 사람보다 심장 수술 후 생존 기간이 더 높다. 종교와 영적인 믿음은 스트레스 관련 질병과 암으로부터 보호하는 힘을 지녔으며 사망률을 낮출 가능성도 있다. 그리고 종교와 영적인 믿음은 불안, 분노, 우울 등의 감정을 줄이고 더 위대한 삶과 만족스러운 결혼생활, 행복감, 자존감을 높여준다. 노년에 종교 활동을 활발히 할수록 신체적 장애가 줄어들며, 종교 의식에 참가하는 사람들은 그렇지 않은 사람보다 혈압이 낮고 심장마비로 사망할 위험이 절반밖에 되지 않는다. 실제로 종교적 신넘은 콜레스테롤, 심지어 흡연 같은 전통적인 위험 요소보다 심장 질환에 중요한 역할을 할 수 있다! 마지막으로, 종교적 신념을 지닌 사람은 흡연, 음주, 약물 남용 같이 건강하지 않은 행동을 할 가능성이 낮다.

종교적 믿음이 건강에 긍정적인 영향을 미치는 것은 어쩌면 흡연이나 음주를 금하는 등 종교가 장려하는 건강한 습관 덕분일지 모른다. 하지만 그보다 근본적인 원인은 영적인 믿음이 스트레스를 감소시키는 많은 태도와 신념을 배양한다는 데 있다. 그리고 우리는 이번 장에서 그 내용을 이미 알아보았다. 바로 낙관주의, 통제감, 헌신, 도전, 공감, 용서, 이타주의다.

종교적 믿음은 의미와 목적의식을 고취하고 스트레스 요인을 객관적인 시각에서 바라보며 스트레스에 대항하는 진정 효과를 만들어내서 스트레스를 낮추기도 한다.

하버드 의대의 허버트 벤슨 박사는 종교적 믿음을 갖고 기도하는 것이 이완 반응을 유도하여 건강에 도움이 된다고 본다. 실제로 박사는 종교를 갖고 기도를 하려는 인간의 성향이 진화론적 이유로 인간의 생리 안에 암호화되었을 수 있다고 생각한다.

자신과 잘 맞는 종교적 믿음을 찾아서 탐험해보라. 이렇게 하면 스트레스를 줄이고 수면과 건강을 향상시킬 수 있을 것이다.

6주 차 발전 노트를 쓰는 법

• • •

마지막 발전 노트인 6주 차285페이지의 14 번 항목은 스트레스에 저항하는 태도와 신념을 실행한 결과 일상생활에서 개선된 점을 기록하는 부분이다. 그 예는 다음과 같다.

"더 낙관적이고 건강한 사고를 한다."

"스트레스, 그리고 스트레스 관련 증상을 더욱 잘 통제한다."

"분노가 줄거나 유머감각이 좋아졌다."

"타인과 연관된 느낌이 커졌다."

"마음이 더 평화로워졌다."

이렇게 향상된 점들을 더욱 확실하게 하면 당신은 자신이 지닌 힘에 대해 자신감이 커지며, 수면의 질이 달라질 것이다. 또한 자신과 자신의 인생을 더 건강하고 긍정적인 시각으로 바라보게 될 것이다.

아직도 수면제 끊기가 두렵다면 : 과학적으로 입증된 사실들

이 책의 초판이 나온 후 20년이 지났다. 그간 수면제 시장에 다양한 신약들이 등장한 한편으로, 비약물적 불면증 치료법 또한 급속하게 발전하여 정식 치료법이 되었는데 이것이 바로 인지행동 요법cognitive behavioral therapy, CBT이다.

"더 많은 것이 변할수록 더 많은 것이 변하지 않는다"라는 옛말은 잠과 관련해서도 옳다. 이 책에 담긴 인지행동 요법 기술들은 수면제보다 효과가 뛰어나다. 소위 차세대 수면제라는 것들이 쏟아져 나왔지만 전과 똑같은 다양한 금단증상 및 부작용을 드러내고 있다. 인지행동 요법과 수면제의 효능을 직접 비교한 연구들 가운데 한 건은 내가 하버드 의대에서 실행한 것으로, 결과는 인지행동 요법의 완승이었다. 모든 연구에서 인지행동 요법이 효능이 더 뛰어난 것으로 드러났으며, 또 다른 연구들에서는 불면증 환자들이 수면제보다 인지행동 요법을 선호한다는 사실이 드러났다.

수면에 대한 새로운 연구가 나오고 있지만 내가 이 책에서 언급한 8시간 수면의 환상은 여전히 사라지지 않고 있다. 대부분의 사람이 8시간을 잘 필요가 없을 뿐만 아니라 실제로 연구 결과 평균 8시간을 자는 사람보다 7시간을 자는 사람이 더 오래 산다는 사실이 증명되었다. 그런데도 일부 과학자와 미디어는 수면 부족이 미치는 영향에 대해 잘못되고 부정확한 개념을 확산시키고 있다. 더욱이 수면 결핍에 대해 새로운 연구는 거의 이루어지지 않고 있으며, 이루어진다 해도 불면증 환자를 대상으로 하는 것은 소수에 불과하다. 아직까지 수수께끼로 남아 있다는 사실을 보면 수면 부족에 대한 인간의 지식은 완벽과는 거리가 멀다고 생각할 수 있다.

다음의 중요한 연구 내용들을 자세히 살펴보자.

인지행동 요법은 수면제보다 강력하며, 지속적이다

인지행동 요법이 수면제를 대신할 유효한 치료법으로 부상하기 시작한 이래, 수많은 연구가 주요 의학 저널에 게재되었다. 이 연구들은 인지행동 요법이 장기적인 면에서 수면제보다 안전하고 효과가 뛰어나다는 사실을 보여주었다. 20여 건의 연구를 분석한 결과 인지행동 요법은 수면제보다 사람들이 더 빨리 잠들도록 도움을 주며 그 어떤 부작용도 없다는 사실이 밝혀졌다. 또 다른 주요 연구에서는 60세 이상의 경우 수면제로 얻는 적은 이득에 비해 부작용이 심각하다는 사실이 드러났다. 실제로 노인들은 단기 기억 장애, 두통, 낮의 피로감, 메스꺼움, 자동차 사고 유발, 어지럼증 같은 부작용을 경험할 확률이 두 배였다.

1999년 이후 수면제와 인지행동 요법을 직접적으로 비교한 모든 연구에서 인지행동 요법의 효과가 수면제보다 뛰어난 것으로 나타났다. 그 가운데 하나는 내가 하버드 의대에서 동료들과 함께 미국국립보건원의 지원금으로 가장 광범위하게 처방되는 수면제인 엠비엔졸피뎀과 인지행동 요법을 비교한 연구였다. 이 연구는 단기4주는 물론 장기1년적으로도 인지행동 요법이 효과가 더 뛰어다는 사실을 보여주었다. 더욱이 엠비엔은 복용하는 동안에만 중간 정도의 효과를 내며, 복용을 중단하면 약효가 사라졌다. 우리는 인지행동 요법으로 치료를 받은 환자 가운데 80퍼센트가 전보다 빨리 잠들고 절반 이상이 정상적으로 수면을 취하는 사람만큼 빨리 잠들게 되었다는 사실도 발견했다. 나는 임상의로도 진료를 보는데, 그 결과 내가 진료하는 환자의 90퍼센트가 인지행동 요법을 통해 수면제의 사용을 줄이거나 완전히 중단한다는 사실이 계속해서 드러났다. 이렇게 새로이 드러난 사실의 결과 인지행동 요법은 〈뉴잉글랜드 의학지New England Journal of Medicine〉, 영국 의학 저널 〈랜싯Lanct〉, 컨슈머 리포츠, 미국국립보건원, 그리고 미국정신의학회에서 우선적인 만성 불면증 치료법으로 권장되어 왔다.

하지만 불면증 치료의 길은 험난하기만 했다. 불면증은 가장 만연한 수면장애지만 수면장애 분야에서 미국 연방정부의 연구 기금을 가장 적게 할당받았다. 또 하나의 불편한 진실은 수많은 이유에서 미국인의 절대다수가 인지행동 요법을 사용할 수 없다는 것이다. 첫째, 인지행동 요법은 대부분 면허가 있는 임상의가 별도의 진료비를 받고 제공하는데, 의료보험이 없는 사람들이 받기에는 진료비가 너무 높다. 둘째, 미국에는 불면증 치료를 위해 제대로 훈련받은 인지행동 요법 전문가가 몇백 명에 불과하다. 셋째, 수면 클리닉은 수면 무호흡증을 전문적으로 치료하는 호흡기 전문의가 운영하는 경우가 많다. 넷째, 많은 의사와 환자가 인지행동 요법에 대해 알지 못한다. 이러한 문제들 때문에 나는 불면증으로 고통받는 환자들이 보다 광범위하게 인지행동 요법을 사용할 수 있도록 이 책을 썼다. 실제로 여러 연구를 통해 이 책에서 다루는 자기계발 인지행동 요법 방식이 불면증 치료에 효과가 있다는 사실이 확인되었다.

수면제에 대한 의존과 환상에서 벗어나라

수면제 광고가 합법적인 미국의 경우 2000~2005년 사이, 수면제 처방은 자그마치 60퍼센트 증가했고 2005년에만 4천3백만 건의 처방이 이루어졌다. 비용도 증가했다. 2007년, 루네스타, 엠비엔, 그리고 로제렘 제조사들은 광고에 6억 달러를 소모했다. 한때 루네스타 광고비를 종합하면 하루 1억 달러 꼴이었다. 그리고 수면제 광고에 소모된 비용은 고스란히 다른 종류의 약품으로 전가되었다. 이제 수면제는 연간 45억 달러 규모의 시장을 형성하고 있다. 수면제 광고는 해당 약을 복용하면 수면과 관련한 문제가 사라질 것이라고 환자들을 유혹한다.

이러한 약품의 제조사들이 소비자에게 알리고 싶지 않은 사실이 있다. 엠비엔 CR이나 루네스타 등 의존증과 남용 문제를 유발할 가능성이 비교적 낮은 것으로 알려진 수면제 역시 기존의 약품과 같은 위험을 안고 있다는 것이다. 이러한 위험에는 낮 시간의 졸음, 인지 손상(알아차리기 힘들 수도 있다), 어지럼증, 불안정함, 협응성 손상, 의존증, 알코올과의 해로운 상호작용, 그리고 의사들이 '리바운드 불면증(환자가 복용을 중단하면 며칠 동안 다시 발생하고 더 악화될 수도 있는 불면증)'이라고 부르는 증상이 포함된다. 이보다는 드물지만 더 큰 위험이 되는 부작용으로는 몽유병이나 졸음 운전, 일시적 기억 상실이나 기억력 감퇴, 환영, 남용 등이 있다. 결국 FDA는 복용자가 졸음 때문에 비정상적이고 위험한 행동을 할 수 있다는 경고를 라벨에 명시하도록 의무화했다. 엠비엔은 우선적으로 수면 중 섭식 및 운전과 연관되어 왔는데, 이는 아마도 엠비엔이 시장에 출시된 지 훨씬 오래 되었고 그만큼 더 많은 사람이 사용해왔기 때문일 것이다.

또 다른 문제는 대부분의 수면제가 장기 복용시 안정성에 대해 시험을 거치거나 승인되지 않았음에도 많은 사람이 수면제를 오랜 기간 복용한다는 데 있다. 수면제를 복용하는 환자 가운데 3분의 2는 1년 이상, 나머지 3분의 1은 5년 이상 수면제를 복용한다. 하지만 이러한 수면제의 부작용에 대해서는 단기적으로, 매우 제한된 방식으로만 시험되어 왔다. 그리고 많은 수면제가 아직 신약에 해당되므로 한동안 장기적 부작용이 드러나지 않을 수도 있다.

캘리포니아 대학 샌디에이고 캠퍼스 교수이자 캘리포니아주 라호야 스크립스 클리닉Scripps Clinic의 댄 크리프키Dan Kripke 박사는 수면제가 지닌 걱정스러운 잠재적 장기 부작용 중 한 가지는 사망 위험이 상승하는 것이라고 요약한다. 그 한 예로 1백만 명 이상을 대상으로 한 연구에서 매일 밤 수면제를 복용한다고 대답한 사람들의 사망률이 전혀 복용하지 않는다는 사람들보다 25퍼센트 높았다. 매일 밤 수면제를 복용해서 발생하는 위험은 하루에 담배 한 갑을 피울 때의 위험보다 크게 낮지 않다. 2008년, 15건의 역학 연구 결과, 수면제 사용 여부를 보면 사망 위험이 증가하는지 예측할 수 있다는 사실이 드러났다. 반면 수면제가 사망 위험을 낮춘다고 증명한 연구는 없었다. 15건의 연구 가운데 3건에서는 특히 수면제 복용이 암으로 인한 사망 위험을 증가시키리란 예측이 가능하단 사실이 밝혀졌다. 이러한 연구들 대부분은 주로 달메일, 할시온, 레스토릴 등 구식 바르비투르산염과 벤조디아제핀을 유효성분으로 하는 수면제를 사용한 경우를 대상으로 했다. 이에 비해 엠비엔과 관련한 사망 위험을 다룬 연구는 단 한 건이었다.

차세대 수면제라고 해서 기존의 수면제보다 약효가 그다지 나아지지 않았다. 2000년대 이후 등장한 새로운 수면제와 기존의 것을 직접 비교한 연구는 극히 소수에 불과하므로 새로운 수면제의 약효가 뛰어나다는 증거는 거의 없다. 반면 기존의 수면제와 마찬가지로 중간 정도의 효과만 보인다고 추측할 수 있는 연구는 너무나도 많다. 미국국립보건원에서 자금을 지원하여 2006년 발표된 수면제 연구에 대한 메타 분석 동일하거나 유사한 주제로 연구된 많은 연구물들의 결과를 객관적으로, 그리고 계량적으로 종합하여 고찰하는 연구방법 —역주에서는 사람들을 실험실 안에서 관찰했을 때 엠비엔, 루네스타, 소나타 같은 새로운 수면제가 플라세보 약물보다 효과가 나았지만 크게 설득력이 있는 정도의 결과는 아니라는 사실이 드러났다. 플라세보군에 비해 수면제 복용군에서 잠들 때까지 걸린 시간은 겨우 평균 10분 감소했고 전체 수면 시간은 약 10분 증가했다.

수면제는 실제로는 수면을 개선하지 못할 수 있다. 오히려 기억상실 효과를 일으켜서 사람들은 잠에서 깨도 이를 기억하지 못한다. 그 결과 수면제를 먹으면 더 잘 잔다고 착각할 가능성도 있다. 또한 대부분의 연구는 겨우 몇 주 동안의 효능만을 평가하므로 약물의 장기적 효능에 대해 과대평가하고 부작용에 대해 과소평가할 수도 있다는 사실을 명심하라.

현재 가장 많이 사용되는 엠비엔 졸피뎀으로 널리 알려져 있다— 역주과 루네스타 에스조피클론 제제, 한국에서는 2019년 판매가 허가되었다 —역주를 자세히 살펴보면 이러한 신약들이 그저 중간 정도의 약효만을 지녔다는 더 많은 증거를 찾을 수 있다. 하버드 의대에서 실행한 연구에서 나는 플라세보군과 비교해서 엠비엔 복용군의 경우 4주 동안 매일 밤 복용했을 때 잠들 때까지 걸리는 시간이 약 20분 단축되고 복용을 중단한 뒤에는 고작 5분이 단축된다는 사실을 발견했다. 다시 말해서 수면제의 수면 개선 효과는 지속되지 못한다.

루네스타 광고는 이 약을 복용함으로써 대부분의 사람이 빨리 잠들고 밤새도록 깨지 않으며 하루 평균 7~8시간 수면을 취하게 된다고 주장한다. 그러나 이는 정확한 사실과는 거리가 멀다. 루네스타 판매사인 세프라코어Sepracor의 자문과 직원들을 대상으로 실행한 기초 연구에서조차 루네스타를 복용해도 하룻밤에 약 6시간 만을 잘 수 있다는 사실이 드러났다. 불면증이 치료되기는커녕 루네스타 사용자들은 잠이 들 때까지 45분 이상 깨어 있는 상태에 있었고, 자다가 깼을 때도 다시 잠들 때까지 45분이 걸렸다. 엠비엔처럼 루네스타도 플라세보군과 비교했을 때 잠들 때까지 걸리는 시간을 약 20분 단축시킬 뿐이었다. 이 정도의 변화도 통계적으로는 큰 차이일 수 있다. 하지만 의학적으로는 그렇지 않다. 더욱이 루네스타를 복용한 사람들 가운데 40퍼센트가 돈을 받고 실험에 참가했는데도 중도에 그만두었다. 마지막으로 EEG 기록이나 기타 객관적인 수면 측정 방법으로 평가했을 때 루네스타가 객관적으로 도움이 된다는 증거는 없다.

상황을 더욱 악화시키는 것은 현재 많은 불면증 치료제가 FDA로부터 '인가되지 않은off-label' 상태에서 처방된다는 사실이다. 즉, 불면증 치료를 위해 실험이나 승인조차 거치지 않은 약이라는 의미다. 2005년 한 연구에서는 불면증에 가장 자주 처방되는 10가지 약 가운데 불면증에 사용해도 좋다고 승인받은 것은 엠비엔, 레스토릴, 소나타뿐이라는 사실이 드러났다. 다른 7개의 약물, 즉 트라조돈Trazodone, 엘라빌Elavil, 레메론Remeron, 쎄로켈Seroquel, 클로노핀Klonopin, 아타락스Atarax, 자낙스Xanax(이상 판매량 순)는 불면증이 아니라 불안증이나 우울증 치료제로 승인을 받았다. 이는 실상 많은 환자가 플라세보 약물보다 효과적이라고 입증되지 않은 처방 약물을 복용하고 있으며 장기 복용 시 심각한 부작용을 경험할 수 있다는 의미다. 약물을 승인받지 않은 용도로 사용하는 일은 매우 흔하며 의사들의 특권이다. 모든 약물의 최대 20퍼센트까지 이런 식으로 처방되고 있다.

금단증상에 부작용, 임상적 약효 부족 등 여러 악조건이 있는데도 왜 그토록 많은 의사가 수면제를 처방하고 환자들은 이를 복용할까? 가장 주된 원인은 제약사들이 이런 약물이 안전하고 효과적이라며 대중을 납득시켰다는 데 있다. 제약회사들은 의사, 미디어, 대중에게 도달하는 정보를 극도로 통제한 상태에서 약의 효능을 선전한다. 그밖에 제약회사들이 대중을 납득시키기 위해 사용하는 수단에는 다음과 같은 것이 있다.

첫째, 임상실험을 구성하고 데이터를 분석하며, 장점을 극대화하는 반면 부작용을 최소화하는 연구를 발표하여 약품이 실제보다 안전하고 효과적으로 보이게 만든다. 둘째, 실제로는 임상적으로 의미가 없는 수치지만 이러한 사실은 묵과한 채 아주 작은 장점과 관련한 통계적 차이에 초점을 맞춘다. 셋째, 부정적인 결과가 나온 연구들은 덮어버린다. 넷째, 홍보 업체와 계약하고, 자문 및 강연자로 이론 전문의 과학자들을 고용하여 편협한 연구를 '획기적 돌파구'로 떠들게 만든다.

오늘날 나를 포함한 많은 과학자와 임상의가 더 이상 제약회사로부터 재정적 지원을 받은 연구를 신뢰할 수 있는 정보의 출처로 여기지 않는다. 그리고 독자들도 그래야 한다. 이러한 연구들을 여러 겹의 베일에 가려진, 사실상 마케팅 전략이라고 봐야 한다. 수면제에 대해 읽고 듣는 내용에 의구심을 가져라. 그리고 정기적으로 수면제를 복용한다면, 이는 밝혀지지 않은 위험을 감수하고 있는 것이라는 사실을 알아야 한다.

현재 수면제를 복용하고 있거나 복용을 고려하고 있는가? 그렇다면 최신 유효 연구들을 바탕으로 한 다음 지침들을 숙지하자.

❶ 만 60세 이상의 만성 불면증 환자는 수면제 대신 인지행동 요법을 치료법으로 사용해야 한다. 수면제는 가지고 있는 장점보다 부작용이 더 심하기 때문이다.

❷ 연령과 상관없이 환자는 레스토릴, 달메인, 자낙스, 클로노핀, 아티반 등 기존의 벤조디아제핀 계열 수면제의 사용을 피해야 한다. 엠비엔, 루네스타, 소나타 같은 더 새로운 세대의 수면제는 벤조디아제핀과 유사하지만 복용 다음 날 약물 후유증이 덜하며 습관을 형성하는 경향도 약하다. 벤조디아제핀 수면제는 정말 최후의 수단으로만 처방되어야 한다. 또한 수면 전문가들은 습관성이 낮은 수면제가 시판되고 있으므로 구식 약물이 수면제 영역에 끼어들 자리가 없다고 생각해야 한다.

만약 당신을 진료하는 의사가 불면증의 원인을 불안증이라고 여겨 클로노핀이나 아티반 같은 벤조디아제핀 계열의 항우울제를 처방한다면 렉사프로와 셀렉사 같은 새로운 세대의 '선택적 세로토닌 재흡수 억제제'를 선택하는 것이 더 바람직하다. 이러한 약품은 습관성이 없기 때문이다.

❸ 레메론이나 트라조돈 같은 약물의 비인가 사용에 주의해야 한다. 불면증에 약효가 있다는 주장을 뒷받침할 만한 증거가 턱없이 부족하고 불면증 치료에 플라세보 효과 이상의 약효가 없는 반면, 부작용을 일으킬지도 모른다.

마지막으로 인지행동 요법이 약물 복용을 줄이거나 완전히 중단하는 데 매우 효과적이라는 사실을 보여주는 증거 하나를 추가한다. 캐나다 퀘벡 라발 대학교의 샤를 모랭Charles Morin 박사의 연구에서 평균 19년, 장기적으로 매일 밤 벤조디아제핀 계열의 수면제를 복용한 사람 중 85퍼센트가 인지행동 요법과 더불어 이 책의 3장에서 설명한 수면제 줄이기 기술을 함께 사용한 결과, 수면제 사용을 완전히 중단할 수 있었다. 이는 인지행동 요법으로 치료를 받은 불면증 환자의 90퍼센트가 수면제 복용을 줄이거나 완전히 중단했다는 내 연구 결과와도 일치한다. 또한 여러 연구에서 이렇게 수면제 복용을 중단할 수 있었던 것은 인지 기능이 향상된 덕이라는 사실도 드러났다.

잠은 갚아야 하는 빚이 아니다

유감스럽게도 하루 8시간을 자야 한다는 주장은 수면제 사용을 만연하게 만드는 데 기여해왔다. 많은 사람이 하루 8시간을 잘 필요가 없으며 노력한다 해도 그렇게 잘 수 없다는 사실을 안다. 그런데도 일부 과학자와 언론은 계속해서 모든 사람이 하룻밤에 8시간 이상 수면을 취해야 하고 조금이라도 '수면 부채'가 생기면 건강상의 문제가 발생할 수 있다고 암시한다. 상당량의 새로운 연구들은 이러한 주장이 사실이 아님을 보여주는데도 말이다.

성인 1백만 명 이상을 대상으로 한 기념비적인 한 연구에서 캘리포니아 대학 샌디에이고 캠퍼스의 다니엘 크립케Daniel Kripke 박사와 동료들은 수면 지속 시간과 사망률 사이의 관계를 측정했다. 그리고 이들은 6년간의 연구 기간 동안 하룻밤에 7시간 자는 사람들이 사망률이 가장 낮은 반면 8시간 이상 자는 사람들의 사망률이 가장 높다는 사실을 발견했다. 8만 명 이상을 대상으로 한 2건의 대규모 연구에서도 같은 결과를 얻은 것은 물론, 8시간 이상의 수면이 실제로는 사망 위험 증가와 연관된다는 사실을 보여줌으로써 크립케 박사의 연구 결과를 더욱 확장했다. 이 가운데 한 연구에서는 하루 9시간의 수면을 취하는 사람들이 5시간 수면을 취하는 사람들보다 사망 위험이 더 컸으며, 10시간 이상 수면을 취하는 사람들이 4시간 수면을 취하는 사람들보다 사망 위험이 높았다. 이 3건의 연구 모두 수면 시간이 짧은 것이 아니라 길 때 사망률이 훨씬 높다는 사실을 밝혀냈다.

수면 지속 시간과 사망률 사이에는 U자 모양의 곡선이 형성되는데, 거의 20건 가까운 역학 연구에서 이러한 곡선이 발견되었다. 이를 기준으로 수면 시간이 짧거나 길면 사망률이 높아져서 곡선이 점점 위로 향하는 것이다. 하지만 수면 지속 시간이 건강에 미치는 영향은 신체 활동성이 떨어지거나 담배를 피우거나 스트레스를 받는 등의 다른 생활 방식 요소에 비해 약한 수준이었다. 더욱이 잠을 적게 잔다 해도 흡연, 음주, 신체 활동 부족 같이 사망률과 연관된다고 알려진 요인들을 통제한 뒤에는 대체로 사망률에 미치는 영향이 줄거나 사라졌다. 반대로 수많은 연구에서 8시간 이상 수면을 취할 경우 흡연 및 이와 유사한 요인들을 통제한 뒤에도 사망률이 상승한다는 사실이 일관되게 드러났다.

수면이 부족하면 당뇨, 비만, 면역기능 저하가 발생한다는 공공연한 주장이 존재해왔다. 젊은 성인을 대상으로 한 일부 소규모 연구들에서 각자 선택해서 1주일 동안 하룻밤에 4시간 이하의 수면을 취하거나 9시간 이상 수면을 취하게 한 결과 수면 시간이 9시간에서 약간 웃도는 사람과 비교해 4시간에 약간 못 미치는 사람들에게서 인슐린 저항성이 높아진다는 사실이 드러났다. 하지만 당뇨와의 연관성을 섣불리 일반화할 수 없는 이유가 몇 가지 있다. 먼저 실험 대상자의 수를 크게 늘렸을 때 같은 결과가 도출되지 않았으며 임상적으로 의미가 없을 수도 있다. 두 번째 이유는 젊은 피실험자들의 경우 수면 부족에 더 민감하게 영향을 받을 수 있다는 것이다. 세 번째 이유는 이 실험의 경우 9시간 이상, 또는 4시간에 약간 못 미치는 시간 동안 수면을 취할 때를 비교했는데, 사람들은 대부분 9시간 이상 자지도, 4시간 미만을 자지도 않으므로 현실성이 매우 떨어진다는 것이다. 네 번째 이유는 스트레스 역시 인슐린 저항성과의 연관성이 제기 되어 왔으며 수면 부족보다 훨씬 심각한 부작용을 일으킨다는 것이다. 연 구에 참여하는 과정에서 스트레스를 받아 이러한 결과가 도출된 것일 수 도 있다. 다섯 번째 이유는 불면증과 당뇨에서 일관된 상관관계가 드러나 지 않았다는 것이다. 실제로 내가 지난 20년 동안 치료한 1만 명의 불면증 환자 가운데 당뇨를 앓는 사람은 극히 드물었다. 무엇보다 최근 한 연구에 서 하룻밤에 8시간 이상 수면을 취하는 사람들이 5시간 이하의 수면을 취 하는 사람보다 당뇨에 걸릴 가능성이 높은 것으로 드러났다. 결국 수면 시 간과 당뇨 사이의 연관성 자체가 확실하지 않은 것이 된다!

수면 부족과 비만 사이의 관계에 대한 가설은 수면 지속 시간이 짧을 경우 체중이 증가한다는 사실이 드러난 연구들을 바탕으로 한다. 하지만 그 어떤 연구에서도 수면 부족과 비만 사이의 인과관계를 납득할 수준으 로 보여주지 못했으며, 불면증 환자가 비만일 가능성이 높다는 설득력 있 는 데이터는 존재하지 않는다. 더욱이 수면 지속 시간과 체중의 관계에서 도 U자 곡선이 형성된다. 즉, 잠을 많이 자도 체중 변화를 일으킬 수 있다 는 것이다. 어쩌면 그저 잠을 덜 자는 사람은 그만큼 깨있는 시간이 길어먹을 시간이 많고 이 때문에 체중이 증가하는 반면, 잠을 많이 자는 사람은 운동할 시간이 부족해서 체중이 증가하는 것일 수도 있다.

수면 부족에 관한 일부 연구에서 평소 8시간을 자는 사람의 수면 시간을 4시간으로 제한하자 면역계 활동이 억제된다는 사실이 드러났다. 하지만 일상에서 흔히 그러하듯 수면 시간이 약간 줄어들거나 평소 7시간, 심지어 6시간 수면을 취하는 사람에게서 면역기능이 손상된다는 증거는 없다. 또한 이러한 연구에서 면역 억제가 일어났다고 확인되었지만, 그렇다고 실제로 질병을 일으킨다고 증명되지는 않았다. 만일 정말로 면역 억제가 발생한다면 불면증 환자에게서 면역 관련 질병이 엄청나게 많이 발생해야 하지만 그렇지 않다. 스트레스가 건강에 영향을 미친다는 사실은 증명되었다. 그러므로 수면 손실 자체가 아니라 실험 과정에서의 스트레스 때문에 면역 기능이 떨어졌을 가능성도 있다.

마지막으로, 수면이 운동만큼 건강에 중요하다고 말하는 과학자들도 있다. 실제로 신체 활동이 건강에 중대한 영향을 미친다는 사실은 연구를 통해 이미 명확하게 밝혀졌다. 그에 반해 수면과 건강에 대한 연구는 아직 걸음마 단계에 있다. 하버드 공중 보건 대학의 프랭크 후Frank Hu 박사에 따르면 모든 면에서 강력한 이로움을 얻을 수 있으므로 운동이야말로 질병에 대항하는 마법 총알과 유일하게 비슷한 것이다. 운동은 심장마비, 뇌졸중, 고혈압, 당뇨, 비만, 우울증, 치매, 골다공증, 담석증, 게실염, 낙상, 발기부전, 말초혈관 질병, 12가지 암의 발병 위험을 낮출 수 있다. 반면 신체 활동 부족은 심장질환, 심장마비, 고혈압, 뇌졸중, 당뇨, 골다공증, 다양한 종류의 암과 연관되어왔다. 이는 너무나도 당연한 일이다. 미국에서는 매년 사망자 가운데 신체 활동 부족으로 발생한 만성질환이 직접적인 원인인 경우가 25만 명, 즉 8명 중 1명이며, 이는 운동이 만성질환 대부분을 예방할 수 있고 병에 걸린 상태를 감소시키는 동시에 수명과 활력을 증가시키고 천문학적 숫자의 의료비용을 절감할 수 있다는 의미이기 때문이다. 적절한 양의 수면을 취하면 건강에 운동과 유사한 효과를 보인다는 것을 보여주는 데이터는 존재하지 않는다. 신체 활동에 대해 지금까지 밝혀진 사실을 생각하면 미국인들은 잠을 더 많이 자는 것보다 운동에 더 많은 시간을 할애하도록 노력하는 편이 나을 것이다!

수면 부족이 만성 질병을 유발한다거나 건강을 유지하기 위해 하루 8시간을 자야 한다고 결론 내리기에는 아직 너무 이르다. 더욱이 불면증이 그 어떤 건강상의 문제와 명확하게 연관된다는 견실한 증거는 거의 없다. 바로 이 때문에 최근 〈뉴잉글랜드 의학지〉에 게재된 불면증 관련 리뷰와 미국국립보건원의 불면증 관련 '국가 과학' 회의에서는 불면증의 결과로 병적 상태 및 사망의 증가를 언급하지 않았다. 수면이 부족하면 건강이 손상된다는 주장은 무리한 비약이며 사람들로 하여금 불면증과 수면제에 대해 더 걱정하게 만들 뿐이다.

일부 수면 과학자와 언론 역시 하루 8시간 미만의 수면은 주간의 실행에 심각한 영향을 미친다는 주장을 멈추지 않고 있다. 수면 부족이 수행 능력에 지장을 줄 수 있는 것은 분명한 사실이지만 최근 연구는 이러한 주장 대부분을 뒷받침하지 않는다.

실제로 하루 평균 8시간을 자는 사람에게 1주일 동안 하루 6시간 수면을 취하거나 며칠 이상 4시간 미만 수면을 취하도록 제한하자 문제 해결, 반응 시간, 암기 등의 수행력이 떨어지는 것으로 드러났다. 이는 주로 수면 부족으로 인해 졸려서 발생한 현상이며, 지루하거나 단조롭거나 정적인 임무를 실행할 때 주로 두드러졌다. 하지만 심각하지 않은 수준의 수면 부족일 경우에는 최소한의 영향만 받거나 아무런 영향도 받지 않았다. 또한 대부분의 연구에서는 잠이 부족한 상태에서 수행력이 하락하는 사람 대부분은 젊고 건강하며 평소 8시간 수면을 취하는 사람들이라는 사실도 드러났다. 뒤 이은 연구에서는 더 젊고 잠을 많이 자는 사람일수록 수면 부족의 영향에 더 민감하다는 사실이 드러났다. 평균 58세인 노년층을 대상으로 한 연구는 드물지만, 그 가운데 한 연구에 따르면 노년층은 수면이 부족한 상태에서도 수행력이 주목할 정도로 달라지지 않는다. 2008년에는 평균 연령 68세의 노년층이 평균 연령 22세의 청년층보다 필요한 수면 시간이 짧다는 사실이 발견되었다. 중년층과 노년층이 수면 부족 인구 가운데 많은 부분을 차지하므로 이러한 발견들을 토대로 현실 세계의 수면 부족에 대한 이해가 턱없이 부족하다는 사실을 알 수 있다.

연령 외에도 수면 부족에 대한 개인의 반응에서 일종의 특성처럼 확연히 다른 점이 있다. 2004년에 이뤄진 연구에서는 36시간의 수면 부족 상태에서 신경행동학적 기능이 현저히 떨어진 사람이 있는 반면 거의 저하되지 않은 사람도 있다는 사실이 발견되었다. 또한 이 연구는 젊고 건강한 성인 그룹을 대상으로 하였으므로 과학자들은 더 많은 수의, 더욱 다양한 사람들을 대상으로 하면 수면 부족에 대한 개인별 반응의 차이가 더욱 커질 것이라고 생각한다. 이러한 결과는 수면 부족이 모든 사람에게 같은 영향을 미치는 것은 아니라는 사실을 보여준다. 사람마다 필요한 수면 시간이 다르듯 수면 부족에 대한 반응도 천차만별이다.

　수면 부족의 영향은 수면 손실이 부분적인지 아니면 완전한 것인지, 수면이 부족한 기간이 며칠이나 되는지, 회복 수면을 취할 수 있는지, 그리고 어떤 상황에서 수면 부족이 발생했는지에 영향을 받는 것으로 드러났다. 그런데 실험실에서 수면 부족을 다룰 때는 주로 일주일, 심지어 그 이상의 기간 동안 하루 4시간의 수면만을 취하고 회복 수면을 허용하지 않는다. 사람들 대부분은 가벼운 수면 부족으로도 일상생활에서 어려움을 겪는데, 실험실에서의 조건은 이보다 훨씬 가혹하다. 또한 수면 부족은 위기에 대처하거나 긴급 구호 호출을 받거나 잠을 거의 못 자는 상태에서 장시간 교대 근무를 하거나 신생아를 돌보는 등 이를 해결하려는 동기가 있는 경우, 그렇지 않은 사람과 비교해 부정적인 영향을 미치지 않는다. 휴가나 친구들과의 모임 등 긍정적인 상황에서 수면 부족이 발생할 경우 오히려 대처하는 데 도움이 된다. 물론 실험실 실험은 그 자체가 스트레스 요인이 되므로 도출된 결과가 스트레스 때문인지, 아니면 수면 부족 때문인지 분명하지 않다. 하지만 실생활에서의 수면 부족은 스트레스 때문에 발생할 수 있다. 실제로 스트레스는 전형적인 수면장애의 원인이므로 우리는 수면 부족 상태에서 수행력 저하가 수면 부족 자체 때문인지, 수면 부족을 야기한 스트레스 때문인지 알 수 없다.

가장 중요한 것은 수면 부족이 주간 기능에 미치는 영향에 대해 지금까지 밝혀진 사실 중 불면증 환자에게 적용할 수 있는 것은 없으며, 있다 하더라도 극히 드물다는 것이다. 정상적으로 수면을 취하는 사람과는 달리, 불면증 환자는 수면 부족에 대해 역반응을 보인다. 30년간의 데이터에 일관성이 있다는 사실을 보면 수면 부족과 불면증은 전혀 별개의 것이라고 추측할 수 있다. 정상적으로 수면을 취하는 사람들의 경우 낮의 수행력에 수면 부족에 미치는 주요 영향이 졸음인 반면, 불면증 환자들은 감정 상태가 나빠지기는 하지만 졸음은 겪지 않는다. 바로 이것이 〈랜싯〉지에 게재된 불면증 관련 리뷰에서 '경계심 하락, 기억 장애, 반응 속도 증가 같이 신경행동학적 기능에 결함이 발생한다는 객관적인 증거가 일관되지 않으며 수행력 결함이 대체로 심각하지 않은 수준'이라고 지적한 이유다. 결론은 이것이다. "건강을 위해 하루 8시간 수면을 취할 걱정을 할 필요가 없듯이 사람들 대부분은 제대로 기능하기 위해 8시간을 잘 필요가 없다." 바로 이 때문에 다수의 수면 전문가들은 '성인의 경우 대개 하루 6~8시간 수면을 취하는 것이 바람직하며, 일부는 그보다 적거나 많이 자야 할 수도 있다'고 말한다.

수면제가 낮 동안 수행력에 미치는 악영향은 가벼운 수면 부족이 미치는 영향과 같거나 크다. 이 같은 사실이 수많은 연구를 통해 밝혀졌음을 명심하라. 수면 부족을 방지하기 위해서라면 단 한 알의 수면제조차 복용할 가치가 없다.

그에 비해 이 책의 6주 프로그램은 수면제보다 효과적이며, 수면제 사용을 줄이거나 완전히 중단하는 데 도움이 된다는 사실이 과학적으로 증명된 불면 치료 기술이다. 유일한 부작용이 있다면 자신의 몸과 마음을 더욱 잘 통제할 수 있게 되리란 점이다. 아참, 한 가지 더. 불면증을 정복하는 열쇠는 자신의 내면에 있다는 사실을 깨닫게 될 테다. 자, 당신의 진짜 여정은 지금부터가 시작이다.

부록 1

60초 수면 일기
&
6주 간의 발전 노트

본 부록에는 각 주마다 1장의 〈60초 수면 일기〉와
6주 간의 〈발전 노트〉가 수록되어 있습니다.
〈60초 수면 일기〉는 매일 기록하는 것이므로, 총 42장의 양식이 필요합니다.
이 책에는 지면상의 이유로 각 주마다 1장의 《60초 수면 일기》와
〈발전 노트〉를 수록하였으니 양식을 복사 혹은 인쇄하여 사용하시기 바랍니다.
양식은 예문 홈페이지 yemun.co.kr 공지사항에서 다운로드할 수 있습니다.

밤 _____   날짜 _____

1 지난밤, 당신은 몇 시에 잠자리에 들었는가? (   )

불을 끈 것은 몇 시였는가? (   )

2 잠이 들 때까지 걸린 시간은 대략 얼마나 되는가? (   )

3 밤중에 대략 몇 번이나 잠에서 깼는가? (   )

4 한 번 깰 때마다 얼마나 오래 깨어 있었는가?

첫 번째 깼을 때 (   )   두 번째 깼을 때 (   )

세 번째 깼을 때 (   )   네 번째 깼을 때 (   )

5 오늘 아침, 최종적으로 깬 시각은 몇 시인가? (   )

잠자리에서 나온 것은 몇 시인가? (   )

6 간밤에 대략 몇 시간을 잤는가? (   )

7 지난밤에 잠에 할당한 시간불을 끈 시각부터 잠자리에서 나온 시각 사이의 시간

은 몇 시간인가? (   )

8 지난밤 수면의 질을 평가하라. (   )

1	2	3	4	5
매우 높음				매우 낮음

9 복용한 수면제는 무엇인가? (   )

10 수면에 관한 긍정적인 생각 (   )

수면에 관한 부정적인 생각 (   )

1주 차 발전 노트

1. 이번 주 자신의 수면 패턴을 평가하라.

   잠을 잘 잔 밤의 수 (   )

   코어 수면을 취한 밤의 수 5시간 30분 이상의 수면 (   )

   불면증에 시달린 밤의 수 (   )

2. 수면에 관한 긍정적인 생각을 수면 일기에 기록한 날 수는? (   )

3. 이번주는 인지 재구성을 몇 번이나 실행했는가? 체크해보자.

   □ 매일   □ 가끔   □ 한 번도 없음

4. 이번 주 수면제 사용에 대해 평가하라.

   수면제를 복용하지 않은 밤의 수 (   )

   수면제 양을 줄여서 복용한 밤의 수 (   )

   평상시와 같은 양으로 복용한 밤의 수 (   )

밤 _____   날짜 _____

1 지난밤, 당신은 몇 시에 잠자리에 들었는가? (   )

   불을 끈 것은 몇 시였는가? (   )

2 잠이 들 때까지 걸린 시간은 대략 얼마나 되는가? (   )

3 밤중에 대략 몇 번이나 잠에서 깼는가? (   )

4 한 번 깰 때마다 얼마나 오래 깨어 있었는가?

   첫 번째 깼을 때 (   )   두 번째 깼을 때 (   )

   세 번째 깼을 때 (   )   네 번째 깼을 때 (   )

5 오늘 아침, 최종적으로 깬 시각은 몇 시인가? (   )

   잠자리에서 나온 것은 몇 시인가? (   )

6 간밤에 대략 몇 시간을 잤는가? (   )

7 지난밤에 잠에 할당한 시간불을 끈 시각부터 잠자리에서 나온 시각 사이의 시간

   은 몇 시간인가? (   )

8 지난밤 수면의 질을 평가하라. (   )

   1   2   3   4   5
   매우 높음   매우 낮음

9 복용한 수면제는 무엇인가? (   )

10 수면에 관한 긍정적인 생각 (   )

   수면에 관한 부정적인 생각 (   )

2주 차 발전 노트

1 이번 주 자신의 수면 패턴을 평가하라.

　　잠을 잘 잔 밤의 수 (　　　　　　)

　　코어 수면을 취한 밤의 수 5시간 30분 이상의 수면 (　　　　　　)

　　불면증에 시달린 밤의 수 (　　　　　)

2 수면에 관한 긍정적인 생각을 수면 일기에 기록한 날 수는? (　　　　　　)

3 이번주는 인지 재구성을 몇 번이나 실행했는가? 체크해보자.

　　□ 매일　　　　　　□가끔　　　　　　□ 한 번도 없음

4 이번 주 수면제 사용에 대해 평가하라.

　　수면제를 복용하지 않은 밤의 수 (　　　　　)

　　수면제 양을 줄여서 복용한 밤의 수 (　　　　　)

　　평상시와 같은 양으로 복용한 밤의 수 (　　　　　)

5 자신의 수면 효율을 추적하라.

　　평균 수면 시간 하룻밤에 자는 시간 (　　　　　)

　　평균적으로 침대에 머무는 시간 하룻밤에 머무는 시간 (　　　　　)

　　평균수면효율 평균수면시간 ÷ 침대에 머무는 평균시간 (　　　　　)

6 수면의 질, 그리고 기상시간의 일관성을 추적하라.

　　수면 일기에 기록된 평균 수면의 질 값 (　　　　　)

　　원하는 기상 시간보다 30분 이내로 일찍 일어난 날의 수 (　　　　　)

7 이번주에는 얼마나 자주 수면 스케줄 및 자극 통제 방법을 연습했나?

　　□ 매일　　　　　　□가끔　　　　　　□ 한 번도 없음

밤 _____   날짜 _____

1 지난밤, 당신은 몇 시에 잠자리에 들었는가? (   )

   불을 끈 것은 몇 시였는가? (   )

2 잠이 들 때까지 걸린 시간은 대략 얼마나 되는가? (   )

3 밤중에 대략 몇 번이나 잠에서 깼는가? (   )

4 한 번 깰 때마다 얼마나 오래 깨어 있었는가?

   첫 번째 깼을 때 (   )   두 번째 깼을 때 (   )

   세 번째 깼을 때 (   )   네 번째 깼을 때 (   )

5 오늘 아침, 최종적으로 깬 시각은 몇 시인가? (   )

   잠자리에서 나온 것은 몇 시인가? (   )

6 간밤에 대략 몇 시간을 잤는가? (   )

7 지난밤에 잠에 할당한 시간불을 끈 시각부터 잠자리에서 나온 시각 사이의 시간

   은 몇 시간인가? (   )

8 지난밤 수면의 질을 평가하라. (   )

   1   2   3   4   5
   매우 높음   매우 낮음

9 복용한 수면제는 무엇인가? (   )

10 수면에 관한 긍정적인 생각 (   )

   수면에 관한 부정적인 생각 (   )

3주 차 발전 노트

1 이번 주 자신의 수면 패턴을 평가하라.

잠을 잘 잔 밤의 수 (　　　　　)

코어 수면을 취한 밤의 수 5시간 30분 이상의 수면 (　　　　　)

불면증에 시달린 밤의 수 (　　　　　)

2 수면에 관한 긍정적인 생각을 수면 일기에 기록한 날 수는? (　　　　　)

3 이번주는 인지 재구성을 몇 번이나 실행했는가? 체크해보자.

　□ 매일　　　　　□가끔　　　　　□ 한 번도 없음

4 이번 주 수면제 사용에 대해 평가하라.

수면제를 복용하지 않은 밤의 수 (　　　　　)

수면제 양을 줄여서 복용한 밤의 수 (　　　　　)

평상시와 같은 양으로 복용한 밤의 수 (　　　　　)

5 자신의 수면 효율을 추적하라.

평균 수면 시간 하룻밤에 자는 시간 (　　　　　)

평균적으로 침대에 머무는 시간 하룻밤에 머무는 시간 (　　　　　)

평균수면효율 평균수면시간 ÷ 침대에 머무는 평균시간 (　　　　　)

6 수면의 질, 그리고 기상시간의 일관성을 추적하라.

수면 일기에 기록된 평균 수면의 질 값 (　　　　　)

원하는 기상 시간보다 30분 이내로 일찍 일어난 날의 수 (　　　　　)

7 이번주에는 얼마나 자주 수면 스케줄 및 자극 통제 방법을 연습했나?

　□ 매일　　　　　□가끔　　　　　□ 한 번도 없음

다음 페이지로 →

8 이번 주에 얼마나 자주 수면 개선을 위한 생활 방식을 실행했나?

☐ 매일   ☐ 가끔   ☐ 한 번도 없음

9 이 프로그램을 시작한 뒤 향상된 항목에 모두 체크하라.

☐ 불면증을 겪는 밤이 줄었다.   ☐ 코어 수면을 취한 밤이 늘었다.

☐ 잠을 잘 잔 날이 즐었다.   ☐ 잠에 더 빨리 들었다.

☐ 자다 깬 회수가 줄었다.   ☐ 평균 수면시간(하룻밤)이 늘었다.

☐ 자다 깨서 다시 잠들기까지 걸리는 시간이 짧아졌다.

☐ 수면의 질이 향상되었다.   ☐ 수면효율이 향상되었다.

☐ 수면제 사용이 줄었다.

10 이 프로그램을 실행한 결과 당신, 그리고 당신의 삶에 긍정적인 영향이 있었는가? 그렇다면 내용을 요약해서 써보자.

_____

_____

_____

밤 _____ 날짜 _____

1 지난밤, 당신은 몇 시에 잠자리에 들었는가? (   )

　　불을 끈 것은 몇 시였는가? (   )

2 잠이 들 때까지 걸린 시간은 대략 얼마나 되는가? (   )

3 밤중에 대략 몇 번이나 잠에서 깼는가? (   )

4 한 번 깰 때마다 얼마나 오래 깨어 있었는가?

　　첫 번째 깼을 때 (   )　　두 번째 깼을 때 (   )

　　세 번째 깼을 때 (   )　　네 번째 깼을 때 (   )

5 오늘 아침, 최종적으로 깬 시각은 몇 시인가? (   )

　　잠자리에서 나온 것은 몇 시인가? (   )

6 간밤에 대략 몇 시간을 잤는가? (   )

7 지난밤에 잠에 할당한 시간불을 끈 시각부터 잠자리에서 나온 시각 사이의 시간

　　은 몇 시간인가? (   )

8 지난밤 수면의 질을 평가하라. (   )

　1　　　　　2　　　　　3　　　　　4　　　　　5
　매우 높음　　　　　　　　　　　　　　　　매우 낮음

9 복용한 수면제는 무엇인가? (   )

10 수면에 관한 긍정적인 생각 (   )

　　수면에 관한 부정적인 생각 (   )

11 수면에서 개선된 점 (   )

1 이번 주 자신의 수면 패턴을 평가하라.

   잠을 잘 잔 밤의 수 (   )

   코어 수면을 취한 밤의 수5시간 30분 이상의 수면 (   )

   불면증에 시달린 밤의 수 (   )

2 수면에 관한 긍정적인 생각을 수면 일기에 기록한 날 수는? (   )

3 이번주는 인지 재구성을 몇 번이나 실행했는가? 체크해보자.

   □ 매일   □가끔   □ 한 번도 없음

4 이번 주 수면제 사용에 대해 평가하라.

   수면제를 복용하지 않은 밤의 수 (   )

   수면제 양을 줄여서 복용한 밤의 수 (   )

   평상시와 같은 양으로 복용한 밤의 수 (   )

5 자신의 수면 효율을 추적하라.

   평균 수면 시간하룻밤에 자는 시간 (   )

   평균적으로 침대에 머무는 시간하룻밤에 머무는 시간 (   )

   평균수면효율평균수면시간÷침대에 머무는 평균시간 (   )

6 수면의 질, 그리고 기상시간의 일관성을 추적하라.

   수면 일기에 기록된 평균 수면의 질 값 (   )

   원하는 기상 시간보다 30분 이내로 일찍 일어난 날의 수 (   )

7 이번주에는 얼마나 자주 수면 스케줄 및 자극 통제 방법을 연습했나?

   □ 매일   □가끔   □ 한 번도 없음

다음 페이지로

8 이번 주에 얼마나 자주 수면 개선을 위한 생활 방식을 실행했나?

  □ 매일　　　　　　□ 가끔　　　　　　□ 한 번도 없음

9 낮 동안 얼마나 자주 이완 반응과 미니를 연습했나?

  □ 매일　　　　　　□ 가끔　　　　　　□ 한 번도 없음

10 잠자리에 들었을 때나 자다 깼을 때 얼마나 자주 이완 반응을 실행했나?

  □ 매일　　　　　　□ 가끔　　　　　　□ 한 번도 없음

11 이 프로그램을 시작한 뒤 향상된 항목에 모두 체크하라.

  □ 불면증을 겪는 밤이 줄었다.　　□ 코어 수면을 취한 밤이 늘었다.

  □ 잠을 잘 잔 날이 즐었다.　　　　□ 잠에 더 빨리 들었다.

  □ 자다 깬 회수가 줄었다.　　　　□ 평균 수면시간(하룻밤)이 늘었다.

  □ 자다 깨서 다시 잠들기까지 걸리는 시간이 짧아졌다.

  □ 수면의 질이 향상되었다.　　　　□ 수면효율이 향상되었다.

  □ 수면제 사용이 줄었다.

12 이 프로그램을 실행한 결과 당신, 그리고 당신의 삶에 긍정적인 영향이 있었는가? 그렇다면 내용을 요약해서 써보자.

  _____

  _____

  _____

밤 _____ 날짜 _____

1 지난밤, 당신은 몇 시에 잠자리에 들었는가? (   )

   불을 끈 것은 몇 시였는가? (   )

2 잠이 들 때까지 걸린 시간은 대략 얼마나 되는가? (   )

3 밤중에 대략 몇 번이나 잠에서 깼는가? (   )

4 한 번 깰 때마다 얼마나 오래 깨어 있었는가?

   첫 번째 깼을 때 (   )   두 번째 깼을 때 (   )

   세 번째 깼을 때 (   )   네 번째 깼을 때 (   )

5 오늘 아침, 최종적으로 깬 시각은 몇 시인가? (   )

   잠자리에서 나온 것은 몇 시인가? (   )

6 간밤에 대략 몇 시간을 잤는가? (   )

7 지난밤에 잠에 할당한 시간불을 끈 시각부터 잠자리에서 나온 시각 사이의 시간

   은 몇 시간인가? (   )

8 지난밤 수면의 질을 평가하라. (   )

   1   2   3   4   5
   매우 높음   매우 낮음

9 복용한 수면제는 무엇인가? (   )

10 수면에 관한 긍정적인 생각 (   )

   수면에 관한 부정적인 생각 (   )

11 수면에서 개선된 점 (   )

5주 차 발전 노트

1 이번 주 자신의 수면 패턴을 평가하라.

　　잠을 잘 잔 밤의 수 (　　　　　　)

　　코어 수면을 취한 밤의 수 5시간 30분 이상의 수면 (　　　　　)

　　불면증에 시달린 밤의 수 (　　　　)

2 수면에 관한 긍정적인 생각을 수면 일기에 기록한 날 수는? (　　　　)

3 이번주는 인지 재구성을 몇 번이나 실행했는가? 체크해보자.

　　□ 매일　　　　　　□ 가끔　　　　　□ 한 번도 없음

4 이번 주 수면제 사용에 대해 평가하라.

　　수면제를 복용하지 않은 밤의 수 (　　　　)

　　수면제 양을 줄여서 복용한 밤의 수 (　　　　)

　　평상시와 같은 양으로 복용한 밤의 수 (　　　　)

5 자신의 수면 효율을 추적하라.

　　평균 수면 시간 하룻밤에 자는 시간 (　　　　)

　　평균적으로 침대에 머무는 시간 하룻밤에 머무는 시간 (　　　　)

　　평균수면효율 평균수면시간 ÷ 침대에 머무는 평균시간 (　　　　)

6 수면의 질, 그리고 기상시간의 일관성을 추적하라.

　　수면 일기에 기록된 평균 수면의 질 값 (　　　　)

　　원하는 기상 시간보다 30분 이내로 일찍 일어난 날의 수 (　　　　)

7 이번주에는 얼마나 자주 수면 스케줄 및 자극 통제 방법을 연습했나?

　　□ 매일　　　　　　□ 가끔　　　　　□ 한 번도 없음

다음 페이지로 →

8 이번 주에 얼마나 자주 수면 개선을 위한 생활 방식을 실행했나?

    □ 매일   □가끔   □ 한 번도 없음

9 낮 동안 얼마나 자주 이완 반응과 미니를 연습했나?

    □ 매일   □가끔   □ 한 번도 없음

10 잠자리에 들었을 때나 자다 깼을 때 얼마나 자주 이완 반응을 실행했나?

    □ 매일   □가끔   □ 한 번도 없음

11 스트레스 관리를 위하여 인지 재구성을 얼마나 자주 실행했나?

    □ 매일   □가끔   □ 한 번도 없음

12 이 프로그램을 시작한 뒤 향상된 항목에 모두 체크하라.

    □ 불면증을 겪는 밤이 줄었다.   □ 코어 수면을 취한 밤이 늘었다.

    □ 잠을 잘 잔 날이 즐었다.   □ 잠에 더 빨리 들었다.

    □ 자다 깬 회수가 줄었다.   □ 평균 수면시간(하룻밤)이 늘었다.

    □ 자다 깨서 다시 잠들기까지 걸리는 시간이 짧아졌다.

    □ 수면의 질이 향상되었다.   □ 수면효율이 향상되었다.

    □ 수면제 사용이 줄었다.

13 이 프로그램을 실행한 결과 당신, 그리고 당신의 삶에 긍정적인 영향이 있었는가? 그렇다면 내용을 요약해서 써보자.

_____

_____

_____

밤 _____   날짜 _____

1 지난밤, 당신은 몇 시에 잠자리에 들었는가? (   )

　　불을 끈 것은 몇 시였는가? (   )

2 잠이 들 때까지 걸린 시간은 대략 얼마나 되는가? (   )

3 밤중에 대략 몇 번이나 잠에서 깼는가? (   )

4 한 번 깰 때마다 얼마나 오래 깨어 있었는가?

　　첫 번째 깼을 때 (   )   두 번째 깼을 때 (   )

　　세 번째 깼을 때 (   )   네 번째 깼을 때 (   )

5 오늘 아침, 최종적으로 깬 시각은 몇 시인가? (   )

　　잠자리에서 나온 것은 몇 시인가? (   )

6 간밤에 대략 몇 시간을 잤는가? (   )

7 지난밤에 잠에 할당한 시간불을 끈 시각부터 잠자리에서 나온 시각 사이의 시간

　　은 몇 시간인가? (   )

8 지난밤 수면의 질을 평가하라. (   )

　　1　　　　2　　　　3　　　　4　　　　5
　　매우 높음　　　　　　　　　　　　매우 낮음

9 복용한 수면제는 무엇인가? (   )

10 수면에 관한 긍정적인 생각 (   )

　　수면에 관한 부정적인 생각 (   )

11 수면에서 개선된 점 (   )

1 이번 주 자신의 수면 패턴을 평가하라.

　　잠을 잘 잔 밤의 수 (　　　　　　　　)

　　코어 수면을 취한 밤의 수5시간 30분 이상의 수면 (　　　　　　)

　　불면증에 시달린 밤의 수 (　　　　　　)

2 수면에 관한 긍정적인 생각을 수면 일기에 기록한 날 수는? (　　　　　　)

3 이번주는 인지 재구성을 몇 번이나 실행했는가? 체크해보자.

　　□ 매일　　　　　　□가끔　　　　　　□ 한 번도 없음

4 이번 주 수면제 사용에 대해 평가하라.

　　수면제를 복용하지 않은 밤의 수 (　　　　　　　)

　　수면제 양을 줄여서 복용한 밤의 수 (　　　　　　)

　　평상시와 같은 양으로 복용한 밤의 수 (　　　　　)

5 자신의 수면 효율을 추적하라.

　　평균 수면 시간하룻밤에 자는 시간 (　　　　　　)

　　평균적으로 침대에 머무는 시간하룻밤에 머무는 시간 (　　　　　　)

　　평균수면효율 평균수면시간÷침대에 머무는 평균시간 (　　　　　)

6 수면의 질, 그리고 기상시간의 일관성을 추적하라.

　　수면 일기에 기록된 평균 수면의 질 값 (　　　　　　)

　　원하는 기상 시간보다 30분 이내로 일찍 일어난 날의 수 (　　　　)

7 이번주에는 얼마나 자주 수면 스케줄 및 자극 통제 방법을 연습했나?

　　□ 매일　　　　　　□가끔　　　　　　□ 한 번도 없음

다음 페이지로→

8 이번 주에 얼마나 자주 수면 개선을 위한 생활 방식을 실행했나?

　　□ 매일　　　　　　　□ 가끔　　　　　　□ 한 번도 없음

9 낮 동안 얼마나 자주 이완 반응과 미니를 연습했나?

　　□ 매일　　　　　　　□ 가끔　　　　　　□ 한 번도 없음

10 잠자리에 들었을 때나 자다 깼을 때 얼마나 자주 이완 반응을 실행했나?

　　□ 매일　　　　　　　□ 가끔　　　　　　□ 한 번도 없음

11 스트레스 관리를 위하여 인지 재구성을 얼마나 자주 실행했나?

　　□ 매일　　　　　　　□ 가끔　　　　　　□ 한 번도 없음

12 스트레스를 줄이는 생각과 태도를 얼마나 자주 실행했는가?

　　□ 매일　　　　　　　□ 가끔　　　　　　□ 한 번도 없음

13 이 프로그램을 시작한 뒤 향상된 항목에 모두 체크하라.

　　□ 불면증을 겪는 밤이 줄었다.　　□ 코어 수면을 취한 밤이 늘었다.

　　□ 잠을 잘 잔 날이 즐었다.　　　□ 잠에 더 빨리 들었다.

　　□ 자다 깬 회수가 줄었다.　　　□ 평균 수면시간(하룻밤)이 늘었다.

　　□ 자다 깨서 다시 잠들기까지 걸리는 시간이 짧아졌다.

　　□ 수면의 질이 향상되었다.　　　□ 수면효율이 향상되었다.

　　□ 수면제 사용이 줄었다.

14 이 프로그램을 실행한 결과 당신, 그리고 당신의 삶에 긍정적인 영향이 있었는가? 그렇다면 내용을 요약해서 써보자.

_____

_____

교대 근무와 비행 시차, 잘 자지 못하는 아이를 위한 조언

교대 근무 관리하기

수없이 많은 사람이 야간 근무, 즉 3교대의 밤 근무밤 11시부터 오전 7시까지를 전담하거나 낮과 저녁, 밤 근무를 교대로 해야 하는 직업에 종사하며, 이러한 노동자의 절반 이상이 수면장애를 경험한다. 연구에서 교대 근무 노동자들은 주간 노동자들보다 수면의 질이 떨어지고 수면 시간 자체도 짧으며 잠이 들기 힘들어하고 잠들어서도 자주 깬다는 사실이 드러났다.

교대 근무를 하는 사람에게서 수면장애가 그토록 많이 일어나는 원인은 무엇일까? 2장에서 체온에 대해 다룬 것을 떠올려보라. 체온은 수면과 각성을 촉진하는 데 중요한 역할을 하며, 빛과 어둠의 일간 사이클에 직접적인 영향을 받는다. 빛은 체온이 오르게 만들어 각성을 촉진하는 반면 어둠은 체온이 떨어지게 만들어 수면을 촉진한다. 그러므로 야간 근무, 그리고 교대 근무를 하는 노동자들은 자연적으로는 원래 깨어 있어야 할 시각, 즉 낮에 주로 잠을 자야 하기 때문에 수면장애를 겪을 가능성이 높다.

또한 교대 근무 노동자들은 인체가 잠을 자도록 설계된 시간에 일을 해야 한다. 그 결과 이들은 근무 중 졸거나 잠이 들 가능성이 높다. 연구 결과를 보면 야간 근무 노동자 가운데 75퍼센트가 근무 중 졸음을 느꼈고 절반 이상이 근무 시간 중에 잠이 든다고 인정했다. 실제로 야간 근무 노동자들이 퇴근해서 집으로 운전해 오는 길에 졸음을 겪는 경우는 그리 드물지 않다.

근무 중에 기민성이 떨어지기 때문에 업무 실행, 생산성, 그리고 노동의 질이 떨어지고 오류, 안전 문제, 근무 중 사고 발생의 가능성이 높아진다. 실제로 심각한 산업재해 다수가 야간 근무 중의 피로감 및 졸음과 연관되었다. 1979년 스리마일 섬the Three Mile Island의 원자력 발전소가 폭발 직전까지 간 사고가 발생한 시각은 오전 4시였다. 그리고 사고와 관련된 근로자들은 이제 막 교대 시간이 밤 근무로 바뀐 사람들이었다. 엑손 발데즈the Exxon Valdez 원유 유출 사고와 체르노빌 원자력 발전 사고 역시 교대 근무 때문에 발생했다.

교대 근무 노동자들은 업무 불만, 무단 결근이나 장기 결근 수준이 높고 윤리의 식은 낮다. 교대 근무자들은 잠을 자기 위해 수면제와 알코올을 더 많이 사용하고 깨어 있는 상태를 유지하기 위해 카페인 같은 각성제도 더 많이 사용한다. 낮 근무 를 하는 노동자에 비해 밤 근무, 또는 교대 근무 노동자들은 감정 상태와 전반적 인 건강, 그리고 행복감이 크게 떨어지며 스트레스는 높다.

밤 근무 노동자들은 배우자, 자녀들과 보내는 시간이 적으므로 결혼생활이나 가정이 원만하지 않다. 근무가 없는 날 가족, 친구와 시간을 보내려 해도 사회적 교 류를 즐길만한 에너지와 열정이 부족하다. 그리고 전반적으로 사교에 할애할 시간 이 적기 때문에 사회적 고립과 고독이 문제가 된다.

밤에 일하는 것만으로도 충분히 힘들지만 낮, 저녁, 밤으로 이루어지는 3교대 근무를 할 때 상황은 최악으로 치닫는다. 이는 마치 일주일은 미국에서, 다음 일주 일은 유럽에서, 그다음 일주일은 아시아에서 일하는 것과 같다. 실제로 비행기를 타지 않는 것뿐 비행 시차를 겪는 것이다. 이렇게 기상 및 취침 시간이 바뀌는 스 케줄에 신속하게 적응해야 할 때 인체는 그러한 변화에 적응할 기회도, 일관된 체 온 리듬을 확립할 기회도 갖지 못한다.

교대 근무가 몇 달이고 지속되면 체온 리듬에 만성적인 이상이 생겨 수면에 문제가 생기고 민첩성이 감소한다고 거의 단정할 수 있다. 그 결과 교대 근무 노동자들은 그저 밤에만 근무하는 노동자들에 비해 수면, 기민성, 감정 상태와 관련해 더 큰 문제를 겪는다.

사람마다 교대 근무에 적응하는 능력이 다르다. 그 가운데서도 애초에 민감한 수면 시스템을 지닌 불면증 환자, 젊은 사람들에 비해 체온 리듬을 조절하기 어려운 노인들이 가장 적응하기 힘들다.

밤 근무를 하는 사람들은 다음 지침을 따르면 그 악영향을 최소화할 수 있다.

첫째, 근무가 없는 날에도 수면 및 기상 스케줄을 동일하게 유지하라. 같은 시간에 기상하고 신체 및 사교 활동을 일정한 시간 동안 하는 등 당신의 몸에 규칙적인 신호가 전달되어 체온 리듬을 동일한 시간대로 유지할 수 있을 것이다. 안타깝게도 교대 근무자 대부분이 근무가 없는 날이면 관습적인 스케줄에 맞춰 활동하므로 이를 실행하는 것은 어려운 일이다.

둘째, 오전에 퇴근할 때는 짙은 색의 선글라스를 써라. 이렇게 하면 햇빛을 받아 체온과 기민성이 높아지는 것을 방지할 수 있다.

셋째, 일을 마친 뒤 몸과 마음이 차분해지도록 충분한 시간을 가져라. 근무가 오전 7시에 끝났다면 오전 8시에 바로 잠을 자려고 하지 말라.

넷째, 빛, 초인종, 전화, 거리의 소음, 또는 사람들 때문에 수면이 방해받지 않게 하라. 어두운 커튼을 쳐서 방을 어둡게 만들거나 수면용 눈가리개를 사용하라. 자녀, 배우자가 잠을 방해하게 허용하지 말고 전화도 받지 말라. 사운드 컨디셔너, 선풍기, 또는 귀마개를 사용하여 소음을 줄이고 바닥에 러그를 깔아 발소리를 제거하라. 그밖에 최적의 수면 환경을 만드는 지침은 7장을 다시 확인하라.

다섯째, 수면을 향상시키는 이 프로그램의 방법들을 실행하라. 밤 근무 때문에 생긴 수면장애를 최소화할 것이다.

여섯째, 직장 동료와 의견을 모아 고용주에게 브라이트라이트를 갖춰달라고 요청하라. 브라이트라이트는 업무에 대한 기민성과 실행을 향상시키므로 고용주의 이윤이 증가하여 구입비용을 충당할 수도 있다. 또한 브라이트라이트는 체온을 동기화하므로 낮에 잠을 더 잘 수 있을 것이다.

교대 시간이 바뀌기 전에 미리 대비하면 교대 근무의 악영향을 최소화할 수 있다. 즉, 취침 및 기상 시각을 근무 시간이 바뀌기 며칠 전부터 조정하는 것이다. 예를 들어 저녁 근무오후 3시부터 밤 11시에서 밤 근무밤 11시부터 오전 7시로 바뀌기 며칠 전에 취침 및 기상 시각을 몇 시간 뒤로 맞춘다. 밤 근무에서 낮 근무로 바뀔 때는 취침 및 기상 시각을 몇 시간 앞당겨라. 침대에서 일어났을 때, 그리고 근무하는 동안 브라이트라이트를 쬐면 각성을 촉진할 수 있다. 주의할 점은 잠자리에 들기 몇 시간 전부터 브라이트라이트에 노출되면 신체가 기상 시간이라고 생각하므로 이를 피해야 한다는 것이다.

이상적인 수면 환경을 조성하고 수면을 개선하기 위한 이 프로그램의 모든 방법들을 실행하는 데 특히 주의를 기울이면 교대 근무로 인한 수면장애를 최소화할 수 있다.

비행 시차를 극복하는 법

비행 시차는 몇 개의 시간대를 비행해서 건널 때 나타나는 복합적인 증상이다. 그 예는 다음과 같다.

- 낮에 졸리다.

- 밤에 잠들기 어렵거나 자다가 자주 깬다.

- 복통이나 소화불량, 설사, 변비 같은 위장관계 질병이 생긴다.

- 피로감을 느끼고 몸이 처지며 쑤신다.

- 방향 감각을 상실하고 갈팡질팡하며 집중력이 저하되고 초조함을 느끼며 시간 감각이 왜곡되고 정신적 반응이 느려진다.

비행 시차가 일어나는 원리는 이러하다. 당신이 밤 9시에 보스턴을 출발해서 런던에 현지 시각으로 오전 9시에 도착하는 비행기를 탄다고 가정해보자. 당신의 몸은 여전히 보스턴 시간에 맞춰져 있으므로 런던에 도착했을 때 체온 역시 오전 3시의 그것이다. 그 결과 당신은 졸리고 기진맥진하며 방향 감각을 잃고 명확하게 사고할 수 없게 된다. 러시아워 시간대에 런던 시내에서 차를 운전하거나 휴가 첫날을 즐기기에 최고의 컨디션은 아니다. 런던 시간으로 밤 11시에 잠자리에 들면 당신의 몸은 아직 오후 3시라고 여길 것이므로 잠들기 어려워진다.

서쪽으로 비행하면 그 반대의 문제가 생긴다. 보스턴에서 로스앤젤레스로 비행하면 당신의 몸은 로스앤젤레스 시간으로 저녁 8시를 밤 11시로 인식할 것이고, 그 결과 깨있는 상태를 유지하기 어렵고 이른 새벽 시간에 잠에서 깰 가능성이 높다. 불면증은 주로 동쪽으로 이동할 때 더 심각하다. 인간의 생체시계가 도착지 시각보다 뒤처져 그곳의 시간대에 맞추려면 억지로 잠을 자야 하기 때문이다.

비행 시차 증상이 지속되는 기간과 강도는 몇 개의 시간대를 지나는지에 따라 결정된다. 한두 개의 시간대를 건너면 비행 시차와 관련해서 그다지 큰 문제가 발생하지 않고 세 개 이상의 시간대를 통과하더라도 며칠이면 증상이 사라진다. 하지만 지구 반대편으로 갈 경우에는 몇 주 동안 증상이 지속되기도 한다. 이동 자체가 주는 스트레스에 더하여, 비행 중에는 편안하게 잠을 잘 수 없으므로 비행 시차 증상은 악화된다.

일반적으로 인간이 체온 리듬과 새로운 시간대를 동기화하기 위해서는 하루에 시간대 하나를 통과해야 한다. 그러므로 누군가 미국에서 아시아로 이동하여 일주일 동안 머문다면 이 사람은 머무는 기간 내내 비행 시차에 시달릴 것이다.

몇 개의 시간대를 통과하여 비행기로 출장을 가서 하루, 이틀만 머물다 돌아온다면 이 사람에게는 새로운 시간에 적응할 시간이 허용되지 않는 셈이다. 이럴 때는 최대한 평소와 같은 취침, 기상 스케줄을 유지하고 각성 상태에서 기민성을 유지할 때 업무를 보는 것이 바람직하다. 바로 이 때문에 비행기 조종사들은 대부분 짧은 시간 안에 돌아올 경우 집에서와 같은 수면 스케줄을 유지하려 한다. 도착지의 낮 시간 동안 잠을 잘 때는 최대한 빛과 소음을 차단하라.

출장이든 여행이든, 몇 개의 시간대를 통과하여 도착지에서 며칠 이상을 머물 계획인 사람들은 더 큰 문제를 겪을 것이다. 그러므로 최대한 빨리 새로운 시간대에 적응하도록 노력해야 한다. 비행 전·도중·후에 다음 단계를 따르면 새로운 시간대에 빨리 적응하고 비행 시차의 영향도 최소화할 수 있다.

첫째, 출발하기 전에 조금씩 취침, 기상, 식사시간을 목적지의 시간대에 맞춰라. 동쪽으로 가는 비행의 경우 기상, 식사, 취침 시간을 앞당겨 적용해야 하고 서쪽으로 가는 비행의 경우에는 미뤄서 적용해야 한다. 적용하는 기간이 길수록 비행 시차가 줄어들 것이다.

둘째, 비행기 내부의 압축 공기는 매우 건조하다. 그러므로 비행하는 동안 탈수를 방지하기 위해 수분을 다량 섭취하라. 탈수가 일어나면 체온 리듬을 새로운 시간대에 적응시키기가 더 어려워진다. 탈수를 악화시키는 술과 카페인은 피하라.

셋째, 수면제를 복용하면 비행기 안에서 잠을 더 쉽게 자고 새로운 시간대에 적응할 수 있다. 단, 약효도 있고 체내에서 신속하게 제거되므로 3장에서 설명한 것처럼 단기간 작용하는 수면제를 선택하는 것이 가장 바람직하다.

넷째, 새로운 시간대에 도착하면 즉시 수면 스케줄을 그 지역 시간대에 맞춰라. 예를 들어 오전 9시에 런던에 도착했다면 낮잠을 자기보다는 실외에 머물거나 햇볕을 쬐거나 신체 활동을 하거나 사람들을 만나는 것을 선택하라. 다시 말해, 몸은 새벽으로 인식하더라도 도착 시간대가 오전이나 낮이라면 주간의 활동을 해야 한다. 실내에 있을 경우 창문 가까운 곳이나 햇빛이 많이 들어오는 공간에 있어야 하며, 식사도 도착지의 시간대에 맞게 하도록 하라.

다섯째, 도착지의 시간대를 고려했을 때 적절한 시간이 될 때까지는 침대로 향하지 말라. 꼭 그래야 할 경우라면 아주 잠깐 낮잠을 자면 하루를 견디는 데 도움이 될 수 있다. 또한 밤 시간에 잠에서 깨는 일을 최소화하기 위해 방을 어둡게 만들어야 한다.

여섯째, 자신에게 새로운 시간대에 적응할 시간을 주고 첫날 너무 많은 일을 계획하지 말라. 출장을 갈 경우 가능하다면 회의가 있는 날보다 하루, 이틀 정도 일찍 도착하라. 처음 하루, 이틀 동안에는 집에서 깨어있는 시간에 회의 스케줄을 잡아라.

일곱째, 자주 많은 시간대를 통과하여 출장을 다니는 사람은 라이트 박스를 구입하는 것도 고려해보라. 앞서 설명했듯이 라이트 박스는 비교적 가격이 저렴하고 체온의 변화를 늦추거나 앞당길 수 있다. 비행기 여행자와 조종사에 대한 몇몇 연구 결과 출발하기 며칠 전부터 동쪽으로 비행할 경우 오전에, 서쪽으로 비행할 경우 저녁에 브라이트라이트에 노출되면 도착지 시간대에 빨리 동기화되고 비행 시차를 줄일 수 있음이 증명되었다. 비행 중, 그리고 도착 직후 지역 시간대에 맞게 체온 리듬을 바꾸는 용도로 브라이트라이트를 장착한 야구공 모양의 캡 등 관련 상품이 개발되어 있다.

휴가를 가든 출장을 가든 몇 개의 시간대를 통과할 때 이러한 지침을 따르면 비행 시차를 최소화하고, 더 즐겁고 생산적인 여행을 할 수 있을 것이다.

아이가 잘 자지 않아서 걱정인 부모들에게

선천적으로 잘 자는 아이들이 있다. 이런 아이들은 쉽게 잠들고 밤새 푹 잔다. 하지만 태어나는 순간부터 잠을 잘 못 자는 아이들도 있다. 이런 아이들은 잠들기 힘들어하거나, 쉽게 잠에서 깨거나, 혹은 두 가지 모두에 해당된다. 그리고 이런 수면 문제는 부모에게도 적지 않은 스트레스가 된다. 실제로 불면증 환자의 증상이 시작된 지점을 추적해보면 자녀의 수면장애인 경우가 꽤 있다.

성인에 비해 아동의 수면장애에 대한 연구는 크게 못 미치는 수준이다. 다행히 지난 몇 년 동안 영아, 아동, 유아의 수면장애에 대한 연구가 크게 증가했다. 아이가 잠을 잘 자고 못 자고는 어느 정도 유전적인 원인이 있다는 사실을 알지만 중요한 역할을 하는 것이 어떤 요소인지 안다면 아이들도 잠을 더 잘 자는 법을 배울 수 있을 것이다.

유아 신생아들은 시도 때도 없이 자기도, 깨기도 한다. 하지만 생후 몇 개월이면 낮과 밤에 맞게 일관된 취침, 기상 리듬이 생기기 시작한다. 이 시기 대부분의 유아는 밤 시간에 길게 자기 시작하지만 재워주지 않으면 혼자 잠들지 못하는 경우도 많다. 또는 밤에 자주 깨거나 자다가 깨서 혼자 잠을 자지 못하는 경우도 있다. 다음 지침을 따르면 아이가 혼자서도 잠들고 밤에도 깊이 잘 자게 할 수 있다.

첫째, 낮 동안 밝은 빛을 접하게 하고 활동량을 늘리며 자극을 주어라. 또한 밤에는 어둡고 조용한 환경을 만들어 주어라. 이렇게 하면 아이는 낮과 밤의 차이를 학습하고 일관된 체온 리듬을 확립할 수 있다. 월령이 증가하면 중간에 깨워 낮잠 자는 시간을 단축하라. 이렇게 하면 밤 수면에 대한 압박이 커져 밤에는 잠을 자야 한다는 사실을 학습할 수 있다.

둘째, 성인과 마찬가지로 유아도 잠자리에 들기 전에 조용히 차분해지는 시간을 가져야 한다. 이 시간은 생후 몇 개월짜리 아이에게 즐겁고 예측 가능하며 일관된 것이어야 한다. 조명을 어둡게 하고 차분한 활동을 하라. 책을 읽거나 자장가를 불러주거나 조용하게 말을 거는 것 모두 차분해지는 데 효과적인 활동이다.

셋째, 아이의 방이 밤에 충분히 조용하고 어두워야 한다. 밤에 수유를 하거나 기저귀를 갈아주어야 할 때는 소음, 움직임, 말, 기타 자극을 최대한 제한하라. 점차 밤 시간에 수유하는 횟수를 줄이고 수유 간격을 넓혀라. 이렇게 하면 아이가 자다가 깨는 일이 최소화될 것이다. 생후 6개월이 지나면 대부분 아이들은 야간 수유가 필요하지 않다.

넷째, 아기가 꼭 배워야 할 것 가운데 하나는 누군가 재워주지 않아도 혼자 잠드는 법이다. 그러므로 잠들기 전에 아이를 요람에 눕혀 요람과 잠들기를 연관하도록 학습시켜야 한다. 마찬가지로 밤에 잠에서 깨더라도 요람 안에서 다시 잠이 들도록 학습되어야 한다. 아기가 엄마의 품에 안겨 모유를 먹다가 잠들지 않게 주의하라. 엄마의 품은 그야말로 따뜻하고 안락한 취침 장소가 아닌가. 여기에 익숙해지면 요람에서 혼자 자려 하지 않는 것이 당연하다. 물론 잠자리에 들 때나 밤에 우는 아이들은 달래줘야 한다. 하지만 생후 3~6개월이면 젖병을 물리거나 안아주거나 부모님과 함께 자지 않아도 혼자 잠드는 법을 배워야 한다.

하버드 의대 아동병원의 소아과의사이자 《자녀의 수면장애 해결하기》의 저자인 리처드 퍼버Richard Ferber 박사는 수많은 부모가 자녀에게 좋은 수면 습관을 가르치는 데 도움을 주었다. 내 아내와 나도 그 부모들 중에 하나다! 퍼버 박사는 점진적으로 아이들이 혼자서도 잠들도록 가르칠 것을 권장한다. 생후 6개월에서 만 3세까지의 유아를 위한 '수면 교수법'은 다음과 같다.

첫째, 아기가 잠잘 시간이나 자다가 깨서 울더라도 그대로 놔둔다. 5분 뒤에도 울음을 그치지 않으면 아기 방으로 가서 부드럽게 말을 걸어 아기를 안심시킨 다음 방에서 나온다. 아기를 안아 올리거나 쓰다듬거나 토닥거리거나 몇 분 이상 아기 방에 머무르는 행위는 아기에게 울면 그렇게 해 준다는 걸 각인시킬 뿐이다.

둘째, 아기가 계속 울면 10분 동안 그대로 울게 놔둔다. 그리고 아기 방으로 돌아가 아기를 안아 올리지 말고 안심시킨 다음 즉시 방을 떠난다. 그래도 아기가 계속 울면 이번에는 15분 뒤에 아기 방으로 가라. 이후로도 아기가 울면 15분 간격으로 아기 방으로 간다.

셋째, 다음 날에 처음 아기 방에 갈 때는 10분 동안 울게 놔둔 다음에 간다. 그 다음은 15분 뒤, 그 이후로는 20분 동안 아기가 울게 놔두었다가 아기 방으로 가서 안심시킨다. 이런 식으로 처음, 그리고 두 번째 이후로 체크하는 시간의 길이를 매일 5분씩 늘린다.

이러한 방식을 사용하면 아기는 대부분 일주일 안에 혼자 자는 법을 학습한다. 때로 부모조차 5분씩이나 아기를 울게 놔두는 일에 익숙해지기까지 그 정도의 시간이 걸리기도 한다. 어떤 경우 처음 하루, 이틀 밤에 최대 1시간까지 우는 아기도 있다. 하지만 울음을 그치기까지 걸리는 시간은 주로 매일 밤 조금씩 짧아진다. 퍼버 박사의 방법을 성공시키기 위한 열쇠는 일관성, 그리고 처음 며칠 동안 밤잠을 설칠 각오다. 바로 이 때문에 많은 부모가 주말에 퍼버 박사의 방법을 실행하기 시작하기에 적합하다고 생각한다.

나이가 들어감에 따라 솜 인형이나 이불 같이 부드러운 '애착 물건'을 갖고 자게 해주는 것도 좋은 방법이다. 시간이 지나면서 아이도 부모보다 동물 인형이나 물건을 잠자기와 연관시키도록 학습할 것이다.

미취학 및 취학 연령 아동　취학 전후의 아동 가운데 20~25퍼센트 정도가 수면 문제를 겪는다. 자려 하지 않거나 잠이 들지 못하는 아이, 자주 깨는 아이, 취침 시간에 많은 관심이 필요한 아이도 있다. 아니면 자신의 방이 아닌 곳, 또는 부모와 한 침대에서 자야 하는 아이도 있다. 이런 아동들은 유아 시기 좋은 수면 습관을 익히지 못한 경우가 많다.

취학 전후의 아동이 좋은 수면 패턴을 갖게 해주는 지침은 다음과 같다.

첫째, 이른 오후에 낮잠을 재우고 시간은 2시간 이내로 제한하라. 아이들이 낮잠을 자는 횟수와 시간은 천차만별이다. 하지만 대부분 만 3~6세 시기 낮잠이 필요하지 않게 된다. 그때까지는 이른 오후에 낮잠을 재우고 시간도 제한해야 한다. 그렇지 않으면 아이는 자야 할 시간에 졸리지 않을 수도 있다.

둘째, 깨어있는 동안 많이 뛰어놀게 하라. 점점 더 많은 아이들이 정적인 생활을 하는데, 의료 관계자들은 이러한 현실을 우려하고 있다. 아이들이 움직이지 않게 만드는 주범은 바로 텔레비전이다. 매일 TV를 3시간 이상 시청하는 아이들도 그리

드물지 않다. 아이의 TV 시청 시간을 제한하고 특히 늦은 오후나 이른 저녁 시간에 신체 활동을 많이 시키면 잠을 잘 잘 것이다.

셋째, 아이가 카페인이 함유된 식품과 음료를 많이 섭취하지 않게 제한하라. 카페인은 성인보다 아이들에게 훨씬 더 큰 각성 효과를 보인다. 콜라, 그리고 사탕, 아이스크림, 코코아의 형태를 포함한 모든 초콜릿, 기타 카페인을 함유한 물질은 점심시간 이후로 피해야 한다.

넷째, 잠자리에 들기 전에 아이가 긴장을 풀고 차분해질 수 있는 시간을 가져라. 이 시간 동안에는 소음과 신체 활동을 제한해야 하며, 흥분하게 만들어서는 안 된다. 독서나 차분한 놀이 등 아이가 긴장을 완화하는 활동에 참여하게 하라.

다섯째, 규칙적이고 예측 가능한 취침 시간 루틴을 확립하라. 이렇게 하면 아이는 취침 시간을 잠과 연관시킬 것이다. 이러한 루틴에는 양치질, 책 읽기, 가장 좋아하는 솜 인형을 침대에 놓고 잘 준비하기, 조명 어둡게 하기, 잘 자라는 포옹이나 뽀뽀 등이 포함될 수 있다. 취침 루틴에 충분한 시간을 할애해야 한다. 대체로 20~30분이면 충분하다.

여섯째, 아이가 평소에 졸음을 느끼는 것에 맞춰 취침 시각을 정하라. 만약 취침 시간이 되어도 졸려하지 않으면 15분 더 책을 읽어주어라. 그렇지 않으면 아이는 잠자는 시간이 되어도 잠이 오지 않는다는 생각에 잠자리와 좌절감을 연관하여 학습하게 될 수 있다.

또한 수면에 대한 부정적인 생각을 유발하지 않도록 주의하라. 부모가 "밤에 잠을 푹 자지 않으면 내일 피곤할 거야"라는 식으로 말하면 아이는 잠에 대해 불안해하며 압박감을 느끼기 시작할 수 있고, 결국 만성 수면장애가 생길 가능성이 높아진다. 대부분의 경우 아이들은 필요한 만큼 수면을 취하고 필요할 때 잠을 잘 것이니 너무 걱정할 필요는 없다.

일곱째, 아이가 잘 시간이 되었는데도 잠을 자지 못한다면 조금씩 오전 기상 시간을 앞당겨라. 이렇게 하면 아이의 체온 리듬이 앞당겨져 밤에 더 일찍 잠이 들 것이다. 또한 기상 시간도 일관되게 유지해야 한다. 그래야 매일 밤 일정한 시각에 졸림을 느낄 수 있다.

여덟째, 일단 침대에 들어간 뒤에는 물을 마시기 위해서든, 포옹을 한 번 더 하기 위해서든 침대 밖으로 나오게 허용하지 말라. 이러한 행동을 계속 허용하면 아이는 침대 밖으로 나옴으로써 한계를 시험하도록 학습될 것이다. 아이가 침대 밖으로 나오면 즉시 도로 침대에 눕히고 별다른 반응을 보이지 말라. 말로 보상을 해주고 아이가 긍정적인 취침 행동을 보이면 다음 날 아침에 간식을 주거나 하고 싶은 것을 하게 해주는 식으로 보상해보라.

아홉째, 벌을 주기 위해 아이를 일찍 침대에 눕히지 말라. 화가 난 상태에서 침대에 들어가면 아이는 잠들기도 어렵고 취침 시간에 대해 부정적인 감정이 생긴다. 아이가 침대, 그리고 취침 시간을 벌이 아니라 잠과 연관시키게 만들어야 한다.

마지막으로 당부할 것이 있다. 당신의 아이는 어둠, 괴물, 악몽에 대한 두려움 때문에 잠자기 두려워하는 시기를 거칠지도 모른다. 그렇더라도 부모의 침대, 또는 다른 방에서 잠을 잠으로써 두려움에서 도망치게 허용해서는 안 된다. 이렇게 하면 아이는 자신이 혼자 잠을 잘 수 없다는 생각이 강해질 것이다. 밤에 느끼는 두려움에 대처하도록 아이를 가르치는 몇 가지 전략은 다음과 같다.

- 아이 침실에 수면등을 켜거나 방문을 조금 열어주어라. 그러다가 조금씩 등의 밝기를 어둡게 하거나 문을 덜 열어라.
- 아이에게 취침 시간에 사용하도록 긴장을 완화하고 즐거운 상상 방법(좋아하는 장소나 판타지 영웅)을 가르쳐라. 이러한 방법은 아이가 긴장을 풀고 불안한 생각에서 주의를 돌리게 만들어줄 것이다.
- 아이가 TV나 영화 속의 무서운 장면에 노출되지 않게 하라.
- 환상과 현실의 차이를 아이에게 설명하라.

아이에게 잘 자는 법을 가르치려면 시간과 인내심이 필요하다. 하지만 충분히 노력할 가치가 있는 일이다. 아이가 좋은 수면 습관을 익혀 평생 숙면을 취할 수 있을 것이기 때문이다.

수시로 훈련할 수 있는
이완 시나리오

이완을 위한 시나리오 : 자율훈련법

자율훈련법autogenic training은 독일의 요하네스 슐츠Johannes Schultz 박사에 의해 개발된 이완 기법이다. 자율이란 '저절로 유발된다'는 의미이며 자율긴장이완이란 따뜻함과 무거움을 암시하여 긴장 완화가 저절로 일어나게 만드는 것이다. 다음은 슐츠 박사가 고안한 자율훈련법을 변형한 버전의 대본이다. 녹음해서 들으며 반복 훈련하면 이완 반응을 유도하는 데 큰 도움이 된다.

눈을 감고 주의를 발가락과 발로 향하게 하라. 이완의 파도가 발끝에서 시작되어 전체로 확산되는 것을 느껴라. 이제 편안한 느낌은 종아리와 허벅지, 그리고 배와 가슴, 등을 따라 이동한다. 자신의 몸에서 긴장이 사라지는 것에 주목하라. 이제 이완이 손, 하완, 상완, 그리고 어깨로 이동하는 것을 느껴라. 편안한 느낌이 목, 턱, 뺨, 눈, 그리고 이마까지 이동하는 것을 느껴라. 자, 이제 머리끝에서 발끝까지, 전신의 긴장이 사라진다.

주의를 호흡에 집중하라. 호흡이 복부를 사용하여 더 리드미컬하게 변하는 것에 주목하라. 숨을 들이마시면 배가 부풀어 올랐다가 숨을 내쉬면 꺼진다. 몇 분 동안 복식호흡에 집중하라.

주의를 분산시키는 생각들이 머릿속에 떠돌아다닌다면, 부드럽게 생각들이 흘러가게 놔둔 다음 주의를 호흡으로 돌려라. '하나', 또는 '긴장을 풀어' 같은 말을 숨을 내쉴 때마다 조용히 자신에게 반복하는 것도 도움이 될 수 있다. 이러한 말은 주의를 분산시키는 일상적인 생각으로부터 정신을 다른 곳으로 돌리는 정신적 중심 역할을 할 것이다. 몇 분 동안 호흡과 말에 집중하라.

이제 배를 이용해서 리드미컬하게 호흡하게 되었다면 주의를 양팔로 가져가라. 팔에 집중한 상태에서 천천히 자신에게 "팔이 무거워진다"라고 반복해서 말하라. 팔이 무거워지는 모습을 머릿속으로 상상하는 것도 도움이 될 수 있다. "팔이 무거워진다"를 천천히 두 번 더 반복한다. 그런 다음 주의를 다리로 돌려 "다리가 무거워진다"라는 말을 천천히 자신에게 반복한다. 이번에도 다리가 무거워지는 모습을 머릿속으로 상상하는 것이 도움이 될 수 있다. 천천히 "다리가 무거워진다"라는 말을 두 번 더 반복한다.

이제 주의를 다시 양팔에 집중하고 천천히 자신에게 "팔이 따뜻해진다"라고 반복해서 말하라. 팔이 따뜻해지는 모습을 머릿속으로 상상하라. 천천히 "팔이 따뜻해진다"라는 말을 두 번 더 반복한다. 이제 주의를 다리에 집중하고 천천히 자신에게 "다리가 따뜻해진다"라는 말을 반복한다. 다리가 따뜻해지는 모습을 머릿속으로 상상하라. 그리고 천천히 "다리가 따뜻해진다"라고 두 번 더 반복해서 말한다.

이제 전신이 더 무겁고 따뜻하며 긴장이 이완되었다. 잠시 시간을 갖고 전신에서 긴장이 사라진 것에 주목하라. 차분하고 느긋하며 평화로움이 느껴질 것이다.

마지막으로 자신에게 맞는 속도로 천천히 심호흡을 한 뒤 천천히 눈을 뜬다.

자연 속에서　　다음 시나리오는 자연을 배경으로 이완 반응을 유도하는 것이다.

눈을 감고 발가락과 발의 느낌에 집중한다. 발을 통과하며 이완의 물결이 이동하는 것을 느낀다. 편안한 느낌이 종아리와 허벅지를 따라 이동하고 그다음 배, 가슴, 등으로 퍼지는 것이 느껴진다. 몸에서 긴장이 사라지는 것에 주목하라. 이제 양손과 하완, 상완, 그리고 어깨로 이완의 물결이 이동하는 것을 느껴라. 목, 턱, 뺨, 눈, 이마까지 편안해진다. 몸에서 긴장이 사라지고 있다.

이제 호흡에 집중하라. 점점 배를 사용하여 리드미컬하게 호흡하고 있다는 사실에 주목하라. 또한 숨을 들이마실 때 복부가 팽창하고 숨을 내쉴 때 꺼지는 것에도 주목하라. 잠시 복식호흡에 주의를 집중하라.

주의를 분산시키는 생각이 떠오른다면 그냥 흘러가게 내버려둔 채 주의를 호흡으로 다시 가져와라. '하나', 또는 '긴장을 풀어' 등의 말을 숨을 내쉴 때마다 조용히 자신에게 반복해서 말하라. 이러한 말은 주의를 분산시키는 생각으로부터 정신을 다른 곳으로 돌리는 정신적 중심 역할을 할 것이다. 이러한 말과 호흡에 잠시 주의를 집중하라.

이제 더욱 확실하게 긴장이 완화되고 있다. 초원, 해변, 산 등 예전에 방문했거나 방문하고 싶은, 자연 속의 고요한 장소에 가는 상상을 하라. 하늘, 나무, 동물, 꽃, 관찰하는 것이면 무엇이든 그 아름다움을 만끽하는 순간을 잠시 가져라. 물이나 바람, 새 등 그 어떤 것이라도 소리가 들리는가? 아니면 꽃이나 풀 등의 냄새를 맡을 수 있는가? 피부에 닿는 태양의 온기를 느껴라. 잠시 이 마음을 진정시키는 환경에서 평화로운 시간을 가져라.

이제 이 고요한 장소에 앉거나 누워라. 눈을 들어 하늘, 구름을 보라. 밤이라면 달이나 별도 좋다. 당신은 더욱 편안해지고 있다. 또한 차분하고 평화로운 느낌을 받는다. 잠시 이 안전하고 근사한 장소를 즐겨라. 앞으로도 릴랙스해야 할 때면 언제든 이곳으로 돌아올 수 있다.

한 번 더 이 풍경을 둘러본 다음 천천히 심호흡을 한 뒤 서서히 눈을 뜬다.

이완을 위한 시나리오 : 점진적 이완법

에드문트 야콥센Edmund Jacobsen 박사가 개발하고 그의 저서 《진보적 이완》에서 소개한 이 방법은 긴장 및 긴장 완화를 잘 인지하고 이완 반응을 유도하기 위해 전신의 근육을 긴장시켰다가 이완하는 방법이다. 다음은 야콥센 박사의 원래 방법을 변형한 시나리오다. 녹음하여 들으면서 수시로 훈련하면 큰 도움이 될 것이다.

눈을 감은 채 호흡에 집중한다. 숨이 자연스럽게 점점 느려지고 리드미컬해지도록 놔둬라. 숨을 들이마실 때 복부가 팽창했다가 숨을 내쉴 때 꺼지는 것을 주목하라. 잠시 호흡에 주의를 집중하라.

긴장이 풀린 상태에서 이제 오른손에 주먹을 쥔다. 점점 더 주먹을 꽉 쥐면서 오른손이 긴장하는 것을 느껴라. 약 5초 동안 긴장을 유지한 다음 재빨리 풀고 오른손에서 긴장이 완화되도록 놔둔다. 오른손이 편안해지는 감각, 그리고 그 감각과 긴장의 차이를 주목하라. 왼손도 이 같은 긴장과 이완 과정을 실행한다.

이제 오른쪽 팔을 긴장시켜라. 약 5초 동안 긴장된 상태를 유지하며 근육이 긴장된 느낌에 주목하라. 이제 재빨리 긴장을 풀고 오른쪽 팔에서 긴장이 완화되는 느낌에 주목하라. 이 감각이 긴장된 상태와 어떻게 다른지 인지하라. 왼팔도 이 같은 긴장과 이완 과정을 실행한다.

이번에는 오른쪽 다리로 주의를 돌려라. 다리의 근육을 긴장시킨 다음 이를 유지하라. 그런 다음 재빨리 긴장을 풀어라. 오른쪽 다리에서 긴장이 완화되는 느낌, 그리고 이 느낌과 긴장이 어떻게 다른지에 집중하라. 왼쪽 다리도 이 같은 긴장과 이완 과정을 실행한다.

온몸의 근육이 점점 더 이완되며 호흡은 느리고 리드미컬해지고 있다. 주의를 분산시키는 생각이 떠오르면 편안해지는 몸의 느낌으로 주의를 되돌려라.

이제 복부를 긴장시켜라. 그리고 5초 동안 이 상태를 유지한 다음 복부가 긴장한 느낌에 주목하라. 재빨리 긴장을 푼 다음 긴장했을 때와 어떻게 다른지 느껴보라. 등 근육도 이 같은 긴장과 이완 과정을 실행하고 긴장과 이완이 어떻게 다른지에 주목하라. 목과 어깨 근육도 긴장과 이완 과정을 실행한 다음 턱, 뺨, 눈, 이마로도 실행하라. 이때 각 근육이 긴장했을 때와 이완되었을 때의 차이에 집중하라.

잠시 전신의 긴장이 풀리고 편안해지는 것을 느껴라. 호흡이 더 느리고 리드미컬한 패턴으로 이루어지는 것에 주목하라. 주의를 분산시키는 생각은 그 어떤 것이든 무시하라. 이제 당신은 더욱 완전하게 이완되고 차분하며 평화로워지고 있다. 릴랙스된 상태에 잠시 집중하라.

마지막으로 자신에게 맞는 속도로 천천히 심호흡을 한 다음 서서히 눈을 뜬다.

부록4

안전한 복용을 위한
수면제 상식

벤조디아제핀 1970년대, 수면제는 세계적으로 가장 광범위하게 처방되던 약이었다. 그리고 여전히 제약회사에게는 연간 판매액이 자그마치 4억 달러나 되는 거대한 시장이다. 가장 자주 처방되는 수면제인 벤조디아제핀BZ은 바비튜레이트barbiturate라는 기존의 수면제보다 훨씬 안전하다. 바비튜레이트는 중독과 과용 가능성이 훨씬 높았다. 마릴린 먼로가 바로 바비튜레이트 과다복용으로 사망했다.

수면제로 판매되는 제품도 있기는 하지만 대부분은 정확하게 항불안제로 판매된다. 이상하게 들릴지 몰라도 여기에는 경제적인 이유가 있다. 이를 수면제로 판매하기 위해서는 필수적인 검사에 수백만 달러의 비용이 추가로 드는데, 항불안제 제조 회사들은 이 같은 일을 피하고 싶어 한다. 실제로 의사들은 일상적으로 항불안제를 수면제로 처방한다.

벤조디아제핀 약물들은 뇌의 활동을 억제하고 뇌파를 느리게 만듦으로써 수면을 유도한다. 잠드는 데 필요한 시간을 줄이고, 잠을 자는 도중에 깨는 횟수와 깨어 있는 시간을 감소시키며 전체 수면 시간을 늘린다. 하지만 이 같은 약물들의 효과는 대단하다고 할 정도는 아니다. 불면증 치료에 수면제를 사용한 아홉 건의 연구를 검토한 결과 연구가들은 불면증 환자들이 수면제 치료를 시작한 뒤에도 잠이 들 때까지 46분이 소요되었다는 사실을 발견했다. 그러므로 수면제가 불면증 환자가 빨리 잠이 드는 데 도움이 되고 불면증을 치료한다는 생각은 환상이다.

또한 벤조디아제핀은 사고와 기억을 흐릿하게 만들어 수면제 역할을 한다. 복용한 사람은 야간에 잠에서 깨도 이 사실을 기억하지 못한다는 말이다. 자신이 깨어 있는 상태인데도 그렇다고 인지하지 못하게 만들기 때문에, 수면제를 복용하는 불면증 환자들은 실제 뇌파 기록에 비해 더 많이 잤다고 착각한다. 이러한 수면 인지 변환은 수면제가 불면증에 효과가 있다는 생각을 강화하여 불면증 환자들이 약을 계속 복용하게끔 만든다.

벤조디아제핀 계열의 약물들이 수면을 유도하는 효과는 거의 유사하다. 하지만 반감기, 즉 인체가 유입된 약물을 분해하여 그 절반을 체외로 배출하는 데 걸리는 시간이라는 면에서는 각양각색이다. 어떤 것은 반감기가 짧은데 이는 인체가 신속하게 이를 제거한다는 의미다. 반면 인체 내에서 더 오래 머무는 약물도 있다. 일반적으로 반감기가 짧은 종류의 벤조디아제핀을 선택하는 것이 그나마 바람직하

수면제별 권장 복용량과 반감기

제품 이름	복제약 이름	권장 복용량	반감기
발륨Valium	디아제팜diazepam	5~10mg/일	2~5일
클로노핀Klonopin	클로나제팜clonazepam	0.5~2mg/일	2~3일
트랑센Tranxene	클로라제페이트clorazepate	3.75~15mg/일	2~4일
프로좀Prosom	에스타졸람estazolam	1~2mg/일	8~24시간
아티반Ativan	로라제팜lorazepam	1~4mg/일	10~20시간
자낙스Xanax	알프라졸람alprazolam	0.5mg/일	7~24시간
세락스Serax	옥사제팜oxazepam	15~30mg/일	8~12시간
도랄Doral	쿼제팜quazepam	7.5~15mg/일	2~5일
레스토릴Restoril	테마제팜temazepam	15~30mg/일	10~20일
할시온Halcion	트리아졸람triazolam	0.125~0.25mg/일	2~5시간
엠비엔Ambien	졸피뎀zolpidem	5~10mg/일	1.5~4.5일
달메인Dalmane	플루라제팜flurazepam	15~30mg/일	1~5일

다. 앞으로 살펴보겠지만 반감기가 긴 벤조디아제핀은 다음 날 어지럼증을 유발하고 낮 시간의 수행에 악영향을 미친 수 있기 때문이다.

벤조디아제핀 약물들은 단기적으로는 어느 정도 효과를 보일지 몰라도 곧 약효가 완전히 사라진다. 지속적으로 사용하면 뇌가 익숙해지기 때문이다. 즉, '습관화' 되는 것이다. 실제로 매일 밤 사용했을 때 벤조디아제핀 약물이 4~6주 이상 효력을 발휘한다는 과학적인 증거는 없다. 이러한 까닭에 미국국립보건원은 벤조디아제핀 약물을 한 번에 2~3주 이상 처방하지 말 것을 권고한다. 하지만 놀랍게도 여전히 의사들은 일상적으로 몇 달, 심지어 몇 년 동안 벤조디아제핀 약물을 처방한다! 상황을 더욱 악화시키는 것은, 몇몇 조사에서 드러났듯 벤조디아제핀 약물이 너무 쉽게 재처방되고 적절한 감시가 이루어지지 않는다는 사실이다. 그 결과 종종 그 어떤 추적 관찰도 없이 6개월이나 처방이 이루어지고 환자들은 권장량을 초과해서 복용하는 경우가 발생한다.

그밖에 정기적으로 벤조디아제핀 약물을 복용했을 때 발생할 수 있는 문제는 다음과 같다. 이 가운데는 심각한 결과를 초래할 가능성이 있는 것도 있다.

첫째, 벤조디아제핀 계열 약물은 깊은 수면과 렘수면을 줄이고 제2단계 수면을 늘린다. 그 결과 빨리 잠이 들고 중간에 깨는 일도 줄어들지만 더 얕고 질이 떨어지는 수면을 취하게 된다.

둘째, 다음 날 약물 후유증을 일으킬 수 있다. 약을 복용한 사람은 이 같은 사실을 인지하지 못할지 몰라도 자동차 운전 등에 필요한 신체 협응성, 기민, 기억, 사고를 저하한다. 특히 이러한 후유증은 약물을 빨리 체외로 배출하지 못하는 노년층에게서, 그리고 달메인처럼 반감기가 긴 약물을 복용했을 때 강하게 나타난다. 실제로 매일 밤 달메인을 복용하면 몸에서 이를 완전히 제거할 수 없으므로 매일 약물 후유증을 경험할 수 있다. 사람들은 다음 날 제대로 생활하기 위해 수면제를 복용한다. 하지만 이러한 기대를 뒷받침할 만한 증거는 없다. 반대로 잠을 못 잤을 때보다 벤조디아제핀의 약물 후유증 때문에 생활에 지장을 받는 일이 종종 발생한다. 운전, 덧셈, 비디오 게임하기, 그림 따라 그리기, 의사 결정, 단어 암기 같은 능력이 잠을 잘 못 잔 다음 날보다 수면제를 먹은 다음 날 결코 더 낫지 않다는 사실이 수많은 연구를 통해 드러났다. 그러므로 수면제를 복용하면 다음 날 일을 더 잘할 수 있다는 것은 환상에 불과하다. 벤조디아제핀 계열 약물을 복용한 시간이 늦을수록예를 들어 밤 11시가 아니라 새벽 3시 반 다음 날 늦게까지 약물 후유증을 겪는다는 사실을 명심해야 한다. 그러므로 잠을 이룰 수 없고 밤중에 수면제를 먹어야 할 것 같을 때는 반감기가 짧은 약을 선택해야 한다.

셋째, 벤조디아제핀을 자주, 다량, 장기간 복용하면 신체적으로 의존하게 된다. 그 결과 복용을 중단하려 하면, 특히 갑자기 약을 끊으면 초조함, 두통, 심지어 발작 등의 금단증상을 경험할 수 있다. 따라서 벤조디아제핀 복용량은 언제나 조금씩 줄여나가야 한다.

넷째, 벤조디아제핀을 복용하는 불면증 환자 대부분은 실제로는 결코 신체적 의존증이 생기지 않으며, 단지 습관적 복용한 끝에 심리적으로 이 약물에 의존하게 된다. 다시 말해서 수면제 없이는 잠을 잘 수 없다고 믿어서 복용을 중단하려 하면 불안과 불면증이 심해지는 것이다.

다섯째, 장기적으로 복용하면 내성이 생길 수 있다. 이렇게 되면 약효를 보기 위해 복용량을 늘려야 하고, 언젠가는 늘린 양에도 내성이 생긴다. 결국 또다시 복용량을 늘려야 하는 것은 물론 기타 부작용이 발생할 위험도 높아지는 패턴이 반복된다.

여섯째, 일단 뇌가 벤조디아제핀에 의존하도록 학습되면 복용을 중단하려 할 때 리바운드 불면증을 겪을 수 있다. 이는 일시적인 불면증으로서 7~10일 동안 지속된다. 하지만 처음 수면제를 복용하게 만든 불면증보다 증상이 심하고 심각한 불안증을 유발할 수 있다. 이렇게 야기된 불안증은 너무나도 강해 환자는 수면제 없이는 잘 수 없다고 믿어, 결국 다시 수면제를 복용하고 마침내 약물 의존성이 발생할 가능성이 높아진다.

이 같은 벤조디아제핀의 모든 부작용은 복용량과 빈도가 높을수록, 그리고 몇 주 이상 복용했을 때 발생할 확률이 높아진다. 벤조디아제핀과 비슷하지만 정확하게 같지는 않은 엠비엔졸피뎀이라는 수면제가 있다. 이와 관련한 연구를 보면 엠비엔은 깊은 수면과 렘수면을 방해하거나 금단증상, 또는 리바운드 불면증을 야기할 가능성이 낮으므로 벤조디아제핀보다 나은 수면제일 수 있다. 하지만 엠비엔 역시 신체적, 또는 심리적 의존증을 야기한다.

이러한 잠재적 부작용만 가지고는 벤조디아제핀을 포기할 수 없다면 다른 부작용도 고려해보라. 벤조디아제핀을 복용한 뒤 경험할 수 있는 증상으로는 어지럼증, 메스꺼움, 시야의 흐릿함, 초조함, 소화기 장애, 고혈압, 불안증, 쇠약증, 식욕 상실, 빈뇨 등이 있다. 또한 벤조디아제핀은 호흡 속도를 늦추고 코골이를 악화시킬 수 있다. 그러므로 잘 때 코를 골거나 수면 무호흡증이 있는 사람은 이 약물을 복용해서는 안 된다. 벤조디아제핀의 과다복용으로 인한 사망 위험은 꽤 낮은 편이지만 술이 더해지면 확률이 급격하게 증가한다. 따라서 결코 술을 마시고 수면제를 복용해서는 안 된다. 목숨을 잃을 수 있다.

또한 벤조디아제핀 계열 약물은 다른 유형의 약과 해로운 상호작용을 하므로 현재 복용하는 약이 있다면 의사에게 모두 알려야 한다. 태아에게 위험하고 선천적 장애를 유발할 수 있는 약물이 다수 존재하며, 벤조디아제핀도 예외는 아니다. 임신한 엄마가 수면제에 중독되면 뱃속의 아기 역시 중독 상태에서 태어나고 금단 증상을 겪을 수 있다. 그러므로 임신 중이거나 모유수유 중인 여성, 또는 피임을 하지 않는 가임기 여성은 절대로 수면제를 복용해서는 안 된다. 마지막으로 당부하고 싶은 말이 있다. 알코올, 니코틴, 카페인에 중독된 경험이 있는 사람은 수면제에도 중독될 가능성이 높으므로 이를 멀리해야 한다.

벤조디아제핀 사용이 진짜 문제가 되는 것은 바로 노인이 복용했을 때다. 2장에서 살펴보았듯이 노인은 수면장애가 발생할 가능성이 높은 만큼 그 어느 연령대보다 수면제를 복용할 확률이 높다. 하지만 노인은 수면제를 분해하는 대사 능력이 떨어지므로 수면제에 대한 감수성이 높은 것은 물론 복용 시 신체 협응성과 운전 능력이 떨어지고 낙상하여 골절을 당할 위험이 커지며 수면제 의존증이 발생할 확률이 훨씬 높아지는 등의 부작용이 더 자주 발생한다. 더욱이 노인은 다른 질병 때문에 수면제의 영향을 증가시키는 약을 복용하는 경우가 종종 있으므로 다른 유형의 약과 수면제를 함께 복용할 때는 특히 경각심을 가져야 한다.

많은 노인이 수면제는 과용, 또는 오용한다. 예를 들어 펜실베이니아 고령화부 the Pennsylvania Department of Aging의 보고서에 따르면, 수면제를 복용하는 노년층 85

퍼센트가 다량의 수면제를 복용하고 70퍼센트는 권장 기간을 초과하여 수면제를 복용한다. 다른 연구들에서는 노인이 수면제를 복용할 때 더욱 경각심을 가져야 하는 이유가 더 드러났다. 수면제는 낮 시간에 졸음, 건망증, 무감정, 정신착란 같이 치매나 알츠하이머병과 유사한 증상을 유발할 수 있다. 그러므로 수면제를 복용하는 노인들은 언젠가 요양원에 입원할 가능성이 매우 높다.

요양원에서 수면제가 처방되는 일 역시 위험 수준이다. 몇몇 연구 결과, 요양원에서 수면제가 과도하고 부적절하게 처방되고 있으며 종종 규칙적으로 지급되거나 돌볼 직원이 부족하여 환자를 진정시키기 위해 화학적 구속 수단으로 사용된다는 사실이 드러났다. 한 연구에서는 요양원 환자 95퍼센트가 수면제를 처방받기도 했다! 그 결과 많은 요양원 환자가 낮 시간 동안 멍한 상태로 지내며, 무기력하고 지친 상태이거나 심지어 약물에 의한 환각 상태에 빠지기도 한다.

이러한 까닭에 노인의 경우 수면제 사용에 극도로 주의를 기울여야 한다. 현재 지침을 보면 노인은 수면제를 정상적인 성인 복용량의 절반만 복용해야 하고 기간도 절대로 몇 주 이상을 넘겨서는 안 된다. 또한 수면제를 복용해도 노화에 따른 수면의 변화를 되돌릴 수 없으며 이러한 변화에 대처하는 최고의 전략은 이 책에서 설명하는 비 약물적 기술을 사용하는 것이라는 사실을 명심해야 한다.

항우울제 이름만 들어도 알 수 있듯이 항우울제는 우울증을 치료하기 위해 개발된 약이다. 현재 수백만 명의 미국인이 복용하고 있는 프로작Prozac 같은 항우울제는 활력을 불어넣는 작용을 하여 불면증을 일으킬 수 있다. 그러므로 프로작을 복용하는 불면증 환자는 약 때문에 불면증이 악화되는 것은 아닌지 의사에게 확인하라. 흥미로운 사실은 엘라빌Elavil, 시니콴Sinequan, 데지렐Desyrel 등 극소량을 복용하면 부작용으로 진정작용과 졸음을 유발하는 항우울제가 있다는 것이다. 이러한 까닭에 의사들은 우울증이 없는 불면증 환자에게 진정 작용을 하는 항우울제를 점점 더 많이 처방하고 있다.

벤조디아제핀처럼 진정 작용을 하는 항우울제는 불면증 환자가 잠이 빨리 들고 잠든 상태를 유지하며 더 오랜 시간 잠을 자는 데는 도움이 된다. 하지만 낮은 복용량으로도 이러한 약물은 낮 시간의 후유증을 유발하고 심리적 의존증으로 이어질 수 있으며 약효에 내성이 생기는 사람도 있는 것으로 보인다. 또한 입이 마르고 변비가 생기거나 시야가 흐려지고 배뇨에 문제가 생기는 등의 부작용도 야기할 수 있다. 그리고 벤조디아제핀처럼 항우울제는 태아에 해를 미치고 다른 약물과 해로운 상호작용을 할 수 있다. 한 가지 더. 절대로 술과 함께 복용해서는 안 된다.

벤조디아제핀과 비교하여 진정 작용을 지닌 항우울제를 소량 복용했을 때 나은 점이 두 가지 있다. 숙면을 방해하지 않는다는 것과 신체적 의존증, 또는 리바운드 불면증을 야기하지 않는다는 것이다. 이 때문에 많은 의사가 현재 불면증 환자에게 벤조디아제핀 대신 항우울제를 처방하고 있다. 벤조디아제핀을 복용하는 사람은 의사에게 소량의 진정용 항우울제가 수면제로 자신에게 더 나은 선택은 아닐지 의사와 상의하라.

일반의약품 일반의약품으로 분류되는 수면보조제의 유효성분은 감기약과 베나드릴Benadryl 같은 알레르기 약에 함유된 것과 같은 항히스타민 성분이다. 부작용으로 졸음을 유도하므로 항히스타민제는 수면유도제로서도 판매되고 있다. 불면증 환자들이 일반의약품 수면보조제에 지출하는 비용이 연간 1억 달러를 넘는 것을 보면 이러한 판매 전략이 주효하는 것이 분명하다.

일반의약품 제조사들은 광고를 통해 갖가지 효능을 주장한다. 하지만 설탕만 들어 있는 캡슐보다 효과가 뛰어나다고 증명할 수 있는 과학적 증거는 궁극적으로 없다. 졸음을 유발할 수는 있지만 불면증 환자가 잠이 들게 만드는 데는 그다지 효과가 없다. 오히려 일부 사람에게서는 반대로 불안증을 증가시킨다. 또한 다양한 부작용을 일으키는데, 그 가운데는 낮 시간 동안의 진정 상태, 렘수면 방해, 내성, 심리적 의존성 등이 있다.

합성 멜라토닌　2장에서 언급했듯이 멜라토닌은 뇌에서 자연적으로 생성되는 호르몬으로서 수면에 중요한 역할을 담당한다. 한편, 미국에서는 합성 멜라토닌이 '천연' 수면제로서 광고되어 왔다. 하지만 멜라토닌은 '건강 보조식품'으로 판매되므로 미국 식품의약품국의 규제를 받지 않아 순도를 보증할 수 없다.

멜라토닌에 대해 미디어에서는 온갖 감언이설을 늘어놓지만 멜라토닌 제품에 대해 건고한 과학적 연구가 이루어진 적은 극히 드물다. 멜라토닌은 시차 적응에 도움이 되기도 하며, 자연적으로 체내에서 생성되는 멜라토닌 수치가 낮은 노년의 불면증 환자가 잠을 자는 데 도움이 될 가능성을 시사하는 연구도 있다. 하지만 멜라토닌이 청년 및 중년 성인의 불면증에 효과적이라는 주장을 뒷받침할 만한 과학적 증거를 도출한 연구는 극히 드물다.

몇몇 연구에서 멜라토닌이 수면을 촉진하는 데 효과적이라는 사실을 발견했지만 이러한 연구들도 불면증 환자가 아닌 정상적으로 수면을 취하는 사람을 대상으로 수행된 것이었다. 불면증 환자들을 대상으로 이루어진 연구도 몇 건 있었지만 결과는 제각각이었다. 오히려 멜라토닌이 현격하게 전체 수면 시간을 늘리거나 잠이 들기까지의 시간을 단축하지 않는다는 사실이 드러난 연구들이 있었다. 또한 1997년 컨슈머 리포츠의 설문조사에서 멜라토닌을 복용해본 불면증 환자의 절반이 도움이 되지 않았다고 답했다.

수면제로서 멜라토닌의 사용에 대한 기존의 연구를 검토한 뒤 1996년 미국 국립보건원이 주최한 멜라토닌 토론회에서는 회의적인 의견이 강하게 일었다. 어떤 과학자들은 멜라토닌의 부작용에 대해 우려했다. 혈관 수축을 야기할 수 있으므로 심장에 문제가 있는 사람은 복용해서는 안 되었다. 또한 다량을 복용하면 난임을 유발하므로 임신을 계획 중인 여성 역시 복용해서는 안 되었다. 실제로 네덜란드에서는 멜라토닌이 피임약으로 광범위하게 시험되고 있다. 모순이지만 졸음은 흔하게 보고되는 부작용이 아니며, 이 점을 생각하면 수면제로서의 사용에 또 다른 의문이 생긴다.

또한 우리는 멜라토닌이 생식기관과 면역계에 장기적으로 어떤 영향을 미치는지 알지 못한다. 세계적으로 명성이 높은 수면 전문가 몇 명은 불면증 치료제로서의 가치가 거의 없다고 결론 내리며 수면제로서 멜라토닌의 사용에 대한 연구를 요약했다.